ATEM WEGE

Arbeitsgebiete der Atemtherapie
Indikationen und Fallbeispiele

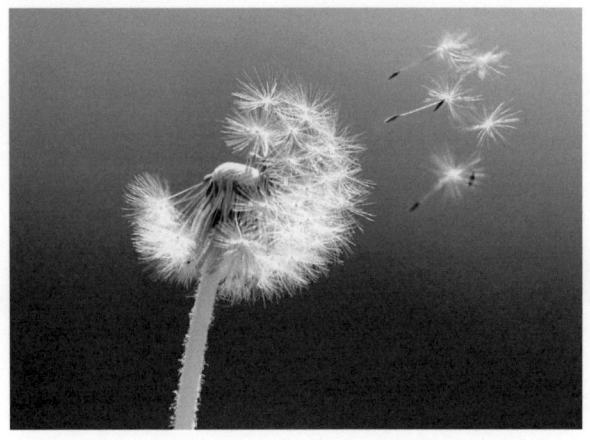

HRSG.: STEFAN BISCHOF
Institut für Atempsychotherapie

Bibliografische Information der Deutschen Nationalbibliothek
Die Deutsche Nationalbibliothek verzeichnet diese Publikation in der Deutschen
Nationalbibliografie; detaillierte bibliografische Daten sind im Internet über
http://dnb.d-nb.de abrufbar.

Originalausgabe:
2008 by BoD GmbH
Gutenbergring 53, D- 22848 Norderstedt

Layout/ Satz/ Covergestaltung:
© 2008 changes design, Annette Reiche, Staufen
changes-design@gmx.net

Lektorat:
Melanie Kienzler, Freiburg

Herstellung und Verlag:
Books on Demand GmbH, Norderstedt

ISBN 978-3-8370-0468-7

Über den Herausgeber

Stefan Bischof, geb. 13.6.1949, in CH- St.Gallen, ist Atemtherapeut, Körper-
psychotherapeut und Heilpraktiker für Psychotherapie.
Er leitet als Ausbilder Kurse und Fortbildungen in Atem- und Körperpsychotherapie und ist Leiter des Instituts für Atempsychotherapie.
Er lebt und arbeitet in Freiburg i. Brsg.

ATEM WEGE

Arbeitsgebiete der Atemtherapie
Indikationen und Fallbeispiele

Inhaltsverzeichnis:

Vorwort

Atemarbeit als Heilweise hat unbestritten eine Jahrtausend alte Tradition.
Dieses Buch soll die Aktualität der Atemtherapie auch in unserer Zeit und in unserem Gesundheitswesen dokumentieren. Als erstes Buch dieser Art bietet es, anschaulich mit Fallbeispielen verdeutlicht, eine Übersicht über die Arbeitsgebiete, in denen sich Atemtherapie heute bereits etabliert hat und erfolgreich angewendet wird.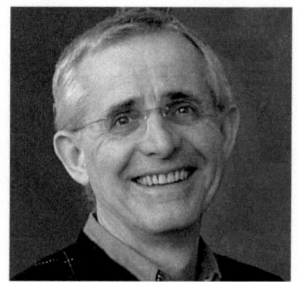

Michaela Holin berichtet über ihre Pionierarbeit mit Säuglingen: „Es ist berührend zu sehen, wie ein vorher schreiendes Baby langsam in die Entspannung gleitet, wie Schmerz, Verzweiflung oder Wut sich auflösen und die einzigartige Persönlichkeit des Kindes sichtbar wird".

Claudia Juretzko-Schroll fasst ihre reichen Erfahrungen mit Kindern folgendermaßen zusammen: „... dass das kindliche Spiel ähnlichen Gesetzmäßigkeiten wie der Atem unterliegt: Beide werden aus dem Moment heraus kreiert, Raum- und Zeitgrenzen lösen sich auf. Das Kind verwirklicht sich selbstvergessen ..."

Vera Meserle erläutert wie Atemarbeit mit Lehrern den Weg von „richtig und falsch" über Körperbewusstsein, über den eigenen Rhythmus und das eigene Maß hin zum Individuellen „So-ist-es" des Schülers und Lehrers führen kann.

Anna Bushart lotet therapeutische Möglichkeiten der Schmerztherapie am Beispiel von chronischen Rückenschmerzen mit der Methode der Psychotonik n. V. Glaser aus.

Barbara Gossner gibt einen systematischen Einblick in ihre strukturierende körperpsychotherapeutische Arbeit für Menschen mit einer Borderline Störung in einer psychosomatischen Klinik.

Esther Schwald-Mäder zeichnet eindrücklich die Grenzen und Möglichkeiten einer ambulanten Therapie mit borderline verletzten Menschen auf.

Ursula Lanz stellt ihren konsequenten pädagogisch-therapeutischen Ansatz bei psychosomatischen Beschwerden am Beispiel des Zusammenhanges von Atem und Körperhaltung vor.

Christine Meyne zeigt auf, wie wirkungsvoll das Zusammenspiel von Psychotherapie und Atemtherapie in einer Klinik sein kann und stellt die Körper-Seele-Geist Einheit als Leib in den Mittelpunkt ihrer Einzel- und Gruppentherapie.

Gabriele Penders beschreibt ihren atem- und körpertherapeutischen Ansatz bei stotternden Patienten mit den Zusammenhängen von Gefühlserleben und Atembewegung sowie mit der Umorientierung der Wahrnehmung von außen nach innen.

Margrit Balthasar skizziert praktische Möglichkeiten und ein einfaches theoretisches Konzept der Krebsnachsorge an einem bewegenden Fallbeispiel in einer ambulanten Therapie.

Ira Summer stellt ihre langjährigen, reichen Erfahrungen in der Sterbebegleitung in der Klinik als Palliative Atemtherapie vor: „Die Palliative Atemtherapie ist eine Therapie ohne therapeutischen Anspruch, jedoch reich an Möglichkeiten der Erfahrung, Begegnung und Erkenntnis. Sie kommuniziert durch die Sprache der Berührung und das Erleben des Atems."

Karin Coch beschreibt die Möglichkeiten des Spannungsausgleiches mit dem körpertherapeutischen Ansatz der Eutonie n. G. Alexander in der Zahnheilkunde. Sie stellt das Zähneknirschen und das Zähnepressen in den Vordergrund.

Silvia Kockel wendet die grundlegenden Prinzipien der Atemarbeit konsequent auf die Arbeit mit den Augen an. Sie stellt die Möglichkeiten einfach, präzise und gut nachvollziehbar dar.

Anita Sartorio „zeichnet" ein anschauliches, tiefenpsychologisches Konzept der gestalterischen Arbeit in der Atemtherapie vor: Malen, Zeichnen und Körperarbeit wechseln sich ab, je nach den Bedürfnissen der Klienten.

Viele therapeutische Grundlagen der Atemtherapie, wie beispielsweise die Sammlungsfähigkeit, Empfindungsfähigkeit, Selbstakzeptanz und Verpflichtung im Sinne von Übernahme von Verantwortung für sich und die eigene Gesundheit werden hier deutlich gemacht.

Atemtherapeutische Verfahren gehören mit zu den modernsten, wirksamsten Therapieverfahren (vgl. Hayes und Smith 2005). Genau so aktuell ist Atemtherapie bezogen auf die zunehmende Forderung von Patienten und Ärzten nach effektiven Alternativen zur schulmedizinischen Therapie von Stress, Angst und Depressionssymptomatiken (vgl. Servan-Schreiber 2004).

Dieses Buch richtet sich sowohl an alle hilfesuchenden Menschen wie auch an Ärzte, Psychologen, Psychotherapeuten, Kliniken, Krankenversicherungen, Beratungsstellen, Gesundheitszentren, Selbsthilfegruppen und Institutionen. Es bietet aber auch Kolleginnen aus verwandten körpertherapeutischen Verfahren Informationen und Anregungen für mögliche Tätigkeitsfelder und interdisziplinäre Kooperationen.

Ich wünsche vielen Menschen, dass sie durch dieses Buch auf die vielfältigen Möglichkeiten der Unterstützung, Besserung und ganzheitlichen Heilung durch Atemtherapie aufmerksam werden.

Stefan Bischof im August 2007

Literatur:

Hayes, S./ Smith, S.: Get out of your mind and into your life. New Harbinger Publications, Oakland 2005.
Servan-Schreiber, D.: Die neue Medizin der Emotionen. Kunstmann, München 2004.

Alle Personen, um die es in den Fallbeispielen geht,
haben ihre ausdrückliche Zustimmung zu dieser Veröffentlichung
gegeben, ihre Namen wurden geändert.

Atemtherapie in der Behandlung von Neugeborenen und Kindern

Seit 15 Jahren arbeite ich vorwiegend mit schwangeren Frauen, Babys, Kindern, Jugendlichen und ihren Familien. Ich wende dabei mein Wissen und meine Erfahrungen aus der Atemtherapie nach Ilse Middendorf, der craniosacralen Osteopathie (n. Rudolf Merkel) und der Körper-Psychotherapie (n. Stefan Bischof) an.

Mein größtes Anliegen ist es, Kinder und Eltern darin zu begleiten, erlebte körperliche und seelische Belastungen während Schwangerschaft, Geburt und Kindheit verarbeiten zu können. Die Herstellung und Unterstützung einer tragenden Eltern-Kind-Bindung nimmt dabei einen wichtigen Platz ein. Die Weichheit und Elastizität des kindlichen Gewebes und das Streben des Körpers in einen heilen und gesunden Zustand zu gelangen, faszinieren mich dabei immer wieder. Es ist berührend zu sehen, wie ein vorher schreiendes Baby langsam in die Entspannung gleitet, wie Schmerz, Verzweiflung oder Wut sich auflösen, und die einzigartige Persönlichkeit des Kindes sichtbar wird.

Die vorgestellten Kinder in meinem Bericht habe ich vor allem mit Atemarbeit begleitet, da in diesem Bereich die größte Einschränkung zu finden war. Die Behandlung unterscheidet sich je nach Alter der Kinder. Aus diesem Grund habe ich die Arbeit mit einem Neugeborenen, einem Kleinkind und einem zehnjährigen Kind beschrieben. Im Anschluss an jeden Bericht folgen theoretische Hintergründe. Die Namen der beteiligten Personen sind geändert. Herzlichen Dank an die Eltern und ihre Kinder, die mir erlaubt haben, diesen Bericht zu schreiben. Mein Dank gilt auch meinen Lehrern, die die Leidenschaft für diese Arbeit in mir geweckt haben und mein fachliches Wissen erweiterten.

Die Geschichte von Ayshe

Ayshe kommt mit ihrer Mutter im Alter von sechs Wochen zu mir in Behandlung. Sie ist zwei Wochen vor dem errechneten Geburtstermin mit einem Kaiserschnitt zur Welt gekommen. Die Mutter hatte bis zu diesem Zeitpunkt gearbeitet und fühlte sich überrumpelt von der Geburt. Sie erlebte die Wehen als äußerst schmerzhaft und Kräfte zehrend. Mit der Atmung kam sie während der Wehen nicht zurecht und fühlte sich zunehmend verkrampft. Die Geburt ging sehr zögerlich voran. Ayshe hatte die Nabelschnur um den Hals, was sich an ihren Herztönen zeigte. Dies und die Erschöpfung der Mutter führten schließlich zum Kaiserschnitt. Ayshe konnte direkt nach ihrer Geburt im Operationssaal zu ihrer Mutter.

Ayshe hat öfter Bauchkrämpfe, zieht dann die Beine an und schreit. Es ist schwierig sie zu beruhigen. Sie dreht den Kopf vor allem zur rechten Seite und liegt gebogen in Form einer Banane auf dem Rücken. Die Mutter berichtet, dass sie sofort anfängt zu weinen wenn sie abgelegt wird und stark protestiert, wenn sie auf den Bauch gedreht wird. Schon während die Mutter mit Ayshe auf dem Arm erzählt, beobachte ich die Reaktion des Kindes auf das, was die Mutter gerade berichtet. Wird sie unruhig, entspannt sie sich, wie ist ihr jeweiliger Gesichtsausdruck?

Ich biete viel Raum an für die Erzählung der Mutter und signalisiere mein großes Interesse an ihrem Erleben der Situation. Meine ganze Präsenz gilt dem kindlichen Wesen von Ayshe. Ich nehme mir Zeit, sie zu begrüßen und ihr mit einfachen Worten zu beschreiben wo sie ist, wer ich bin und was hier geschieht. Ayshe schaut mich dabei sehr aufmerksam und neugierig an. Ich frage sie um Erlaubnis, ob ich sie berühren und mit ihr arbeiten darf. Geduldig und ohne Anspruch warte ich auf eine Antwort. In der Resonanz mit dem Kind nehme ich den Blickkontakt und die Ausstrahlung der Augen, die Körperbewegungen, die Körperspannungen, Ruhe oder Unruhe wahr. Ich spüre die Präsenz des Kindes und den Bezug, den dieses Baby mit mir, seiner Umwelt und seinen Eltern aufnimmt.

Ayshe zeigt Unruhe im Blick und in ihren Bewegungen. Sie scheint noch etwas orientierungslos, noch nicht wirklich „gelandet". Ihr Atem ist sehr unruhig und schnell, der Brustkorb nach oben gestreckt. Der Rücken schmiegt sich nicht an die Unterlage. Die Arme sind unter einer hohen Spannung, die Fäuste fest geschlossen. Die Mutter bestätigt, dass das immer so ist. Ayshes Haltung drückt Abwehr aus. Ich verlangsame mein inneres Tempo und nähere mich behutsam mit meinen Händen.

Damit Ayshe meine Hände kennen lernen kann, berühre ich zuerst sanft ihre Füße. Ich überprüfe die Beweglichkeit ihrer Gelenke an Füßen, Beinen und dem Becken. Die Atembewegung ist im Bereich des Beckens eingeschränkt. Sie erreicht nicht die Tiefe des Beckenraumes. Der Darm ist unter Spannung und in seiner Beweglichkeit nicht frei. Die Wirbelsäule und die Muskulatur des Rückens wirken angespannt.

Ich berühre die Strukturen und begebe mich in die Haltung des Zuhörens, lasse mir vom Gewebe, in dessen Zellen alle Erlebnisse gespeichert und abrufbar sind, erzählen. Auf die Berührung des Brustkorbes reagiert Ayshe mit einer chaotischen schnellen Atmung und Angst im Gesicht. Sie beginnt zu weinen. Ich behandle sie weiter auf dem Arm ihrer Mutter, bestätige, dass wir ihre Angst sehen und sie weinen darf und berühre sie abschließend noch einmal an den Füßen, was sie gern hat.

Zu Beginn der nächsten Stunde berichtet die Mutter, dass Ayshe weniger weine und „knorzle" und sich auch schneller beruhigen lasse. Sie erzählt, dass es ihr mehr Freude mache mit Ayshe zusammen zu sein, da sie nicht mehr dauernd unzufrieden sei und beschreibt die neu entstehende Tiefe ihrer Beziehung zu Ayshe.

Wir sprechen darüber, wie schwierig es gerade beim ersten Kind ist, Sicherheit im Umgang mit dem Baby und der Beziehung zu ihm zu finden. Frau M. berichtet, dass sie zeitweise wirklich verzweifelt und an der Grenze war, nicht mehr wusste, was sie mit und für ihr Kind tun sollte. Sie bemerkt dass sie wesentlich ruhiger und weniger gestresst auf Ayshes Weinen reagieren kann. Ayshe liegt in dieser Zeit zwischen uns auf dem Bett und schaut uns abwechselnd interessiert an. Ihr Blick ist wacher und präsenter. Sie schläft acht Stunden in der Nacht!

Im Brustkorbbereich und in der Bauchgegend spüre ich noch Spannungen. Ayshe fängt an zu weinen. Ich nehme sie in der Fliegerhaltung auf den Arm und gehe ganz mit ihren Bewegungen mit. Sie geht immer wieder in die Embryohaltung und zieht sich zusammen. Ich begleite sie dabei, biete immer wieder Weite und Entfaltung an. Sie gibt sich der Bewegung mehr und mehr hin. Ich spüre, wie sich unter meinen Händen das Zwerchfell löst und die Atmung den Brust- und Bauchraum, mit der Zeit auch den Rücken bewegt.

Ayshe nimmt immer mehr Platz in ihrem Körper ein. Ihr Brust- und Bauchraum wirken zunehmend belebt und dynamisch. Die verschiedenen Körperrhythmen kommen in eine Resonanz miteinander. Sie gibt tiefe Seufzer von sich, schläft ein und schreckt wieder auf. Sie rollt sich ein, nimmt die angebotene Weite auf, die Fäuste öffnen sich, sie liegt ganz entspannt auf meinen Armen. Als sie abschließend auf dem Bett liegt, bemerkt die Mutter, dass die Bewegung des Atems jetzt viel größer ist. Sie erfüllt den ganzen Körper und ist bis zu den Oberschenkeln gut sichtbar. Nach wenigen Sitzungen hat sich ihr Zustand stabilisiert.

Ich werde Ayshe noch eine Weile in größeren Abständen sehen. Bei ihrer Tendenz zum Schiefhals ist es sinnvoll, sie bei ihren Entwicklungsschritten zu begleiten. So kann sich die neu entstandene Lösung und Tiefe in der Beweglichkeit ihres Körpers, ihrer Atmung und ihrer seelischen Ausgeglichenheit halten und stabilisieren.

Eindrücke und Gedanken von Ayshes Mutter zur Therapie

„Nach den ersten friedlichen Wochen weinte meine kleine Tochter immer häufiger und länger. Ich wurde auf die Möglichkeit der Arbeit mit Cranio Sacraler Osteopathie und Atemtherapie bei Babys aufmerksam gemacht. Ich dachte mir: „Probieren schadet ja nichts."

Nach der ersten Behandlung spürte ich noch keine größere Veränderung bezüglich dem Schreiverhalten meiner Tochter. Nach der zweiten Stunde wurde sie ruhiger. Diese Ausgeglichenheit hielt jedoch nicht die ganze Woche an. Danach sehnte ich jeweils bereits die nächste Behandlung herbei, weil ich spürte, wie gut dies meiner Tochter tat. Ich glaube es war die dritte Behandlung, in der etwas Einschneidendes passierte: Ayshe fing an zu weinen, wie sie es noch nie tat. Als Mutter kannte ich die verschiedenen Schreiarten bereits etwas, aber dieses Schreien fuhr mir durch Mark und Bein. Frau Holin und ich waren uns einig, dass die Behandlung dieses Mal bei Ayshe die Verarbeitung des Kaiserschnittes hervorgerufen hatte. Zu Hause erzählte ich dann, auf Anraten von Frau Holin, Ayshe mehrmals den Verlauf der Geburt. Das Erzählen des Geburtsverlaufes hat übrigens nicht nur Ayshe gut getan, auch mir hat es geholfen, die Geburt zu verarbeiten.

In dieser Form hat meine Tochter nie mehr geweint. Ich stelle nach jeder Behandlung immer größere Fortschritte fest. Auch die Verdauung, die bei Ayshe noch nicht gut funktionierte, verbesserte sich. Sie weinte immer weniger und die einseitige Kopfhaltung nach rechts verbesserte sich deutlich.

Auch half die Therapie, meine Beziehung zu Ayshe zu vertiefen. Wir brauchten beide Zeit, um uns aneinander zu gewöhnen und eine Beziehung aufzubauen. Ich erlebte es als ein gesellschaftliches Tabu darüber zu reden. Eine Mutter hat ihr Kind zu lieben und zu kennen, sobald sie es nach der Geburt in den Armen hält. Ich würde diese Therapieform jeder Mutter für ihr Kind empfehlen."

Einige theoretische Aspekte zur Atemarbeit beim neugeborenen Kind

Zwischen der achten und zehnten Schwangerschaftswoche treten beim Baby zuerst noch vereinzelt und unregelmäßig Atembewegungen auf, für die eigene Reflexzentren zur Verfügung stehen.

Bei diesen fetalen Atembewegungen füllt sich die Lunge passiv mit Fruchtwasser und wird aktiv durch Muskelbewegungen des Kindes wieder entleert. Das regelmässige Durchspülen der Lunge mit Fruchtwasser und die frühen Atembewegungen fördern die Entwicklung der Atemorgane. Zum Zeitpunkt der Geburt gibt der Fötus eine Substanz in das Fruchtwasser ab, die signalisiert, dass seine Lungen reif sind. Die von Mutter und Kind während der Geburt ausgeschütteten Hormone schließen die Lungenreifung so ab, dass das Kind seinen ersten Atemzug an der Luft nehmen kann.

Die tiefe Atmung bewirkt in den Tagen nach der Geburt eine Entfaltung des ganzen, während der Geburt recht zusammengefalteten Körpers und stellt eine Symmetrie im Körpergefüge her. Die verschiedenen Körperrhythmen wie Atmung, Herzschlag, Knochen- und Liquorbewegung (Hirnwasser) stimmen sich aufeinander ein. Dieser erste Atemzug kann in vielfältiger Weise gestört werden. Das Kind kann im Moment des ersten Atemzuges schläfrig sein durch eine lange, anstrengende Geburt oder durch verabreichte Schmerzmittel. Manchmal hat es schon zu atmen versucht, als sein Brustkorb noch nicht geboren war. Dann ist dieser erste Atemzug unvollständig, der Brustkorb konnte sich nicht vollständig ausdehnen und die Lungen konnten sich nicht in ihrer Ganzheit entfalten.

Erlebt das Baby eine schnelle Austreibungsphase oder einen großen Stress im Moment des ersten Atemzuges, wie z. B. bei einer sehr schnellen Geburt, einem Kaiserschnitt, einer Vakuum- (Saugglocke) oder Zangengeburt, ist es möglich, dass der erste Atemzug und damit die Entfaltung von Lunge und Brustkorb sehr plötzlich und schnell geschieht. Es kommt zu einer starken Ausdehnung des Brustkorbes, die Lungen wirken zum Platzen voll.

Viele Babys holen den ersten großen Atemzug nach. Oft geschieht dies auf dem Bauch der Mutter liegend, oder wenn es das Baby allein oder mit etwas Unterstützung der warmen und liebevollen Hände der Mutter geschafft hat, sich zu ihrer Brust hinzubewegen und zu trinken. Lässt man diese erste zielgerichtete Bewegung des Kindes nach der Geburt geschehen, drückt sich eine große Befriedigung des Kindes über tiefe Atemzüge aus. Hellwach und mit offenem, klarem, Blick beginnt das Baby seine neue Welt anzuschauen. Das Gewebe des Kindes ist sehr weich, und der Organismus ganz darauf ausgerichtet, in einen gesunden heilen Zustand zu gelangen. Gelingt diese Integration aufgrund der vorhandenen Umstände nicht, können sich diese ersten Atem- und Körpermuster einprägen und verfestigen.

In der Arbeit mit den Babys und Kindern ist es manchmal sehr eindrücklich zu sehen, wie allein durch die Lösung des Zwerchfells und Brustkorbes eine neue Symmetrie im Körper und eine Ausgeglichenheit im seelischen Zustand entstehen.

Die Geschichte von Fabio

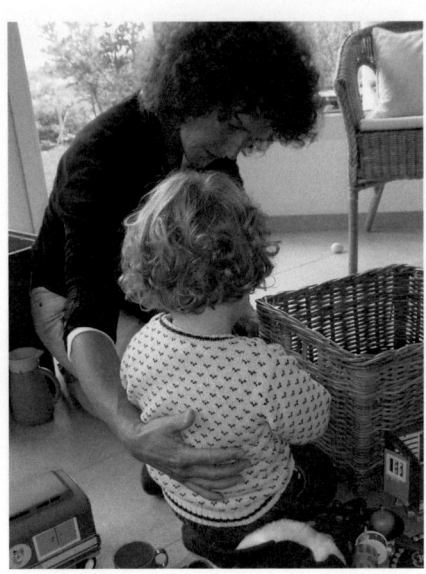

Fabios Schwangerschaft verlief nach dem Bericht der Mutter absolut problemlos. Die Wehen setzten knapp zwei Wochen vor dem Geburtstermin ein. Nach 32 Stunden Geburtsarbeit war der Muttermund erst 2,5 cm eröffnet (für die Geburt sollte sich der Muttermund auf 10 cm öffnen). Fabio hatte sich in die Position des Sternguckers (das Kind liegt mit dem Gesicht am Schambein) eingestellt und hatte so mehr Mühe den Geburtsweg zu finden. Seine Mutter beschreibt, dass sie während der Wehen starke Schmerzen hinter dem Schambein erlebte, da Fabio offensichtlich mit seiner Stirn daran stieß. Nach der Geburt hatte er ein 2 cm großes Hämatom auf der Stirn. Ein drastischer Herztonabfall veranlasste die Ärztin einen Kaiserschnitt durchzuführen.

Die Mutter beschreibt, dass sie zu diesem Zeitpunkt sehr erschöpft und froh war, dass etwas geschah. Sie sagt: *„Ich habe versucht, Fabio gut auf die bevorstehende Sectio vorzubereiten und denke, das ist mir auch gelungen. Die Tage im Spital hat er eigentlich nur getrunken und geschlafen. Bis zu seiner*

12. Lebenswoche hat er nach jeder Mahlzeit und von ca. 17 Uhr bis Mitternacht geschrien. Bis zum Alter von 15 Monaten war Fabio ein ganz extremes Spuckkind.

Wir kamen in die Therapie, weil Fabio von Anfang an sehr schlecht geschlafen hat. Nachdem er nachts nicht mehr gestillt werden musste, standen wir immer noch zwischen drei und zehn Mal auf. Außerdem war Fabio ständig krank. Er war ein extrem anhängliches Kind. Zeitweise ging das so weit, dass er schon zu weinen begann, wenn ich mich nur 1,5 m von ihm weg bewegte. Je älter er wurde, desto mehr klammerte er sich an mich. Ein weiterer wichtiger Grund für die Therapie war seine Haltung. Seine Beine und Füße waren stark nach einwärts gerichtet, was ihn vor allem beim schnellen Rennen behindert hat. Er stolperte oft über die eigenen Füße. Beim Sitzen auf dem Boden sackte Fabio stark in sich zusammen und machte einen Rundrücken."

Fabio ist zweijährig als er das erste Mal zu mir kommt. In meiner Praxis versteckt er sich sofort hinter seiner Mutter und sagt, er habe Angst. Ich nehme meine auf ihn gerichtete Präsenz zurück, teile ihm mit, dass das völlig in Ordnung ist und hole eine Auto- und Duplokiste zum Spielen. Wir sitzen am Boden, sein älterer Bruder fängt sofort an, die Spielkisten zu inspizieren und zeigt sich dabei sehr offen im Kontakt. Ich schaue mit ihm die Autos an und spreche mit seiner Mutter. Innerlich lade ich Fabio dazu ein mitzuspielen.

Nach einer Weile kommt er. Er erlaubt mir, seine Füße anzufassen. Vor allem das rechte Fußgelenk ist fest, der Fuß nicht angeschlossen. Das Kreuzbein fällt durch Festigkeit auf. Kreuzbein und Beckenschaufeln arbeiten nicht miteinander, das Becken wirkt schief, ebenso die Wirbelsäule. Die Augenbrauenlinie ist auf der rechten Seite weiter unten als links, so dass sein Gesicht leicht asymmetrisch wirkt. Dies weist darauf hin, dass sich die Schiefheit auch innerhalb der Schädelknochen fortsetzt oder von dort ihren Anfang genommen hat. Der Atemrhythmus ist schwach, zurückgehalten, seine Knochenbewegung ist gut spürbar. Mir kommt Unsicherheit und Unstabilität entgegen. Fabio scheint noch nicht ganz Fabio zu sein.

Fabio lässt sich in dieser Stunde mit Unterbrüchen und immer nur kurz auf der Ebene der Atem- und Knochenbewegung berühren. Biete ich direkte Arbeit an seinen Körperstrukturen an, nimmt er sofort meine Hände weg, was ich respektiere. Ich gebe ihm so zu verstehen, dass er die Kompetenz hat, zu sagen, wer ihn wo und wie berühren darf. So bleibe ich im Kontakt mit den verschiedenen Körperstellen und versuche, durch die Berührung und die Art seiner Kontaktaufnahme mit mir, seiner Mutter und seinem Bruder ein Bild von seiner Persönlichkeit zu bekommen. Wichtig ist mir dabei auch, sein

Spiel zu beobachten. In diesem Alter ist es oftmals schwierig, ein Kind berühren zu dürfen. So bin ich schon glücklich über diesen ersten Kontakt.

Die Mutter berichtet in der zweiten Stunde erfreut, dass Fabio nach der Behandlung das erste Mal zwei Nächte durchgeschlafen hat. In einer der nächsten Stunden kommt er lachend herein, schaut mich herausfordernd an und sagt: „Nein." Ich steige auf sein offensichtliches Spiel ein und wir spielen eine Weile mit dem Wort „Nein." Das Eis ist gebrochen! In dieser Stunde setzt sich Fabio schnell neben mich und beginnt zu spielen. Becken und Rücken reagieren mit viel Wärme und Lösung auf die Ansprache meiner Hände. Er bestimmt den Rhythmus unserer Arbeit, nimmt immer wieder meine Hand weg und erlaubt mir, wieder zu kommen. Ich bin nur da, erwarte nichts von ihm und biete Kontakt an.

Innerhalb des Zwerchfells zeigt sich eine große Festigkeit. Fabio knickt im Sitzen nach vorne weg. Während sich sein Brustbein, Zwerchfell und die Lungen durch meine Behandlung lösen, wird sein Spiel ruhiger und sein Gesicht entspannt sich. Zeitweise sitzt er mit nach innen gerichtetem Blick still da. Es ist auch für die Mutter gut sichtbar, dass er immer mehr bei sich ankommt und ruhig wird. Es ist wahrnehmbar, dass er Vertrauen in unsere Beziehung entwickelt hat, und sich gut einlassen kann, mich jetzt seine Tiefe berühren lässt. Eine große Weichheit kommt mir bei der Lösung des Zwerchfells entgegen.

In den nächsten Stunden arbeiten wir an einem guten Spannungsausgleich von Brustkorb und Bauch. Innerhalb des Brustbeines lösen sich die noch vorhandenen Spannungen, die das Zwerchfell daran zu hindern scheinen, sich frei zu bewegen und Fabio in seiner aufrechten Haltung zu unterstützen. Sein Schlafverhalten hat sich stabilisiert. Er hat begonnen durchzuschlafen. Die Infektanfälligkeit ist gesunken. In seinem Gesicht ist keine Asymmetrie mehr zu sehen. Er fällt nur noch sehr selten, vor allem dann, wenn er schnell rennt. Die schräge Haltung ist praktisch verschwunden. Ich erlebe ihn immer mehr als ganz eigenständige Person. Sein Atem ist weich und frei im Körper spürbar. Seine Mutter beschreibt Fabio als sicherer und selbständiger. Er beteiligt sich von sich aus an gemeinsamen Gesprächen in der Familie, was vorher nicht der Fall war. Das Weinerlich-Sein und an „Mamis-Bein-Kleben" ist deutlich besser geworden.

Nach sieben Stunden intensiver Arbeit beenden wir die Therapie. Es ist so viel in Bewegung gekommen, dass Fabio jetzt wieder Zeit braucht, all die neuen Impulse zu verarbeiten und zu integrieren.

Die Geschichte von Peter

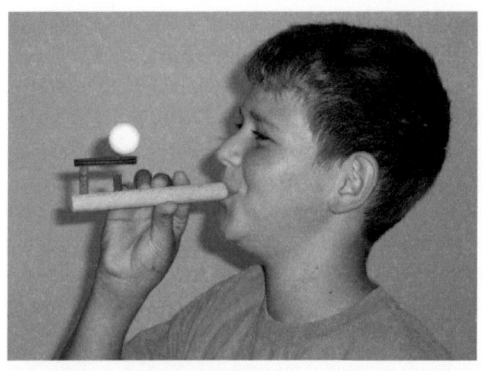

Peter kommt im Alter von zehn Jahren zu mir. Er fällt auf durch seine Mundatmung. Für seine Mutter waren seine Schlafstörungen, seine immer wieder auftretende Unruhe und die in der Schule auftretenden Konzentrationsstörungen der Grund, ihren Sohn für die Therapie anzumelden. Peter ist oft von Infekten im Hals und Nasenbereich betroffen. Im Alter von sechs Jahren wurden seine Mandeln entfernt, da er ständig erkältet war. Er wirkt manchmal unzugänglich und schwer zu erreichen. Die Mutter berichtet, dass Peter schlecht „hört".

Er findet schnell Kontakt zu Erwachsenen, wird aber in der Schule immer wieder gehänselt und ausgeschlossen. Mir fällt sein Spannungsungleichgewicht zwischen der unteren und oberen Körperhälfte auf. Beine und Becken sind stark verspannt, wirken fast ein wenig starr. Brustkorb, Zwerchfell, Schultern und Gesicht weisen eine eher niedrige Spannung auf, die Arme wirken nicht ganz zu ihm gehörend.

Peter ist sehr offen für unsere Arbeit, ist begeistert, dass er von mir Comics ausleihen darf und kommt schon in der zweiten Stunde allein. Zu Beginn arbeiten wir im Liegen und mit Übungen für seine Beine. Durch die Behandlung werden sie weicher und beweglicher. Auch die Struktur des Beckens löst sich relativ schnell und macht der Tiefe der Atmung Platz. Die Mutter berichtet schon nach den ersten Stunden, dass Peter deutlich besser schläft. Er wirkt zufriedener und mehr bei sich. Nachdem das Zwerchfell aus seiner Schläfrigkeit geweckt ist und durch Arbeit mit Spannung und Entspannung im Schulterbereich, Hals und Nacken ein Ausgleich geschaffen wurde, beziehe ich immer mehr Übungen für den Mundschluss in unsere Stunden ein.

Peter fängt an, von der Schule und seinen Erlebnissen mit den Klassenkameraden zu erzählen. Durch Gesichtsbehandlungen und eine selbst durchgeführte Nasenmassage mit Aufdehnen der Naseflügel, beginnt er, seine eigene Nase zu spüren und lernt seine Atmung kennen. Bei Riechübungen mit verbundenen Augen an verschiedenen Riechobjekten kann er genau beschreiben, dass er den Luftzug nur im unteren Drittel der Nase spürt. Seine große Freude an Federn nutze ich für Blasespiele, bei denen er versucht, Federn möglichst lange durch Blasen in der Luft zu behalten. Meine anfänglichen Befürchtungen, diese Art von Spielen fände er seinem Alter nicht mehr angepasst, verfliegen schnell. Wir kommen auf immer neue Ideen. Ich lasse mich anstecken von seiner Kreativität, begleite ihn nur soweit, dass ich sicherstelle, dass er seinen Atem nicht überzieht und in einen ausgeglichenen Atemrhythmus gelangt. Es geht wie von allein. Immer mehr beziehe ich in die Saug- und Blasespiele Bewegung mit ein.

Ein Mundschluss funktioniert nur dann dauerhaft, wenn er auch in der Bewegung gehalten werden kann. Seine Mutter ist begeistert über sein verändertes Verhalten. Peter ist kooperativer, sicherer, ruhiger geworden. Nach mehreren Gesprächen in der Schule hat sich die Situation auch dort offenbar beruhigt und Peter geht nicht mehr mit Widerwillen in die Schule. Zur Anregung der Ausbildung des Mundraumes darf er in meinen Stunden während der Behandlungszeit mit geschlossenem Mund Kaugummi kauen. Da seine Mutter dies zu Hause nicht erlaubt, steigt er auch darauf sofort ein.

In der vierten Stunde informiere ich die Mutter über unsere gemeinsame Arbeit, erkläre die Bedeutung der Nasenatmung und die möglichen Folgen der Mundatmung für ihren Sohn. Die Instruktion der Eltern und deren Mithilfe im Alltag sind für einen dauerhaften Erfolg in der Umstellung von der Mund- auf die Nasenatmung unerlässlich. Wir stellen mit Peter zusammen ein „Spielprogramm" für zu Hause auf. Ich wähle dazu Übungen aus, die er besonders schätzt und die auch im Rahmen der Familie leicht durchführbar sind. Auf einem Zettel kann Peter mit seiner Mutter jeden Tag eintragen, ob die Übungen gemacht worden sind. Mutter und Kind handeln unter viel Gelächter ein Zauberwort aus, mit dem Peter an seine Mundatmung erinnert wird. Sie wählen das Wort „Banane".

So wird vermieden, dass das Kind durch ständig mahnende Bemerkungen nicht mehr kooperiert. Als er die meiste Zeit unserer gemeinsamen Stunde den Mund ohne Aufforderung geschlossen hält, bekommen die Eltern den Auftrag, drei Mal am Tag darauf zu achten, ob Peter den Mund in einer beliebigen Alltagssituation geschlossen hält. Auf einer Liste mit Smilies wird dies eingetragen. Er darf sich wünschen, was er mit seinen Eltern unternehmen möchte, wenn er zehn Smilie Punkte erreicht hat. Es geht jetzt darum, eine Angewohnheit durch Unterstützung des Umfeldes loszuwerden.

Nach zehn Stunden und einer nochmaligen Kontrollbehandlung nach drei Monaten beenden wir unsere gemeinsame Arbeit. Peters Gesichtsform hat sich verändert, sein Gesicht ist runder geworden. Er wirkt mehr zu Hause in seinem Körper und angeschlossen an seine Arme und Beine. Seine Haltung ist aufgerichteter, Atem und Bewegung haben zueinander gefunden. Der Atemrhythmus beginnt sich zu formen und zu festigen, wie es in diesem Alter meist geschieht.

Ich werde die Stunden mit ihm, mit all ihrer Kreativität und Freude, diese Therapie, die mehr wie ein Spiel war, vermissen.

Ein kleiner Abstecher zur Aufgabe der Nase, der Bedeutung der Nasenatmung und den Auswirkungen einer Mundatmung

Die Nase ist ein Atmungs-, Riech- und Resonanzorgan. Sie setzt dem einströmenden Luftstrom durch den Aufbau der drei Nasenmuscheln einen Widerstand entgegen, der diesen verlangsamt. Der Sog und Unterdruck im Brustkorb wird dadurch erhöht. Das Zwerchfell benötigt diesen Einatmungswiderstand, um eine kraftvolle Kontraktion auszuführen. Gleichzeitig wird durch die Verlangsamung des Atemstromes Zeit gewonnen, in der die Einatemluft gereinigt, erwärmt und angefeuchtet wird. Etwa in Höhe der Augen befindet sich die Riechschleimhaut. Sie ist die einzige Stelle des menschlichen Organismus, an der das Zentralnervensystem offen liegt, und somit ein direkter Kontakt zur Außenwelt bzw. von der Außenwelt direkt zum Zentralnervensystem besteht. Das Gehirn erhält also bei jedem Einatem durch die Nase eine Anregung über die Riechzellen. Wenn die Ausatemluft durch die Nase austritt, reinigt sie die Nasennebenhöhlen und Schmutzpartikel werden aus der Nase entfernt.

Mundatmung meint, dass ein Kind hauptsächlich durch den Mund und nicht durch die Nase atmet. Sie kann viele Ursachen haben. Ein Sauerstoffmangel während der Embryonalzeit, Unfälle, z.B. Schädel-Hirn-Trauma, eine Formveränderung der Nasenscheidewand, enge Nasengänge, Entzündungen der Nasenschleimhaut bei Allergien, Vergrößerung der Rachenmandel, Polypen und Zahnfehlstellungen.

Erworben werden kann die Mundatmung z.B. durch mangelnde Bewegung, zu weiche Nahrung, Lutschgewohnheiten und Körperfehlhaltungen. Die Auswirkungen sind vielfältig. Kinder mit Mundatmung zeigen eine flache, oberflächliche, hohe Atmung. Die Atemmuskulatur wird wenig genutzt und wird so mangelhaft ausgebildet.

Durch die daraus resultierende Unterspannung des Brustkorbes sind Fehlhaltungen mit Veränderungen innerhalb des gesamten Verlaufes der Wirbelsäule begünstigt. Die durch das Zwerchfell ausgelöste massierende Bewegung der Bauchorgane ist stark eingeschränkt. Darmträgheit kann die Folge sein. Der ganze Organismus läuft eher auf Sparflamme. Die flache Atmung führt zu einer mangelhaften Sauerstoffversorgung des Gehirns. Konzentrations- und Aufmerksamkeitsstörungen werden begünstigt.

Durch ein falsches Schluckmuster und eine mangelnde Benutzung der Nase wird der Fluss der Lymphe ungenügend angeregt. Es kann zu einem Lymphstau in der Gesichtsregion kommen. Zu erkennen ist dies an den Augenringen und Wangenpolstern, die Kinder mit einer Mundatmung häufig aufzeigen. Durch eine Mundatmung kommt es ebenfalls zu einer Verschlechterung der Belüftung der Eustachischen Röhre. Im Mittelohr sammelt sich dadurch Schleim und Sekret an. Das Hörvermögen kann stark beeinträchtigt sein, was wiederum Auswirkungen auf die Sprachentwicklung haben kann. Das Riechvermögen, von dem wir wissen, wie sehr ein guter Duft uns zu einem tiefen Einatem führt und unsere Stimmung heben kann, wird stark eingeschränkt, da die Einatemluft die Riechschleimhaut im dritten Nasengang gar nicht erreicht. Die Zunge übernimmt ihre wichtige Funktion in der Ausbildung des Kiefers nur ungenügend, was in der Folge zu Kiefer- und Zahnstellungsanomalien führen kann.

Es geht also darum, alle Störfaktoren zu beseitigen, die die Mundatmung ausgelöst oder begünstigt haben. Die Arbeit an der Haltung, an der Aktivierung der Nasenatmung, das Erreichen eines natürlichen dauerhaften Mundschlusses in Ruhe und Bewegung und die Arbeit an einem freien dynamischen Zwerchfell mit einer tiefen, tragenden Atmung ist das Ziel der Behandlung der betroffenen Kinder.

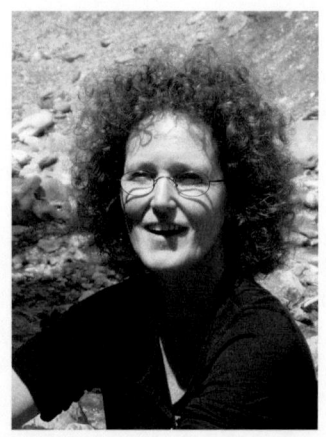

Autorin

Michaela Holin
Atemtherapeutin Dipl. SBAM
Krankenschwester
Therapeutin für Cranio sacrale Osteopathie
Atempsychotherapie nach S. Bischof
Dozentin und Supervisorin für Craniosacrale Osteopathie
Seit 15 Jahren im Bereich Geburtsvorbereitung
Schwangerschaftsbegleitung und in der Behandlung und Begleitung von
Babys, Kindern und ihren Familien tätig

Ganzheitliche indikationsbezogene Atemtherapie mit Kindern

„In einer Stunde Spiel kannst du mehr über einen Menschen erfahren, als wenn du dich ein Jahr mit ihm unterhältst."

Plato (vgl. Bartolain 2005)

Einleitend möchte ich sowohl die theoretischen Positionen als auch den Ausbildungshintergrund, die meine Arbeit prägen, vorstellen. Mein Behandlungsansatz ist in sechszehn Jahren praktischer Arbeit gewachsen: Einerseits durch meine Tätigkeit und Erfahrung als Atemtherapeutin, andererseits in meiner ergotherapeutischen Praxis.

Wie ist meine Art der therapeutischen Intervention entstanden?

Ich habe mir meinen therapeutischen Ansatz größtenteils autodidaktisch erarbeitet. Zu Beginn meiner Praxistätigkeit sah ich die Notwendigkeit, Wissen, Erfahrungen, methodisches und didaktisches Vorgehen, wie in der Arbeit mit Erwachsenen wirksam, in die Arbeit mit Kindern zu übersetzen. Erwachsene gelangen über Entwicklung von Sammlungs- und Empfindungsfähigkeit zu einem bewussten Zulassen des Atems. Über diese prozessorientierte Arbeit kann sich die heilsame Wirkung des zugelassenen Atems auf körperlicher, psychischer, seelischer und geistiger Ebene einstellen.

Wie kann ich den Atem eines Kindes ansprechen, wenn in ihm noch nicht die Gabe der tiefen Selbstreflexion und bewussten Innenschau gewachsen ist? Welches ist die Ebene, auf der das Kind in ähnlicher Weise wie Erwachsene zu tiefer Regeneration und Anbindung an seine Selbstheilungskräfte versetzt wird?

Meine Erfahrungen und Beobachtungen mit Kindern haben offenkundig gemacht, dass das kindliche Spiel ähnlichen Gesetzmäßigkeiten wie der Atem unterliegt: Beide werden aus dem Moment heraus kreiert, Raum- und Zeitgrenzen lösen sich auf. Das Kind verwirklicht sich selbstvergessen und doch seiner Ich-Kräfte gewahr im spielerischen Tun. Ähnlich wie das Spiel verbindet der Atem als rhythmisches Geschehen Innen- und Außenwelt, indem wir einatmend Eindrücke und Sinnesreize aufnehmen und verarbeiten und uns ausatmend in einem uns gemäßen Spannungszustand zeigen und äußern.

Theoretische Grundlagen meiner Arbeit

Dem Aufbau einer therapeutischen Beziehung räume ich einen zentralen Stellenwert ein, wie es die integrative Gestalttherapie nach Petzold und die „nicht direktive Spieltherapie" nach V. Axline betont. Des Weiteren kommen in der Arbeit mit Kindern besonders die klassischen Entwicklungstheorien (Piaget, Pickler) wie auch die neueren Entwicklungstheorien (Ayres, Kipart) zum Tragen.

Meine Arbeit mit dem Kind und dessen gesundheitlichen Beeinträchtigungen ist eingebettet in ein anthropologisches Weltbild, das den Menschen als „Leib-Subjekt in der Lebenswelt" (Petzold) betrachtet. Pathogenese wird multifaktoriell und lebenslaufbezogen gesehen.

Meine atemtherapeutischen Wurzeln liegen in der Atemlehre nach Herta Richter und Ludwig Schmitt. Die anthroposophische Krankheitslehre, vermittelt durch Ärzte und Autoren wie G. Soldner, H. M. Stellmann oder H. Köhler, stellen für meine atemtherapeutische Arbeit eine wichtige Ergänzung dar.

Meine Arbeitsweise/Wirkfaktoren

Zu erforschen, inwieweit **Spiel und Atem** sich gegenseitig in ihrer Wirkungsweise/Heilkraft befruchten und unterstützen können, ist Schwerpunkt meiner Arbeit. Ich versuche dem Kind einen Spielraum zur Verfügung zu stellen, in dem sich Nöte, aber auch schlummernde Kräfte des Kindes, im körperlichen und seelischen Ausdruck und im Atem offenbaren können. Kommt der Atem ins Fließen, drückt sich im Spiel bislang Unterdrücktes aus, dann besteht die Chance einer Gesundung und Heilung. Auf diesem Boden lasse ich atemtherapeutische Impulse zu, die ich je nach Indikationsstellung in die Therapie einfließen lasse.

Ich biete vor allem kleineren Kindern „Offene Übungsangebote" an (vgl. Duden 2005, S.93), d.h. keine festgelegten Atemübungen. So können sich die augenblickliche Verfassung des Kindes und seine Persönlichkeit ganz in der Therapiestunde zeigen. Zu Beginn der Therapie ist es allerdings notwendig zu erkennen, in wie weit das Kind mit den ihm angebotenen Freiräumen umgehen kann oder es unter Umständen klare Strukturgebung braucht.

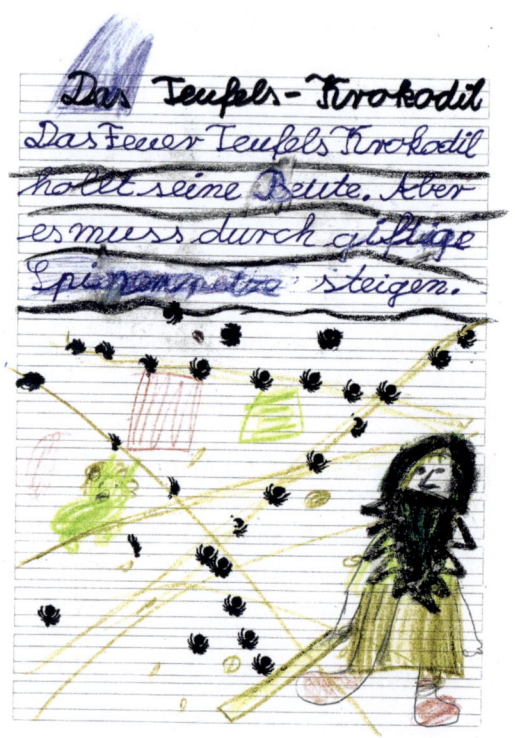

Abb. 1: Beispiel für ein offenes Übungsangebot
Das Bild malte Julia, sieben Jahre, nach folgendem Übungsangebot: Raum mit Schnüren verspannen.
Zielsetzung: Lösung der Einatemspannung, Förderung der Wirbelsäulen- und Brustkorbbeweglichkeit, „Erdung".
Verlauf: Aus dem von mir angeregten Übungsangebot entwickelte Julia ein spannendes Rollenspiel mit dem Titel „Teufelskrokodil".

Weitere **Wirkfaktoren** in meiner Arbeit sind die Entwicklung von Wahrnehmungs-, Empfindungs- und Spürfähigkeit des Kindes. Körperbild und Atemfunktion können durch Stimulierung der kinästhetischen, der taktilen und propriozeptiven Wahrnehmungsverarbeitung wesentlich beeinflusst werden. Aufgrund des öfter vorkommenden motorischen Entwicklungsrückstandes gerade bei Asthma-Kindern sind spielerische Elemente, welche die Grobmotorik ansprechen, sehr effizient. Das Entwickeln einer „Wohl-Spannung" im Sinne einer eutonischen Gesamtspannung (Gerda Alexander) ist das Geschenk einer gelungenen therapeutischen Arbeit.

Die Haltung des Therapeuten

Anders als in der rein funktionellen Atemtherapie ist die therapeutische Beziehung die Basis meiner therapeutischen Arbeit. Die Nähe zur Körperpsychotherapie ist unverkennbar.

Das Kind und der Therapeut gestalten die Therapiestunde und deren Zielsetzung gemeinsam. Vor allem bei Kindern zwischen vier und sieben Jahren löse ich mich von geschlossenen Übungsangeboten. Es geht nicht ausschließlich um Symptombeseitigung, sondern um ein Entdecken von atemtherapeutisch relevanten Ressourcen im Spiel, die einen lebendigen Atemfluss ermöglichen. Die Bedürfnisse und die momentane Verfassung des Kindes sind richtungsweisend für die Gestaltung der Therapiestunde, die sich aus dem interaktiven Wechselspiel zwischen Kind und Therapeut entwickelt. Der Gesamtpersönlichkeit des Kindes kann dadurch Rechnung getragen werden.

In der Arbeit mit älteren Kindern oder pubertierenden Jugendlichen greife ich gerne auf Übungsangebote zurück. Auf dem Boden einer interaktiv-kommunikativen Ebene werden über Bild- und Fachbuchmaterial gemeinsam Verständnis für Atemvorgänge und Körper im Sinne einer anzustrebenden Eigenverantwortung erarbeitet.

Ich versuche das, was ich zu vermitteln habe, dem Kind in seiner Sprache und seinen Möglichkeiten gemäß anzubieten. Im gemeinsamen Entwickeln von atemtherapeutisch relevanten Inhalten kann das Kind einen Weg finden, Seelisches mit dem Körperlichen zu verbinden, „Ich"-Anteile zu stärken und körperlich zu integrieren. Gerade in der Therapie mit an Asthma erkrankten Kindern spielt diese Dynamik eine besonders große Rolle:

Die Überempfindlichkeit des Asthmatikers ist gekennzeichnet dadurch, dass die Grenzflächenorgane (Membranen des Lungengewebes, Schleimhäute, Haut) nicht in adäquater Weise auf Außenreize (z.B. Allergene, Kälte, Anstrengung usw.) reagieren können. Ähnliches beobachte ich bezüglich der Art und Weise, wie asthmatische Kinder in Beziehung zur Außenwelt und zu mir stehen: Das Kind verliert oft den Bezug zur eigenen Mitte, gerät außerhalb seiner Grenzen. Es fehlt ihm ein „seelischer Mantel, den es schützend um seinen Leib legen kann" (vgl. Soldner/Stellmann 2001), bevor es sich den Einflüssen der Umwelt aussetzt.

„Die Sinne sind das Tor zur Welt" (vgl. Montessori 1997). Gerade weil das sinnliche Erleben bei asthmatischen Kindern in der Regel nicht sehr ausgeprägt ist, finden sie schwer einen adäquaten Umgang mit äußeren Einflüssen. Dies kann sich, wie schon erwähnt, zum Beispiel im Kontaktverhalten mit anderen Menschen oder in der Konfrontation mit Umweltreizen zeigen.

Häufig finde ich einen Konflikt von gegenläufigen Tendenzen vor: Zuviel Einatem und sich dadurch wortwörtlich die Luft nehmen, zu wenig zentrierender Ausatem. Hoher Anspruch an körperliche und psychische Belastbarkeit und ausgeprägte Willenskraft, aber keine ausreichende Atempause, um Körper, Geist und Seele zu nähren. Nähe bei gleichzeitigem Grenzverlust, häufig fehlende aggressive Ausdruckskraft zur Abgrenzung. Symbiose- und Abgrenzungswunsch stehen oft im nicht gelösten Verhältnis zueinander.

Diese Ausführungen machen deutlich, wie sehr die Beziehungsebene in unserer Arbeit heilkräftig wirken kann, wenn sie fachkundig gepflegt wird.

Die Elternarbeit sollte weit über die herkömmliche „Asthma-Schulung" hinaus gehen

Das Erstgespräch dient der Erhebung der Anamnese und der Vorbereitung der Therapie. Ziele und zeitlicher Rahmen werden hier besprochen. Besonders bei der Asthma-Therapie halte ich es für wichtig, Erwartungsdruck und Ängste von Seiten der Eltern oder der Kinder abzubauen. Therapiebegleitende Gespräche sind wichtig, um spezifische Probleme, Informationen über Familienverhältnisse, Verhaltensänderung des Kindes während der Therapie zur Sprache bringen zu können. Angesichts der bei einer Asthmaproblematik häufig vorliegenden „langen Leidenszeit der Mütter" ist es wichtig, dass auch diese Entlastung in Form von Abgrenzungs- und Regenerationshilfen erfahren können.

Außerdem gibt es das Angebot, dass Eltern mit Kindern zusammen die sogenannten Notfallübungen einüben können. Ich halte es für ratsam, mit dem behandelnden Arzt und gegebenenfalls mit der Erzieherin oder der Lehrerin des Kindes im Gesprächsaustausch zu sein.

Beispiele aus der Praxis

Alex, 12 Jahre

Alex kommt auf Anraten des Arztes.

Diagnose

Atemfehlform funktionelle Atemnot.

Erster Eindruck

Äußerlich große Anspannung im Mundbereich und im Gesicht wahrnehmbar, die Stimme leise und angestrengt. Gesamter Bewegungsausdruck zurückgenommen. Der Junge kann mich nicht ansehen, obwohl er mit mir in einen verbalen Dialog geht. Er will sofort wissen, „was das hier soll!"

Symptomatik

Ich nehme einen Zwerchfellhochstand wahr, die Ausatmung ist stark verhalten, der Muskeltonus von Zwerchfell, Kehlmuskulatur und Atemhilfsmuskulatur im Brustwirbelsäulen- und Halswirbelsäulen-Bereich hoch. Trotz eines eher kraftvollen Körperbaus lebt der Junge seine Kraft nicht aus.

Anamnesische Daten

Ausschlaggebend für den Beginn einer Atemtherapie ist eine körperliche, psychische und gesundheitliche Beeinträchtigung des Jungen. Häufige Infektanfälligkeit, Kopfschmerzen, funktionelle Atemnot sind die Indikationen.

Die familiäre Situation ergibt, dass er, vom leiblichen Vater getrennt, mit weiteren zwei Geschwistern bei der Mutter und deren neuen Lebenspartner aufwächst. Der Kontakt unter den Geschwistern ist gut, ebenso der Kontakt zum Partner der Mutter. Schwierig sind die Trennungssituation vom leiblichen Vater und der Umgang mit dessen hohen Ansprüchen an den Sohn. In der Schule tut sich Alex schwer mit Konflikten. Er geht entweder aus dem Kontakt heraus oder in eine Verweigerungshaltung. Er fühlt sich schnell unter Druck oder ungerecht behandelt. Die Gefahr, in eine Außenseiterrolle zu rutschen, ist groß.

Verlauf

Über spielerische Angebote zur Anregung des Atems durch Widerstandsarbeit gelang es, eine gute Beziehung zueinander aufzubauen. Er genoss es,
mit mir zu kämpfen, mich vom Platz zu schieben, in die kraftvolle Auseinandersetzung zu gehen. Z.B. Luftballonmatch und sich gleichzeitig bei jedem
Wurf Schimpfwörter zuzurufen, war für ihn sehr befreiend. Gleichzeitig war
es mir wichtig, ihn auf der intellektuellen Ebene anzusprechen, indem ich
ihm in anschaulicher Weise die Wirkungsweise und Wichtigkeit des Atems
zu vermitteln versuchte. Über gemeinsames Erstellen von anatomischem
Bildmaterial bis hin zum Aufschreiben von „Atem-Regeln" am Computer
fand er einen guten Zugang zu seinem Atem.

Vorgehensweise und Interventionen

- *Spieltherapeutisch angelegte Interventionen wie z.B. aus dem normalen
  Dialog heraus ein Streitgespräch beginnen über das Lieblingsessen von
  Alex und mir. „Spaghetti ist das Beste!" „Nein, Pfannkuchen!"
  „Spaghetti!", es kommt zur Rangelei Hand an Hand, usw.*
- *Bewegung aus dem Atem: Kraftvolle Bewegungsangebote, den Ausatem
  als Kraftquelle bewusst werden zu lassen z.B. durch Vokalraum- und
  Konsonanten-Stimmarbeit und stimmlichen Ausdruck (z.B. Stöhnen,
  Ächzen, Seufzen)*
- *Atemspannung: Widerstandsarbeit mit Einatemspannung und zentrieren-
  dem Ausatem z.B. durch „Schubkarrenfahren", Rücken an Rücken, Kampf
  um ein wichtiges Handtuch*

Behandlungsziele

- *Förderung der Atem-Qualität und des gesamten Ausdrucksverhaltens.
  Zurückfinden zur Bewegungsfreude.*
- *Kehlkopf- und Nackenmuskulatur lösen.*
- *Stärkung der sozialen Kompetenzen: „Den Mund aufmachen", „etwas zur
  Sprache bringen" können, wenn es wichtig ist, für sich einzustehen und
  Selbstwert zu entwickeln.*
- *Eigenverantwortung für die Atmung übernehmen durch kognitives
  Erarbeiten von atemtherapeutischem theoretischem Hintergrundwissen.*

Ergebnis

*Laut Aussagen der Mutter hat sich innerhalb von zehn Stunden eine auffäl-
lige Verhaltensänderung ergeben: Alex kann besser den Kontakt aufnehmen,
schaut die Menschen beim Sprechen häufiger an. Er wirkt zu Hause ausge-
glichener und selbstsicherer. Sein stimmlicher Ausdruck ist nicht mehr so
stark abgebremst, er wirkt insgesamt stabiler und mehr in seiner Mitte. Der
Ausatem hat an Kraft gewonnen, die Stimme ist voluminöser geworden und
er setzt sie häufiger ein. Die muskuläre Verspannung im Kehl- und Mundbereich hat sich verringert.*

Angelika, 8 Jahre

Angelika kommt auf Empfehlung einer Kollegin.

Diagnose

Rezidivierende Pseudo-Krupp-Anfälle/ stenosierende Laryngitis.

Erster Eindruck

*Angelika kommt mit ihrer Mutter zur Kennenlernstunde. Vor mir steht ein hüb-
sches, zart gebautes Mädchen, sie spricht mit sehr heller und hoher Stimme,
eher leise. Sie geht sofort in einen guten zugewandten Kontakt mit mir und
schaut mich klar mit ihren ausdruckstarken Augen an.*

Symptomatik

*Ich sehe hochgezogene, nach innen rotierte Schultern, stark verspannte Hals-
muskulatur, Hochatem, lymphatische Stauung im Gesicht. Sie ist sehr
bemüht, alles recht zu machen, wirkt eher ängstlich, wenngleich auch der
Schalk aus ihren Augen blitzt. Angelika leidet seit mehreren Monaten an
krampfartigen mit großer Erstickungs- und z.T. Todesangst einhergehender
Atemnot, bedingt durch Schleimhautschwellung unterhalb der Stimmbänder.
Diese Anfälle kommen nicht nur nachts, sondern zuletzt auch während des
Schulunterrichts.*

1. Stunde

Ich frage sie nach ihrem Anliegen und sie erzählt mir von ihrem letzten Krupp-anfall in der Schule. Die Mutter ergänzt, indem sie kurz die daraus entstan-denen Ängste erwähnt.

Ich lasse Angelika genau schildern, wo der Anfall stattgefunden hat und wie sie darauf reagiert hat. Ich biete ihr sofort einen „Notfallplan" an, den sie, falls sich wieder ein Anfall anbahnen sollte, sofort anwenden kann. Angelika geht mit Enthusiasmus darauf ein:

Th.: „Also, wo kann man sich bei dir in der Schule bequem zurückziehen?"
A.: „Im Flur steht ein Sessel"
Th.: „ Kannst du dir vorstellen, dass du gern darauf sitzen magst?"
A.: „Ja."
Th.: „Jetzt stell dir vor, du merkst, du kriegst weniger Luft und spürst Angst, dass du wieder einen Anfall kriegst. Traust du dich zur Lehrerin zu gehen, um ihr zu sagen, dass es dir nicht gut geht, und du kurz raus musst?"
A.: „Ja."
Th.: "Okay. Das musst du als erstes tun: Raus gehen und dir einen ruhigen Ort suchen."
A.: „Ja!"
Th.: „Gut. Stell dir vor, du sitzt auf dem Sessel, was hat er für eine Farbe?"
A.: "Gelb!"
Th.: „Gut, du setzt dich auf den gelben Sessel im Schulflur und jetzt kommen die Notfallübungen: Kannst du dir irgendwo ein Glas Wasser besorgen?
A.: „Ja, das geht."
Th.: "Dann trinkst du ein paar Schluck kaltes Wasser. Glaubst du, dass du das magst?"
A.: „Ja."
Th.: "Du setzt dich auf den Sessel und legst die Arme über die Lehnen, entspannst die Schultern, legst den Kopf so, das dein Hals sich nicht verengt und du gut atmen kannst... etc. Wir probieren jetzt eine Haltung aus, die für dich am Besten ist."

Diese erste Stunde ist der Grundstein für unsere Arbeit, die sehr vielschichtig angelegt ist. Ich beziehe Angelika und ihre Ängste sofort mit ein, indem ich es ihr ermögliche, selbst wieder eine Art Kontrolle über die Angst machende

Situation zu gewinnen. Schon nach dieser Stunde findet Angelika Zugang zu mehr Unbeschwertheit und Ausdrucksfreude im Alltag.

5. Stunde

Angelika sucht sich vier Gegenstände aus dem Raum. Sie soll sich einen Krimi ausdenken, in dem diese vier Gegenstände vorkommen. Anschließend spielen wir diesen Krimi. Sie verteilt die Rollen. Ich sorge dafür, dass es in diesem Krimi ziemlich wild zugeht und die verbale Ausdrucksfreude voll zum Einsatz kommt: Es wird gekreischt, gekeucht, geschossen, das Polizeiauto lärmt, der Dieb wehrt sich, es kommt zum Kampf usw.

Ziel dieser Stunde ist es, Angelika aus ihrer psychischen und motorischen Angepasstheit herauszulocken. Ich habe ihr Potential diesbezüglich erahnt und daher ist diese Stunde ein großer Gewinn.

Vorgehensweise und Interventionen

- *Spieltherapeutisches Setting mit „offenen Übungsangeboten."*
- *Im Bewegungsspiel (Atem und Bewegung) Ausatem stärken durch „den Dieb festhalten gegen Widerstand, einfangen, gestikulieren."*
- *Muskulatur des Kehlbereichs lösen, Brust- und Bauchatmung anregen durch das Laut und Leise in der Stimmgebung, Förderung der metasprachlichen Ausdrucksmöglichkeiten, unkontrolliertes Modulieren von Konsonanten und Vokalen.*
- *Psychische Ängste durch selbstsicheres Auftreten und Ausagieren verringern, die eigene Durchsetzungskraft und klares Abgrenzen erproben durch Mitgestaltung des Spielverlaufes und Besiegen eines Diebes.*

Langfristige Behandlungsziele

- *Angstminderung beim Kind und den Eltern.*
- *Eltern und Kind Notfallübungen vermitteln.*
- *Schulung der Eltern in der Anwendung von körperlichen Behandlungsmaßnahmen zur Lösung der Anspannung (manuelle Grifftechniken und Akkupressur).*
- *Fortschreitende chronische Verspannung im Halswirbelsäulen-, Brustwirbelsäulen-Bereich und im Kehlbereich vermindern und präventiv wirken durch Bewegungsangebote.*

- *Durch Atemmassage und Körperbehandlung Lymphfluß anregen und am Körperbild und der Selbstwahrnehmung arbeiten.*
- *Aktive Atemkraft: Tonussteigerung des Ein- und Ausatems, Arbeit an Einatemspannung, zentrierendem Ausatem und Ausatemspannung.*
- *Rhythmisierung des Atems, Arbeit an der Resonanzschwingung der Stimme.*
- *Psychoemotionale Ausdruckskraft fördern: Stärken der Abgrenzungskräfte. Ausdruckskraft über den Atem fördern, psychische Stabilität stärken über Themen wie: Eigenen Raum einnehmen und verteidigen, sich wichtig nehmen.*

Ergebnisse

Nach fünfzehn Stunden war die Therapie zu Ende.
Durch unsere gemeinsamen Stunden tritt eine allgemeine Angstminderung ein. Ein Anfall tritt während der Therapie und auch innerhalb des folgenden halben Jahres, in dem ich noch Kontakt mit der Mutter hatte, nicht mehr auf. Im häuslichen Bereich gewinnt Angelika mehr Selbstbehauptungskraft und Ausdruckstärke. Auch in meinen Stunden lebt Angelika die ihr eigene Fröhlichkeit und Unbeschwertheit mehr aus.

Anregungen zum Abbau des kompensatorischen Hypertonus der Halswirbelsäulen- und Brustwirbelsäulen-Muskulatur und zur Entspannung der Atemhilfsmuskulatur hat sich Angelika in ein kleines Atemheft notiert und kann sie eigenständig anwenden. Ihre Lieblingsspiele hat sie aufgemalt, um sich besser daran erinnern zu können.

Ihre Ausatemkraft ist gewachsen, sie kann ihre Stimme besser modulieren und situationsbezogener einsetzen. Durch „Atem-Körperbehandlung" hat sie ein Gefühl für eine gute Körperspannung gewonnen und merkt jetzt schneller, wenn etwas „zu eng" wird.

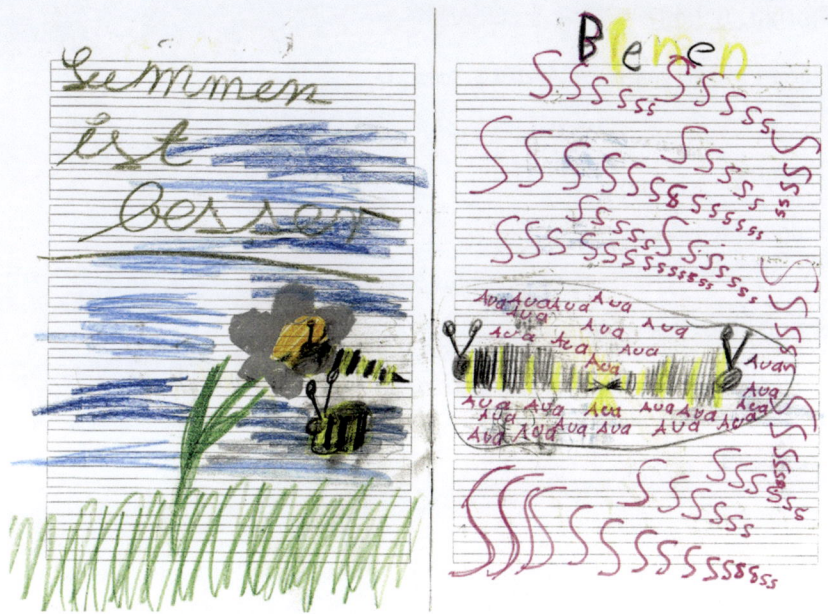

Abb. 2: Beispiel aus Angelikas Aufzeichnungen: Zwei Bienen (Angelika und Autorin) versuchen, mit ihren Hinterteilen den Anderen aus dem eigenen Revier zu vertreiben.
Zielsetzung: Spannungseinatem- und -ausatem anregen, Zentrierung, Widerstandsarbeit, eigenen Raum abgrenzen lernen.

Florian, 6 Jahre

Florian wurde von einer Ärztin geschickt.

Diagnose

Asthma bronchiale.

Erster Eindruck

Er wirkt äußerlich sehr robust, geht zurückhaltend in Kontakt. Auf spielerische Bewegungsangebote reagiert er verhalten, er zeigt sich bewegungsarm.

Anamnese

Er steht an der Schwelle zur Schulreife, doch die Lösung von der überbesorgten Mutter ist noch nicht gelungen. Die Identifikation mit dem sich unerschrocken und furchtlos gebenden Vater macht ihm Angst. Florians Verhalten schwankt zwischen großer Ängstlichkeit und Überforderung aufgrund mangelnder Selbsteinschätzung. Er blockt wohlmeinende Interventionen schnell ab und lässt sich nicht unterstützen. Mit passivem Widerstand und latenter Aggression wirkt er provozierend auf seine näheren Bezugspersonen ein.

Symptomatik

Atembewegung ist nur im Brustraum sichtbar, der Thorax wirkt wie aufgebläht. Sein Ausatem wirkt gepresst, beim Einatmen arbeitet die Atemhilfsmuskulatur mit. Der Tonus der Nackenmuskulatur ist hoch. Die Schultern sind protrahiert, die Arme schwingen bei Bewegung kaum mit. Seit zwei Jahren leidet Florian unter Atemnot und psychischen Problemen wie Einschlafstörungen und Trennungsängsten.

5. Stunde

Als ich Florian die Praxistür öffne, vermittelt seine Gestik und Haltung zentnerschwere Last, Missmut und Ambivalenz, ob es gut ist, heute zu kommen oder nicht. Ich setze mich vor ihn auf die Stufen und stöhne erst mal vor mich hin. Er stöhnt mit.

Th.: „Hast es heute schwer, gell? Magst heut' nicht so gerne kommen?"
F.: „Ja, ich hab' heute daheim so schön gespielt mit dem Papa, dann mussten wir beide weg!", sagt er vorwurfsvoll.
Th.: „Du zu mir und der Papa in die Arbeit?"
F.: „Ja, leider!"
Th.: „Was arbeitet denn der Papa?"
F.: „Arbeitet auf dem Bau. Ist der Chef!"
Th.: „Mensch, das ist toll, wenn der Papa der Chef ist! Weißt du was? Wir könnten auch ein Spiel machen, da bist du der Chef! Was meinst du?"
F.: „Hm, aber ich brauch' Werkzeug!", meint er missmutig.
Th.: „Weißt ja, wo der Hammer und die Säge ist. Ich hol' inzwischen den Firmenwagen aus der Garage!"

In Windeseile bauen wir mit Leiter und Stühlen und Balken eine Baustelle auf. Er ist der Chef und ich die Sekretärin und der Lehrling (seine Idee). Ich gebe ihm ein Rollbrett als Firmenfahrzeug - 'einen Ferrario' - und hole zwei Telefone, über die wir in Kontakt stehen - er auf der Baustelle, ich im Büro, welches sich zeitweilig außerhalb des Raumes befindet. Über Telefon vermittle ich die Aufträge oder schicke den Lehrling zur Hilfe. Er klettert die Leiter rauf und wieder runter, bohrt - „Ssssss!, brrrrh!, zisch, tschack!" - und schraubt mit viel Getöse, der Wagen springt nicht an, die Kunden zahlen die Rechnungen nicht, viel Ärger, wir telefonieren oder helfen uns gegenseitig. Zwischendrin, in der Mittagspause, muss er sich hinlegen und ausruhen, bekommt von der Sekretärin eine 'Handwerkermassage' und eine Brotzeit, die wir gemeinsam verschmausen.

Vorgehensweise und Interventionen während der Stunde

- *Lippenbremse einüben durch „Kühlblasen eines zu heiß gelaufenen Bohrers."*
- *Unproduktiven Husten vermeiden durch auf den Mund gehaltene Hand. („Man gibt sich Geheimzeichen: Drei mal in dieser Weise gehustet bedeutet: ...")*
- *Durch Spielinhalte wie z.B. auf die Leiter klettern, über Balken steigen, mit dem Rollbrett sich fortbewegen, rege ich eine vertiefte Atmung an.*
- *Wohlspannung des Zwerchfell und der Kehl- und Nackenmuskulatur erarbeiten durch stimmliche allgemeine, metasprachliche Ausdrucksmöglichkeiten.*
- *"Handwerkerpause" dient der Entspannung der Atemhilfsmuskulatur.*

Therapieziele während dieser Stunde

- *An der Körperhaltung, der Brustkorbbeweglichkeit arbeiten.*
- *Aktive Ausatemtechnik wie Lippenbremse einüben.*
- *Aufbau einer natürlichen Körper- und Atemspannung anregen.*
- *Atemerleichternde Stellungen vermitteln.*
- *Exobronchial verursachte Kompression auf die endobronchial verengten Bronchien muss vermieden werden, d.h. immer wieder für spielerische Pausen sorgen.*
- *Sozio-emotional: Ängstlichkeit abbauen, an Erdung und Zentrierung arbeiten, spielerisches Erproben des Themas: Distanz-Nähe.*

Zusätzliche Therapieziele bei Asthma bronchiale

- *Angstabbau beim Kind und den Eltern durch Gespräche.*
- *Vermitteln von Notfallübungen: Päckchen, Lippenbremse, Drainage-Lagerungen, atemerleichternde Stellungen zeigen, unproduktiven Husten vermeiden, Mundatmung und lautes Sprechen vermeiden etc.*

Ergebnisse

Mit Florian dauerte die Therapie ca. fünfundzwanzig Stunden. Die Lungen-funktion hat sich um ein Vielfaches verbessert: Sein Ausatemvolumen hat sich vergrößert. Sein anfangs gepresster Ausatem bahnt sich seinen Weg in den unteren Atemraum, sichtbar an einem Zuwachs an Vitalität. Auch die Atemfrequenz liegt annähernd bei den für Schulkinder normalen Werten.

Durch die entstandene Übertragungssituation konnten wir die Loslösung von der Mutter spielerisch erproben. Er hat Freude an der Eigenverantwortlich-keit und Selbstständigkeit gefunden. Er beginnt sich mit den väterlich-männ-lichen Anteilen zu identifizieren, seine aggressiven Anteile bringt er angst-freier zum Ausdruck.

Einige Indikationen für ganzheitliche Atemtherapie mit Kindern

Asthma bronchiale

- Chronische und akute Bronchitis und andere Atemwegserkrankungen
- Chronische Infektanfälligkeit
- Hyperaktives Syndrom, Aufmerksamkeits-Defizit-HyperaktivitätsSyndrom (ADHS), Aufmerksamkeits-Defizit-Syndrom und ähnliche Erscheinungsbilder
- Begleitung der seelischen und sozialen Entwicklung

Zu Asthma bronchiale

Ich habe ausreichend Erfahrung in der Behandlung von Kindern, die an Asthma bronchiale leiden. Der schon im vorigen Kapitel erwähnte anthropologische Ansatz bezieht konkrete körperliche Hilfestellung bei akutem und chronischem Asthma mit ein: Neben körperlichen Hilfestellungen wie atemerleichternde Stellungen anbieten, Lippenbremse etc. einüben, gehört auch die Arbeit an Brustkorbbeweglichkeit, Körperhaltung und Zwerchfallaktivität zum atemtherapeutischen Setting. Stimmarbeit und Förderung der Atemaktivität bereichern das weitreichende Spektrum. Der motorische Entwicklungsrückstand, entstanden z.B. durch Schonhaltung oder Wachstumsretardierung, stellt eine weitere Indikation dar, die der therapeutischen Intervention bedarf.

Ich beziehe, wie schon ausgeführt, die familiäre Situation in die therapeutische Intervention mit ein: Geschwisterkonstellation, instabile familiäre Verhältnisse, fehlende Tagesstruktur können sich negativ auf das Kind und seine psychische Stabilität auswirken. Ich suche daher nach Ressourcen und vorhandenen Belastungen, die im familiären Umfeld wirksam werden.

Zur Chronischen und akuten Bronchitis, anderen Atemwegserkrankungen und Chronischer Infektanfälligkeit

Eine ähnliche Vorgehensweise gilt auch für andere Erkrankungen der Atemwege wie z.B. chronische Bronchitis, häufige Infektanfälligkeit. Die Gewichtung meiner therapeutischen Interventionen einschließlich der Einbeziehung des sozialen Umfeldes hängt vom jeweiligen Krankheitsbild ab. Notfallübungen beziehen sich immer auf das vorhandene Krankheitsbild und unterscheiden sich im Einzelnen.

Zum Hyperaktiven Syndrom, Aufmerksamkeits-Defizit-Hyperaktivitäts-Syndrom (ADHS), Aufmerksamkeits-Defizit-Syndrom und ähnlichen Erscheinungsbildern

Das Körperbewusstsein von Kindern mit Aufmerksamkeits-Defizit-Hyperaktivitäts-Syndrom, Hyperaktivitätssyndrom, Aufmerksamkeits-Defizit-Syndrom oder ADSH/HS/ADD- ähnlichen Symptomen ist nicht gut entwickelt. Zudem bewirken Unruhe und großer Bewegungsdrang, besonders ausgeprägt bei ADHS oder HS, Hoch- und Kurzatmigkeit, da Atem- und Bewegungsrhythmus sich von Natur aus angleichen. Diese Kinder haben mit ihrem in die Zukunft eilenden Weltinteresse kaum Zeit, sich mit ihrem Atem im Bauchraum zu verankern. Atemlos eilen sie von einer höchst interessanten Aktion zur nächsten. Die Gefahr, bei fehlender Einflussnahme von Außen, sich kräftemäßig zu übernehmen, das eigene Maß nicht zu finden, ist gegeben. Stresssyndrome wie Ängste, Schlaflosigkeit, Einnässen etc. können die Folge sein.

Kinder, die rhythmisch instabil, vegetativ labil sind, Kinder, die eine nervöse Grundstruktur haben und in diesem Zusammenhang zu allergischen Reaktionen neigen, können durch atemtherapeutische Intervention an körperlicher und psychischer Stabilität gewinnen. Der Autor Henning Köhler hat oben genannte Auffälligkeiten unter dem Begriff „Pseudo-ADD" zusammengefasst (vgl. Köhler 2002).

Der Atemzyklus, das Wechselspiel zwischen Aktivität, Rezeptivität und der Ruhepause gibt die therapeutische Zielrichtung vor. Für mich heißt das: Mit dem Kind spielerisch die Balance zwischen Bewegung und Entspannung, Aktivität und Ruhe zu suchen. Wichtig ist, das Kind in seinen ganzheitlichen Bedürfnissen anzusprechen. „Langweilig" sollten die atemtherapeutischen Angebote, die in die Entspannung führen, nie sein!

Neben Entspannung gilt es auch das Gliedmaßenbewusstsein und die Sinneskräfte zu stärken. Weiterhin ist es wichtig, dem Kind „erdende" Angebote zu geben, in denen sich seine meist sehr hohe Atemfrequenz auf ein gutes Maß regulieren kann.

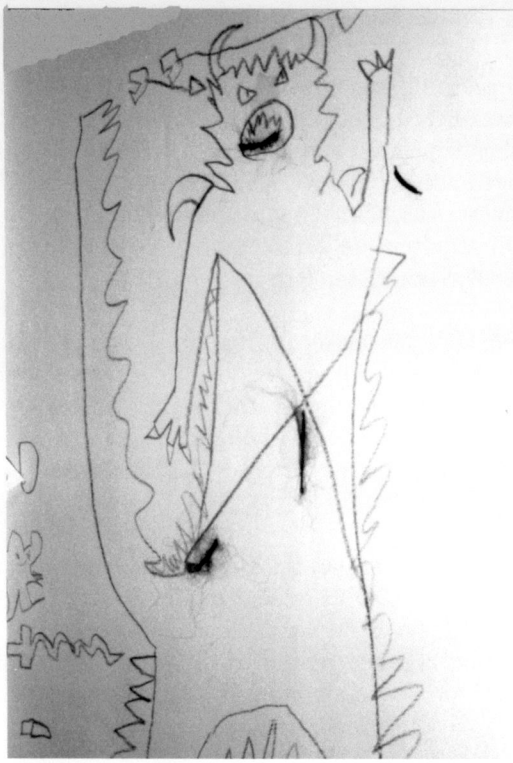

Abb. 3: Dieses Bild malte Yannick, fünf Jahre, nach einer erlebnisorientierten Entspannungs-übung: Raum mit Gegenständen der Praxis und Schnüren ausstaffieren.
Zielsetzung: zielgerichtete Bewegung, Gliedmaßenbewusstsein fördern, Ein- und Ausatem rhythmisieren.
Verlauf: Aus dem von mir angeregten Übungsangebot entstand ein Rollenspiel. Yannick, das Urwald-Monster: Er fällt durch Zauberspruch in tiefen Schlaf, wacht auf, zerfetzt die Schnüre, fällt wieder in den Schlaf usw.

Zur Begleitung der seelischen und sozialen Entwicklung

Ein Kind, das in Bewegung kommt, sich seinem Spiel anvertraut, ermutigt wird, sich frei auszudrücken, kann zu seinem natürlichen Atemfluss finden. Das sich frei entfaltende Spiel ist geprägt von individuellem Ausdruck in Bewegung, Bewegungsrhythmus und seelischem Ausdrucksgehalt. Dies ermöglicht dem Kind meist Anschluss an die ihm innewohnenden Kräfte der Selbstheilung. Die Integration ungelebter Anteile zeigt sich dann nicht nur im Spiel und in der Bewegung, sondern auch im Atem.

„Im Atmungsprozeß, nicht im Denken, werden wir Seele" (vgl. Rudolf Steiner zitiert in Köhler 1987, S. 120). An uns liegt es, die für das Kind förderlichen Impulse aufzugreifen und zu bestärken. Dies kann, wie beschrieben, in der Einzelstunde geschehen durch offene Übungsangebote und spieltherapeutisches Setting, in dem auf die individuellen Bedürfnisse besonders eingegangen werden kann.

Die Gruppenstunde ist der ideale Ort für Kinder, wenn es um Erprobung von Kontaktfähigkeit gehen soll und sie ermöglicht durch festgelegtere Rahmenbedingungen gruppendynamische Erfahrungen. Rollenspiele, Regelspiele, Bewegungs-, Sing- und Tanzspiele entwickeln in der Gruppenstunde ihre ganz besondere Kraft.

Neues entsteht nicht durch den Intellekt,
sondern durch den Spielinstinkt,
der aus innerer Notwendigkeit agiert.
Der kreative Geist spielt mit den Objekten,
die er liebt.

C.G. Jung (vgl. Jung 1996)

Literatur

Duden, S.: Atemtherapie bei Schlafstörungen. 1. Aufl. Vianowa, Petersberg 2005.

Jacobs, D: Die menschliche Bewegung. 4. Aufl. Kallmeyer, Wolfenbüttel 1985.

Jung, C.G.: In: Cameron, J: Der Weg des Künstlers. 1. Aufl. Droemer Knaur, München 1996.

Köhler, H.: War Michel aus Lönneberga aufmerksamkeitsgestört?. 2. Aufl. Verlag freies Geistesleben, Stuttgart 2002.

Köhler, H.: Die stille Sehnsucht nach Heimkehr. 1. Aufl. Verlag freies Geistesleben, Stuttgart 1987.

Montessori, M.: In: Axline, V.: Kinderpsychotherapie. Reinhardt, München 1997.

Plato: In: Bartolain, W.: Sonne-Mond-Kalender 2006. Der astro-spirituelle Begleiter für jeden Tag. 1. Aufl. Hier & Jetzt, Bad Oldesloe 2005.

Reinhardt, D: Asthma Bronchiale im Kindesalter. 2. Aufl. Springer, Heidelberg 1996.

Soldner, G./ Stellmann, H.M.: Individuelle Pädiatrie. 1. Aufl. Verlag freies Geistesleben, Stuttgart 2001.

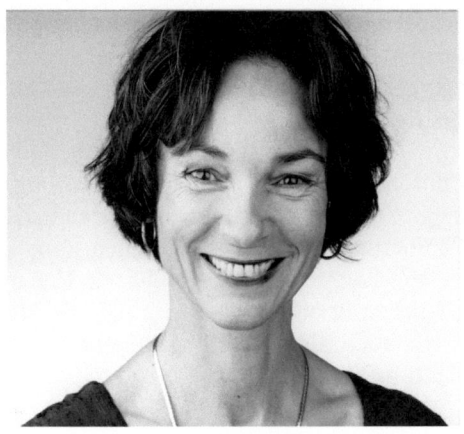

Autorin

Claudia Juretzko-Schroll
Atemtherapeutin, Heilpraktikerin, Ergotherapeutin, Erzieherin
Arbeitet seit 1992 in eigener Praxis als Atem- und Ergotherapeutin

Atemarbeit mit Lehrern

Gemeint sind natürlich immer Lehrerinnen und Lehrer. Hier geht es nun um die Frage: Bei welchen Gelegenheiten kann die Atemarbeit für Lehrkräfte von Nutzen sein? Mit der Klasse? Vor der Klasse? Bei dienstlichen Gesprächen? Privat?

Meine Erfahrung ist: In unterschiedlichem Ausmaß bei alldem.

Meine eigene Motivation für die Atemarbeit kam aus drei ganz unterschiedlichen Quellen - und keine davon hatte damals direkt mit dem Unterrichten zu tun. Erst im Laufe der Ausbildung zur Atemtherapeutin merkte ich, wie sehr mir die Arbeit für den Unterricht selber half.

Vor jetzt genau zehn Jahren wollte ich zum Einen für den Sprechunterricht eine fundierte Atemarbeit kennen lernen. Zweitens hatte ich einmal ein Wochenende im „Erfahrbaren Atem" in einer Tanzschule besucht und gemerkt, dass diese einfachen Übungen im Körpergedächtnis mit am besten verankert blieben - und mich hatte auch das Wissen um Zusammenhänge bei der damaligen Atemlehrerin beeindruckt. Nicht zuletzt hatte ich im Beruf eine sehr schwierige Zeit hinter mir, bei der es um Beziehungen von Lehrkräften untereinander ging.

Die Atemarbeit ist hilfreich für den Körper, für die Haltung, den Spannungsausgleich, die Beweglichkeit, was eben gerade notwendig ist. Als ich anfing, glaubte ich keine körperlichen Probleme zu haben, fand aber bald heraus, wie sehr sich bisher unbekannte Spannungen lösten. Und auch für die Frage von zwischenmenschlichen Beziehungen erwies sich die Atemarbeit als überraschend hilfreich, wie auch für andere Aspekte, die für den Lehrberuf von grundlegender Bedeutung sind.

Mit der Klasse

Das ist sicherlich das Feld mit den geringsten Möglichkeiten. Natürlich gibt es einzelne Übungen, die man mit den Schülern zu Beginn einer Unterrichtsstunde zum Entspannen oder zum Aufmuntern machen kann. Aber während der Stunde kann man ebensowenig Atemübungen einbauen wie der Tischler an der Kreissäge die Arbeit unterbrechen und Atemübungen machen könnte. Wo höchste Konzentration gefragt ist, bleibt jeder bei der Tätigkeit, die gerade gefragt ist.

Der Lehrer muss vor der Klasse die Konzentration für die ganze Gruppe ausstrahlen und dabei denkt er stets an mehrere Dinge gleichzeitig, wie etwa: *Wenn die drei da drüben noch lange schwätzen, dann ... Und wo ist die Schülerin dort heute innerlich? Hoffentlich geht es ihrer Mutter wieder besser ... Und der hier sieht ziemlich unausgeschlafen aus. Sind etwa Drogen im Spiel? ... Nicht vergessen: Die Zettel, die ich noch einsammeln muss ...* Und laut sagt der Lehrer dabei typische Sätze wie: „Worauf kommt es also in diesem Fall an? Wer kann das noch einmal zusammenfassen?", und sieht darauf, dass in dieser Stunde eine Sinneinheit zu einem vernünftigen Abschluss kommt.

Wie jeder Autofahrer seine ganze Aufmerksamkeit auf den Straßenverkehr richten sollte, wie der Chirurg mit voller Aufmerksamkeit rasch und präzise arbeiten muss, so soll der Lehrer ganz bei der Sache sein. Aber der Wunschtraum der Politiker und der Eltern, dass die Kinder und Jugendlichen nichts anderes im Sinn haben als möglichst erfolgreich in der Schule zu sein und möglichst viel Wissen und Können zu erwerben - dieser Wunschtraum ist weit von der Realität entfernt. Gewiss lernen Kinder gerne, aber wenn es darum geht, das Wissen zu festigen, also zu üben, dann hört der Lernwille bald auf. Die Kleinen üben noch gerne das Einmaleins, die Großen üben präzise Ausdrucksweise, Fachausdrücke, Fremdsprachen, mathematische Verfahren, u.v.m. meist weniger gerne. Lernen ja, üben bedingt, wiederholen kaum. Aber es hilft nichts: Repetitio est mater studiorum: Die Wiederholung ist die Mutter des Lernens - wie schon die alten Römer wussten.

Trotzdem: Bei den wenigen Fortbildungen, die ich bisher für Lehrkräfte halten durfte, waren die Kolleginnen und Kollegen immer dankbar für Tipps, wie ich durch einige einfache Übungen die Aufmerksamkeit der Klasse erlangen kann. Auch wenn es nur wenige Bewegungen sind, die mit einer Gruppe Jugendlicher zu machen sind, - diese Wenigen sind in den meisten Fällen wirksam.

Vor der Klasse

Mit ein wenig Übung in der Atemarbeit kann man während der Unterrichts immer wieder kleine Übungen für sich selber einbauen. Während die Schüler eine Klassenarbeit schreiben oder während sie still arbeiten, kann man als Lehrer einige Momente lang auf sich selber achten. Ich nutze diese Momente beispielsweise, um mich wieder gerade aufzurichten, oder ich mache andere winzige Bewegungen, soweit sie in den wenigen Augenblicken möglich sind.

Es geht aber nicht um Übungen vor der Klasse, sondern vor allem um die Präsenz, die der Lehrer ausstrahlt. Die Atemarbeit hilft ganz entscheidend, völlig präsent zu sein, ohne sich dabei zu verausgaben. Günter Grass schreibt in einem Aufsatz über die Lehrer an weiterführenden Schulen, diese bräuchten vor allem zwei Dinge: Präsenz wie keine andere Berufsgruppe, und eine eigene „Entdeckung der Langsamkeit" (vgl. Grass 1999). Genau diese beiden Dinge sind Hauptpunkte in der Atemarbeit.

Die Präsenz des Lehrers

Was heißt Präsenz? Zunächst einmal ist es das „Gesammeltsein bei sich selbst". Das ist etwas anderes als die Konzentration, von der ich oben sprach. Konzentration bedeutet die ausschließliche Ausrichtung auf die Tätigkeit, die Sammlung bedeutet Authentizität, d.h. sich selbst sein, und wirklich „Da-Sein". Wer präsent ist, der ist dies mit seinem ganzen Wesen. Es ist schwierig zu beschreiben, und doch spürt jeder Mensch, ob z.B. eine Arbeit ohne innere Beteiligung nur mechanisch abläuft, ob der Gesprächspartner innerlich ganz woanders ist oder wirklich Interesse an seinem Gegenüber hat, ob er nur eigene Gedanken wälzt oder wirklich zuhört.

Wie drückt sich Präsenz aus? In der bewussten Aufmerksamkeit des Lehrers, in seiner Haltung, in seiner Orientierung im Raum. Wer ganz bei der Sache, also präsent ist, kann stehen oder sitzen, er kann laut oder leise reden, er kann hochdeutsch oder im Dialekt sprechen – er wird verstanden, weil er selbst ein Interesse daran hat, sich verständlich zu machen. Wer präsent ist, wirkt immer so, als stünde er mitten im Raum, auch wenn er geometrisch gesehen ganz woanders ist. Er wirkt nie so, als sei er zufällig vorbeigeweht, sondern so, als sei dies sein Platz, den er ausfüllt. In der Atemarbeit tun wir genau das: Wir stellen uns in Beziehung zu dem Raum, in dem wir sind.

Präsent sein heißt sowohl ganz bei mir selbst sein als auch auf das Gegenüber – ob Person oder Ding - ausgerichtet sein. Und genau das üben wir in der Atempädagogik. Mich selbst spüren, die Empfindung schulen, die Achtsamkeit pflegen, das ist das kleine Einmaleins der Atemschulung. Hand in Hand geht damit aber auch das Eingehen auf den anderen, auf seine Angebote und seine Bedürfnisse. Was daraus entsteht ist wie ein Tanz: Gemeinsam oder einander ergänzend schaffen wir eine neu gestaltete Beziehung und einen nie dagewesenen Inhalt. Läuft nicht die ideale Unterrichtsstunde genau so ab?

Daher hat mir als aktive Lehrerin das, was ich in der Ausbildung in Atempädagogik erfuhr, sehr geholfen und meinen bisherigen Stil bestätigt. Die Frage ist ja überhaupt, was einen „guten" Lehrer bzw. eine „gute" Unterrichtsstunde ausmacht. Und die Spur führt genau dahin: Aufmerksamkeit, die gegeben und gefordert wird, also Präsenz. Wer präsent ist, arbeitet nicht mechanisch, sondern in einem passenden Rhythmus. Wer präsent ist, doziert weder über die Köpfe der Schüler hinweg noch an ihnen vorbei, sondern geht auf sie ein und unterbindet dabei Störungen. Wer präsent ist, präsentiert nicht einfach äußerlich perfekte Formen, sondern lässt sie sich im Dialog entwickeln.

Das ist das Ideal. Soweit der „Erfolg" des Unterrichts am Lehrer liegt, kann er oder sie Präsenz im besten Sinne ständig vertiefen. Daher ist der präsente Lehrer auch der kritische und disziplinierte Lehrer. Er wird nicht einfach Unterrichtsformen übernehmen, weil sie gerade in Mode kommen, sondern sie begutachten und sinnvoll einsetzen. Er befolgt nicht einfach dienstliche Anordnungen, sondern fragt kritisch, was davon sinnvoll ist und was damit bezweckt wird. Der präsente Lehrer ist sozusagen der „mündige Bürger" in der Schule. Er bekommt das Vertrauen von Schülern, Eltern und Kollegen, weil er vertrauenswürdig ist. In jeder Schule gibt es einzelne Lehrer, die sehr zu bewundern sind, da sie Musterbeispiele für bewusstes Arbeiten mit Kopf und Herz, also vollständige Präsenz, darstellen.

Die andere Seite der Medaille, die Partner des Dialogs, sind die Schüler und die äußeren Bedingungen des Unterrichts. Und hier gibt es manchmal Hindernisse, die vieles sehr erschweren: Schüler ohne einen Begriff von Zielstrebigkeit oder guter Erziehung; dürftig ausgestattete stickige Räume; unsinnige dienstliche Anordnungen. Wie damit zu verfahren ist, dafür gibt es weder ein Patentrezept noch können wir widrige Bedingungen „wegatmen". Wir können jedoch immer das annehmen was ist und damit umgehen. Auch das ist ein Aspekt von Präsenz.

Jede Lehrkraft kann also präsent sein, nicht jedoch allgegenwärtig. Was außerhalb der Schule vor sich geht, wie Eltern ihre Kinder anleiten (oder häufig auch nicht leiten), was sich Politiker an neuen Forderungen an die Schule ausdenken, ohne die Bedingungen dafür zu schaffen, dass das Geforderte auch umgesetzt werden kann – das alles liegt außerhalb des Einflussbereichs der einzelnen Lehrkraft. Doch eine aufmerksame und wache Präsenz hilft entscheidend mit, die Quelle der Schwierigkeiten auch dann aufzuspüren, wenn sie sehr versteckt liegt. Und das kann eine heilsame Diskussion oder Debatte auslösen.

Fassen wir zusammen: Präsenz ist eine unbedingt notwendige Voraussetzung für den Lehrberuf. Präsenz lässt sich lernen und üben, und dabei kann die Atemarbeit entscheidend helfen. Präsenz muss ständig neu erarbeitet werden, und auch das Eingehen auf momentane Bedürfnisse und neue Bedingungen wird in der Atemarbeit gefördert. Somit wäre ein wenig mehr Atemarbeit für Lehrkräfte sehr wünschenswert!

Langsamkeit oder Entwicklungsfähigkeit?

Wir leben in einer seltsamen Zeit, was Tempo und Rhythmus betrifft. Einerseits gibt es viel Hast und Hetze, alles geht schnell vorüber und überdauert meist nur Tage, Monate, oder höchstens ein Jahr. Andererseits dehnen sich manche Dinge endlos hin: Der Urlaub, garantiert mit langweiligem Herumliegen am Strand als Inbegriff der Erholung; Fernsehserien, bei denen man getrost mehrere Folgen versäumen kann, ohne den Zusammenhang zu verlieren; anspruchslose Unterhaltung, mit immer denselben Gags gewürzt.

Sogar die Bildung scheint in dieser Weise zweigeteilt. Einerseits veraltet manches Wissen innerhalb weniger Jahre, und es regnet in allen Bereichen neue Erkenntnisse durch andauernde Forschungen und neue Fragestellungen. Andererseits wird in unserer Gesellschaft scheinbar eine Art „Quizwissen" als ausreichend angesehen, also kurze Fragen und noch kürzere Antworten. Nichts kann ferner vom Begriff der „Weisheit" oder der „Bildung" sein. Echtes Wissen entsteht durch Zusammenhänge, die sich langsam erschließen, und zwar auf allen Gebieten des Lebens.

Wer handwerklich arbeitet, wird nicht einfach Handgriffe aneinanderreihen, sondern er hat erstens ein Ziel, und zweitens misst er seine Zwischenergebnisse daran, ob sie in den Gesamtzusammenhang passen. Wer auf seine Gesundheit achten möchte, kann nicht einseitig die Nahrungsaufnahme beachten, sondern muss alle anderen Lebensbedingungen in Einklang bringen. Wer Büroarbeiten macht, tippt nicht nur einfach Buchstaben und Zeichen in den Computer: Er muss wissen was er macht. Leben besteht eben nicht aus mehreren aneinandergereihten Staccato-Stücken, sondern aus Melodien und Rhythmen, die – um in diesem Bild zu bleiben – zusammengenommen eine große Symphonie ausmachen.

Ebenso ist es mit der Schulbildung. Während frühere Zeiten das Auswendiglernen langer Passagen übertrieben, wird heute manchmal erwartet, dass das Auswendiglernen einzelner Begriffe bereits genüge. Nicht die Lehrer erwarten das, sondern die Schüler und weite Teile der Gesellschaft. Lehrer werden sich immer bemühen, bei den Schülern einen Sinn für Zusammenhänge zu wecken, ob im eigenen Fach oder fächerübergreifend. Darin sehe ich die größte Chance für die Bildung, dass heute gerade für Schüler häufig Preise ausgeschrieben werden für selbstständige Arbeiten, die Wissen, Können und praktisches Geschick erfordern.

Was hat das mit der Atemarbeit zu tun? Nun, mit der Atemarbeit lernen wir, Geduld dafür aufzubringen, dass sich Dinge entwickeln. Manchmal gibt es überraschende und schnelle Wirkungen, manchmal wird bei einer Wiederholung alles ganz anders, manchmal gibt es erst Monate oder Jahre nach einem Erleben die zugehörige Erkenntnis. Vieles entfaltet sich, was nie vorherzusehen war. Vieles ordnet sich neu, was bisher zusammenhanglos nebeneinander bestand, vieles taucht aus der Tiefe auf, was verschüttet gewesen war, und was gegenwärtig ist, erhält den Platz, der ihm zusteht, nicht mehr und nicht weniger. In der Atemarbeit warten wir mit freundlichem Interesse ab, was wird, und wir sind nicht ungeduldig, ärgerlich oder desinteressiert, wenn momentan nicht das kommt, was wir erwartet haben.

Die Vergleichbarkeit mit dem Unterricht liegt auf der Hand. Der Lehrer muss präzise erklären können und das Ziel vor Augen haben, aber er muss auch wissen, dass Dinge ihre Zeit brauchen. Schon als ich Unterricht in Modern Dance nahm, beeindruckte es mich immer wieder, auf welche Weise die Tanzlehrerin uns schwierige Schrittfolgen beibringen wollte: Sie blickte recht zweifelnd, wenn die Schritte bei uns nicht klappten, aber am Ende der Stunde hieß es immer: „Das setzt sich bis in einer Woche." Tatsächlich ging es in der nächsten Woche dann viel besser, und plötzlich wurde aus den zusammengefügten Schritten ein ausdrucksvoller Tanz.

Ebenso kann es sich der Lehrer erlauben, Denkpausen einzubauen, damit sich Begriffe und Zusammenhänge „setzen" können. Wer hier nicht abwarten kann, baut übermäßigen Druck auf, bei dem sich alle Beteiligten, Lehrer wie Schüler wie Eltern, als Versager fühlen könnten. Wer aber abwarten kann, baut das Selbstvertrauen der Schüler auf und weckt auch in ihnen das Gefühl, dass nicht alles auf einmal sein muss, was möglicherweise machbar wäre, wenn ... Aber ist da nicht der Stoffplan, der ein zügiges Arbeiten verlangt? Wie in der Atemarbeit die Entwicklung ständig voranschreitet und niemals stehen bleibt, so geht auch das Lernen von selber voran, wenn abgewartet, aber nicht gebremst, getrödelt und abgelenkt wird.

Fassen wir zusammen: Hetze ist für den Unterricht kontraproduktiv, auch wenn zügiges Arbeiten praktisch erforderlich ist. Wo aber Zusammenhänge, Einblicke und Einsichten erlangt werden wollen, braucht es Zeit und Ruhe.

Allerdings darf der Gesamtzusammenhang nicht verlorengehen. Das lernen wir hervorragend in der Atemarbeit. Dort birgt das Ziel einer Stunde oft den Keim für weitere, tiefer greifende Entwicklungen, wenn die erste Einsicht, das erste Spüren, sich selbstständig und in Ruhe entfalten konnte. Freundliches Abwarten ist die Haltung, die wir in den Unterricht mit hineinbringen können. Und welcher Schüler wünscht sich nicht eine solche Haltung des Lehrers?

Gespräche

Die Sprechstunden von Lehrkräften werden merkwürdigerweise nicht als Arbeitszeit gerechnet – doch dies nur nebenbei. Mit den Eltern zu sprechen ist ein wichtiger Bestandteil einer funktionierenden Erziehung und Bildung. Noch häufiger spricht jeder Lehrer mit den Schülern, vor den Unterrichtsstunden, nach den Stunden, manchmal sogar in den Stunden. Nicht zu vergessen sind Gespräche mit den Kollegen über fachliche und pädagogische Fragen, und schließlich auch noch Gespräche mit den Vorgesetzten. Ferner engagieren sich viele Lehrer mit ihren Schülern in Belangen, die Bereiche und Einrichtungen außerhalb der Schule betreffen, und sie müssen auch dort Termine ausmachen, Verhandlungen führen, Wünsche und Anregungen äußern.

Wie oben angedeutet lernen wir in der Atemarbeit nicht nur auf uns selbst zu hören, sondern auch in ständigem Austausch mit den anderen Gruppenmitgliedern zu sein. Durch die Atemarbeit lernen wir auf andere Weise zu beobachten als bisher. Die Kriterien für den Umgang miteinander ändern sich, man wird großzügiger und gleichzeitig entschiedener. All das sind Eigenschaften, die für jedes Gespräch konstruktiv und belebend wirken.

Ein wenig Kenntnis von psychischen Grundbedingungen und Entwicklungsstufen haben Lehrkräfte in unterschiedlichem Maß und auf unterschiedlichen Gebieten. Dabei sind alle Lehrer gewohnt, ständig über viele Sachlagen und Bedingungen nachzudenken und Verknüpfungen zwischen den verschiedensten Bereichen aufzuspüren oder herzustellen. Der gedankliche Austausch zwischen Kollegen ist daher wichtig. Besonders angenehm und konstruktiv sind solche Gespräche, wenn in der Schule insgesamt eine Atmosphäre der Offenheit herrscht.

Im Grunde ist ja der Unterricht selber ein beständiges Gespräch. Im Idealfall entwickelt sich aus dem Unterrichtsgespräch die gewünschte Schlussfolgerung, wobei der Lehrer das Gespräch lenkt und notwendige Informationen direkt vermittelt oder durch die Schüler finden lässt. Allerdings gibt es Unterschiede in der Resonanz: Während Eltern, Kollegen und Direktoren in den meisten Fällen tatsächlich den Dialog suchen, gelingt ein vernünftiges Unterrichtsgespräch nur, wenn der Schüler zumindest durchschnittlich interessiert ist. Die Zeiten sind vorbei, als für das Desinteresse von Schülern die „mangelnde Motivationsfähigkeit" des Lehrers verantwortlich gemacht wurde.

Und doch hilft es natürlich auch bei wenig aufnahmebereiten Schülern, wenn der Lehrer nicht nur verschiedene Unterrichtsmethoden anwenden kann und einen passenden Einstieg in eine Thematik findet, sondern wenn er auch noch so reden kann, dass selbst willige Zuhörer sich nicht nach einiger Zeit gelangweilt innerlich abwenden. Ein ständiges eintöniges Reden mit zu vielen Worten, zu schnelles Reden, theatralisches Getue, Schreien und vieles mehr wirkt auf Dauer einschläfernd und wenig fesselnd.

Wer jedoch im Atem ganz anwesend ist, wer zudem so geschult ist, dass er gut geerdet steht, wer auf Pausen achtet und alle Sinne für die Reaktionen der Gruppe geöffnet hat - wer sich also ganz der Gruppe zuwendet - , der wird im rechten Maß und mit der richtigen Lautstärke sprechen. Hier ergänzen sich „Sprechtechnik" und der „Erfahrbare Atem" in geradezu perfekter Weise: Eine gute Sprechtechnik ist für Lehrkräfte äußerst hilfreich, solange sie nicht zum Selbstzweck wird. Verbunden mit einer Körperhaltung, die durch den Atem getragen ist und in Anlehnung an die Vokalraumarbeit nach Ilse Middendorf gelingt es auch eher zurückhaltenden Menschen, so zu sprechen, dass eine ganze Gruppe gerne zuhört.

Aufgrund meiner Ausbildung erteile ich seit mehr als zwanzig Jahren den Sprechunterricht der Referendare an unserer Schule, und das erste, worauf ich hinweise, ist stets zum einen die Größe eines Klassenraumes und zum zweiten die Bedeutung von Beziehung. Technisch lassen sich Lautstärke, Modulation, Aussprache, usw. leicht trainieren, aber ohne die Beziehung zum Gegenüber wird alles antrainierte Sprechen hohl und substanzlos.

Beziehungsfähigkeit ist die grundlegende Voraussetzung schlechthin für den Lehrberuf, die conditio sine qua non. Ein Lehrer kann fachlich und technisch noch so brillant sein - wenn er die Schüler mit der Stimme niederwalzt, über sie hinweg oder an ihnen vorbei redet oder selber nicht mehr in Bezug zu seinem Unterrichtsstoff ist, dann ist jede Stunde eine Qual für beide Seiten, für ihn selbst und für die Schüler. Mit der Atemschulung wird auch die Beziehungsfähigkeit gestärkt, ein immens wichtiger und wenig beachteter Aspekt der Arbeit am Atem.

Privat

Als Privatperson geht es dem Lehrer wie jedem anderen Menschen auch: Er möchte bei guter Gesundheit und in intakten Familienverhältnissen ein möglichst sinnvolles Leben führen. Gesundheit, Zufriedenheit und Glück im Sinne von Glücklichsein: Das wünschen wir fast immer zum Geburtstag und bei anderen Gelegenheiten. Hilft der Atem auch bei diesen guten Wünschen?

Gesundheit ist unser höchstes Gut, heißt es oft, und daran denken wir am meisten, wenn wir für kurze Zeit oder auf Dauer nicht gesund, also krank, sind. Nichts wird mehr erforscht als die Bedingungen, unter denen wir am längsten gesund bleiben, nichts interessiert viele Menschen mehr. Bei allen (sich häufig widersprechenden) Empfehlungen für allerlei äußere Bedingungen wie Essen, Trinken, Schlafen, Luft, usw. wird jedoch oft übersehen, dass widrige Umstände von jedem Menschen anders ertragen werden, und das liegt nicht nur am Immunsystem.

Im Gegenteil: Das Immunsystem wird von der Zufriedenheit mit dem Leben entscheidend beeinflusst, und diese Zufriedenheit wird wiederum von der geistigen Einstellung zum Leben geprägt. Nun gibt es keine „Atemtechnik", die eine innere Einstellung verändert, aber das „Sich-Einlassen" auf den Atem, das Spüren, Empfinden, Umsetzen ins Körperliche, in die Bewegung, all das berührt auch das innere Leben, oder das Selbst. Atemarbeit bedeutet auch, die Verknotungen und Verwirrungen zu entwirren, die das „Ich" betreffen. Somit kommt die Atemarbeit der Psychotherapie oft nahe.

Was die Psychotherapie sehr gut in Worte fasst und somit begrifflich einsichtig werden lässt, wird in der Atemtherapie erspürt und sinnhaft begriffen. Mit anderen Worten: Mit der Atemarbeit machen wir uns auf den Weg, unser Leben klarer zu gestalten, hinderliche alte Muster aufzugeben, und neuen Wegen zu folgen. Es sind dies nicht ausbetonierte vorgegebene breite Wege, sondern der eigene Pfad, dem zu folgen sich lohnt. Vertrauen in das Leben und Vertrauen zu sich selbst werden immer die Gesundheit fördern.

Dass die Atemarbeit das Wohlbefinden insgesamt steigert und somit das Immunsystem stärkt, ist längst erwiesen. Dieses Wohlbefinden ist aber nicht das letzte Ziel der Atemarbeit, sondern eine höchst angenehme erste Wirkung. Und ist andauernde „Wellness" wirklich ein erstrebenswertes Ziel? Bedeutet „Wellness" nicht, sich verwöhnen zu lassen wie ein kleines Kind? Das Leben verlangt jedoch Fortschritt und Wachstum. Und das Leben ist hart. Inwiefern? Wachstum und Fortschritt geschehen am schnellsten und am wirksamsten gegen Widerstände.

Hier kommt ein weiterer Aspekt der Atemarbeit ins Spiel, nämlich der Umgang mit dem Widerstand. Es ist gerade für Lehrkräfte sehr wichtig, die Widerstandskraft zu üben, sich abzugrenzen, sich zu behaupten. Bei kaum einer anderen Methode können wir dies so gut üben wie in der Atemarbeit. Die Schlagworte sind: Sich erden, sich zentrieren, sich abgrenzen, sich öffnen.

All das sind Aspekte, die das Ich stärken, die Ich-Kraft stabilisieren, das Ich in Beziehung bringen. Und wer braucht dies nötiger als die Lehrer, die von Berufs wegen ständig sozial hoffnungslos überfordert sind? Es ist nicht einfach, täglich buchstäblich mit Dutzenden oder Hunderten von Menschen in Kontakt zu kommen und dabei noch fest zu stehen. Wenn so viele Menschen ständig etwas wollen, fängt man an, abzuwehren. Abwehrmittel, die hier wenig weiterhelfen, wären z.B. Sturheit, Sarkasmus, Resignation. Manch einer hat es nicht gelernt, inmitten eines Strudels von Menschen und Beziehungen fest zu stehen, aber genau das wird vom Lehrer erwartet.

Perfektion

Die Frage ist, wie viel Perfektion perfekt ist. Viele Menschen erwarten von sich selbst Perfektion im Aussehen, bei der Arbeit, in den Beziehungen, und sie tun alles dafür, möglichst perfekt zu sein. Die Kehrseite der Medaille: Genau diese Menschen verzweifeln, wenn das eine oder andere nicht so läuft wie sie es sich vorstellen. Für Lehrer ist das eine völlig unrealistische Haltung.

Den perfekten Lehrer kann es insofern nicht geben als er selbst höchstens noch eine Stunde täglich schlafen dürfte, wollte er ständig alle Hefte kontrollieren, jede Stunde bis ins Detail vorbereiten, und mit jedem einzelnen Schüler das ausführliche Gespräch suchen. Wir müssen eine Auswahl treffen und eben das machen, was gerade am Dringendsten ansteht. Ein Lehrer hat ständig das Gefühl, dass seine Arbeit nicht ausreicht, und das kann schon sehr auf die Stimmung drücken.

Und schließlich haben wir nie eine Klasse vor uns, die ausschließlich aus jetzigen oder zukünftigen Nobelpreisträgern besteht. Der Erwartungsdruck der Eltern ist oft gewaltig, und der Lehrer soll häufig bei den Kindern das schaffen, was die Eltern nicht einmal versuchsweise angegangen sind, sei es mehr Ausdauer, sei es mehr Wachheit, sei es mehr Selbstvertrauen, oder was sonst für wichtig erachtet wird.

Das Lehrerdasein besteht nun einmal aus Kompromissen. Und das ist für viele Lehrer, Schüler und Eltern kaum zu ertragen. Was leistet hier die Atemarbeit? Sie fördert das Gefühl für Ganzheit. Die Atemarbeit selbst geht von einem ganzheitlichen Menschenbild aus. Sie stärkt das, was in Ordnung ist und schafft so ein Gefühl von Weite und Vollständigkeit. Im weitesten und ursprünglichen Sinne ist das Heilung.

„Heil sein" heißt „ganz sein, vollständig sein". Selbst das Wort „heilig" hat nach Grimms Wörterbuch ursprünglich die Bedeutung „unverletzbar im Kampf mit bösen Geistern; voll guter Kraft; gut, glücklich". Wenn auch kein Mensch vom Lehrer „Heiligkeit" verlangt, ist es doch für ihn selbst von elementarer Wichtigkeit, dass er als Person vollständig und ganz ist, im Idealfall sogar „unverletzbar". Wahrscheinlich hat jeder Lehrer seine eigene Methode, wie er sich selbst möglichst vollständig erhält. Eine innere Einstellung „voll guter Kraft" ist Sache des Glaubens und der Erziehung, und sie gerät unter dem Druck der Umstände recht oft ins Wanken.

Echte Stabilität zu gewinnen, gelassen zu sein, fest zu stehen – ist das Perfektion? Nein, aber es ist das, was der Lehrer bräuchte, um ganz präsent und beziehungsfähig zu sein. Was wirft nun Lehrkräfte so leicht aus der Bahn? Normalerweise liegt es an mangelnder Distanz zur Arbeit oder an fehlender Ich-Kraft. Aber selbst das Sein im Augenblick, die lebendige Beziehung, das Mitfühlen, kann sehr belasten. Ein Beispiel: Wenige Jahre nach dem Abschluss meiner Ausbildung in Atempädagogik und Atemtherapie gab es an unserer Schule ein Jahr, in dem mehrere tragische Ereignisse im Kollegenkreis sowie disziplinarisch schwer zu ertragende Umstände bei Schülern mich sehr erschütterten. Ich war aufgewühlt und hatte das Gefühl, dass der Boden unter meinen Füßen schwand und ich bald die Nerven verlieren würde. Zu meiner Stabilisierung machte ich zweimal folgendes: Ich ging in einer Freistunde in ein leeres Klassenzimmer und nahm mir die ganze Stunde Zeit, um Atemübungen zu machen, erlernte, neu erfundene, jedenfalls für mich passende. Im Kapitel „Übungsbeispiele" habe ich einige davon aufgeführt. Schon nach dem ersten Mal schien alles leichter erträglich, und nach dem zweiten Mal hatte ich das Gefühl, wieder ich selbst zu sein. Das war für mich ein eindrucksvolles Erlebnis und bewies mir, was die Atemarbeit leisten kann.

Emotionen begleiten den Lehrer ständig durch den Schulalltag: Er kommt in Wut, er freut sich, er wird traurig. Emotionen sind pure Energie, die im Körper ihren Ausdruck finden. Es ist weder heilsam, sich den Emotionen ganz zu überlassen noch zu erstarren und Emotionen nicht zuzulassen. Was wir aber mit Hilfe des Atems gut machen können, ist, die Energie fließen zu lassen, ihr gewissermaßen den Weg zu bahnen. Auch dafür gibt es kein Patentrezept, aber es hilft, sich den Weg der Energie bewusst zu machen und ihr Ausdruck zu verleihen. Dieser Ausdruck ist dann echt, aber nicht unbeherrscht. Jugendliche sind oft rücksichtslos; sie sind es aber so gut wie nie, wenn sie echtem Ausdruck begegnen, und sie erkennen Echtheit sehr schnell.

Es gibt viele Lehrer, die sich sehr für ihre Schüler oder mit den Schülern für noble Ziele einsetzen. Das ist einerseits sehr lohnend, bringt aber andererseits viel zusätzliche Arbeit mit sich. Für viele Lehrkräfte ist diese Art von Perfektion selbstverständlich, und sie machen meist nicht viel Aufhebens davon. Dieser echte Einsatz kann Schüler über Jahre hinweg begeistern, denn woran erinnern sie sich gerne? An die Zielstrebigkeit und die Klarheit, mit der gearbeitet wurde, die auch den Zusammenhalt förderte oder Talente weckte. Ein Teil davon, nämlich die Klarheit im Ausdruck, wird auch durch die Atemarbeit gefördert und trägt daher mit dazu bei, dass keine Energie durch vagen und fahrigen Aktionismus unnötig verschleudert oder durch Starrheit unnötig gebunden wird.

Frust und Lust des Lehrerdaseins

Wir stellten in Bezug auf den Unterricht fest, dass er lebendig und schülerbezogen ist, wenn Präsenz, Beziehung und Standfestigkeit stimmen. Wichtig ist auch, dass Lernen stets und immer in einem größeren Zusammenhang erfolgt.

Ich liebe die folgende kleine Geschichte, die angeblich vor vielen Jahrhunderten spielte: Auf einer Baustelle fiel es auf, dass zwei Maurer, die nebeneinander arbeiteten, ganz unterschiedlicher Laune waren. Der eine war stets mürrisch, der anderer stets heiter. Der Mürrische wurde gefragt, was er denn da mache, und er antwortete grantig: „Das siehst du doch. Ich schleppe Steine." Als der andere das Gleiche gefragt wurde, antwortete er stolz: „Ich baue eine Kathedrale."

Der Zweite hat also bei der gleichen schweren Arbeit Grund genug, frohgemut weiter zu machen, selbst wenn er das Ende der Arbeit nicht mehr persönlich erleben wird. Er stellt seine Arbeit in einen größeren Zusammenhang und sieht deshalb einen Sinn darin. Heute besteht die Tendenz, Wissen und Können zu atomisieren und die Zusammenhänge entweder aus den Augen zu verlieren oder als nicht würdig hinzustellen. So erfährt das Grundbedürfnis nach dem „Wozu?" häufig keine Befriedigung.

Die Intellektualisierung der allgemeinen Lebenseinstellungen hat viel Gutes gebracht: Sie hat uns von fast allem Aberglauben und damit von vielen unnötigen Befürchtungen befreit, die unsere Vorfahren bedrückten. Aber sie hat auch bewirkt, dass Zusammenhänge nicht mehr erkannt und wahrgenommen werden. Die Folge ist sinnloses Tun, mit dem daraus folgenden Frust und der Neigung zur Schwermut, also zur depressiven Verstimmung.

Sinn und Sinnlosigkeit ergeben sich jedoch nicht ausschließlich aus intellektuellen Grübeleien – sie müssen erfahren werden. Selbst auf diesem Gebiet leistet der Atem mehr als man sich vorstellen kann. Jeder, der sich einmal auf die Arbeit mit dem Atem eingelassen hat, kennt das: Man kommt ausgepumpt und grantig, also frustriert, in die Stunde; man lässt den Atem fließen und richtet die Aufmerksamkeit nach innen; man bewegt sich in Übereinstimmung mit dem Atem – und es dauert nicht lange, bis von innen heraus eine Art Frohsinn aufsteigt und das ganze Wesen durchdringt. In der Atemarbeit nennen wir das „in Kontakt sein".

In Kontakt mit mir selber und gleichzeitig mit dem Sein zu sein ist eine Erfahrung, aus der Zufriedenheit erwächst. Gemeint ist nicht die satte Zufriedenheit, die nur auf die eigenen Bedürfnisse blickt, sondern der offene Blick auf mich, meine Mitmenschen und meine Umgebung. Es ist die Einstellung, die nicht von den anderen fordert, sondern selber an der Erfüllung wirkt, eben der Arbeiter, der den Blick auf die ganze Kathedrale hat, während er Steine schleppt.

Solche Erfahrungen sucht im Grunde jeder, doch gerade Jugendliche lassen sich allzu leicht von der Werbung beeinflussen, die allerorten den „ultimativen Kick", den „Mega-Spaß" oder „Giga-Highlights" verspricht. (Ob die Erfinder solcher Worte wissen, was diese heißen sollen?) Nur: Das tägliche Leben wie auch der Unterricht sind eine Art „Anti-Event", und die Gefahr ist groß, dass Jugendliche alles was nicht „Spaß" in ihrem Sinn bietet, als langweilig abtun. Sicherlich ist diese Seite des heutigen Lebens eine der schwierigsten Bedingungen, die wir bei den Jugendlichen antreffen, und eine der Hauptaufgaben der Erziehung in der Schule besteht darin, die Schüler zu sinnvollem Tun anzuregen.

Das ist ein weiterer Aspekt, den Lehrer fördern, wenn sie sich für zahlreiche Projekte einsetzen und mit den Schülern viel Gutes für die Umwelt, für das Miteinander oder für das kulturelle Leben tun. Die Begeisterung, mit der die Schüler bei diesen Dingen mitmachen, zeigt die Befriedigung an, die aus sinnvollem Tun erwächst. Die Gefahr ist jedoch für den Lehrer das „Ausbrennen", bis hin zum Burn-out-Syndrom mit allen körperlichen und seelischen Folgen.

Wer ausbrennt, muss vorher gebrannt haben. Wir können leicht nachempfinden, wie aus der Begeisterung und dem Einsatz allmählich immer mehr Forderungen von innen und von außen her erwachsen, die schließlich so gewaltig werden, dass man dem nicht mehr nachkommen kann. Das Mittel dagegen ist Maß halten, Abschalten, Pausen respektieren, „Nein" sagen können. Hier kommt nun wieder die Atem-Arbeit ins Spiel, die mithilft, die Ich-Kraft zu stärken und das Gespür für die eigenen Bedürfnisse zu verfeinern. Man sieht: Wir bewegen uns immer rund um die Mitte. Und die Erfahrung der einzelnen Aspekte der Atemarbeit ist nicht zu beschreiben, sie kann nur erlebt werden.

Zusammenfassung

Wir haben gesehen: Die Beschäftigung mit dem Atem ist für Lehrkräfte auf vielen verschiedenen Ebenen nützlich, weil der Atem alle Lebensbereiche berührt.

Im Unterricht selbst:

- Die Haltung vor der Klasse
- Der Raum
- Die Stimme, das Sprechen
- Die Präsenz
- Der Rhythmus oder das Wachstum
- Die Beziehungsfähigkeit
- Die Spannung und Entspannung

In der Institution Schule:

- Die Ich-Kraft
- Die Widerstandskraft
- Der Umgang mit Emotionen
- Die Einsatzfreudigkeit
- Die Klarheit im Ausdruck

Im Umfeld:

- Der Kontakt mit der eigenen Tiefe
- Der Kontakt mit Zusammenhängen

Fazit

Die Atemarbeit ist für Lehrkräfte nicht nur im Kontext der „Lehrergesundheit" zu sehen, sondern als hilfreiche – ja oft notwendige – Voraussetzung für den Lehrberuf selbst.

Übungsbeispiele

Hier seien einige Übungen genannt, die sich gut bewährt haben. Jede dieser Übungen dauert etwa zwei bis fünf Minuten, die einem allerdings am Anfang meist viel länger scheinen. Bitte arbeiten Sie ohne Hast, und immer in Ihrem individuellen Rhythmus. Wenn Sie dann die Übungen schon gut kennen und mehrmals angewandt haben, versuchen Sie auch einmal ein anderes Tempo als das Gewohnte, doch beginnen Sie eher ruhig.

1. Die Haltung

„Die Wirbelsäulenbeuge"

Ich lasse den Kopf hängen und die ganze Wirbelsäule vom Gewicht des Kopfes nach unten ziehen. Unten hänge ich zwei oder drei Atemzüge lang; danach richte ich mich (bei lockeren Schultern) Wirbel für Wirbel wieder auf, wobei als letztes der Kopf oben auf den Hals gesetzt wird, so als wäre er der „letzte Wirbel".

Diese Übung ist den meisten bekannt: Sie sollte nicht zu schnell gemacht, aber auch nicht so zerdehnt werden, dass der Rücken übermäßig belastet wird.

Im Unterricht bietet jede längere Sprechpause Gelegenheit, diese Übung sozusagen im Kleinen zu wiederholen:

Ich spüre mein Steißbein und Kreuzbein und frage mich, ob die Lendenwirbel vom Kreuzbein getragen werden oder ins Hohlkreuz gekippt sind. Aha, sie brauchen nicht nach vorne zu hängen! Es ist, wie wenn ein Rad im Hüftgelenk hinten hinunter und vorne nach oben dreht. Weiter zu den Brustwirbeln: Von unten nach oben sich aufrichtend ermöglichen sie plötzlich ganz von selber den Schultern mehr Freiheit, und diese lassen den Halswirbeln Raum. Und der Kopf sitzt gerade drauf.

Eine solche Korrektur der Haltung kann am Anfang recht häufig nötig sein, denn der Lehrer neigt im Eifer des Gesprächs sehr leicht zum „Pädagogenknick", der von Wilhelm Busch so oft gezeichneten Haltung, bei der der Kopf deutlich vor dem Körper ist. Diese Haltung ist Gift für die Halswirbel und ein Qual für die Stimme. Wann immer ich merke, dass ich beginne zu krächzen, richte ich mich auf die beschriebene Wese gerade; und in den allermeisten Fällen ist meine Stimme wieder klar.

2. Der Raum und die Präsenz

Kaum jemand macht sich klar, dass die meisten Klassenräume so groß sind wie eine Zwei-oder Dreizimmerwohnung, nämlich zwischen 45 und 65 qm! Diesen Raum müssen wir Lehrer nicht nur mit der Stimme, sondern mit unserer ganzen Präsenz füllen. Dazu einige Tipps aus der Praxis:

„Einfach nur atmen"

Wann immer möglich gehe ich bereits vor Unterrichtsbeginn alleine in das Klassenzimmer, stelle mich an meinen Platz zum Pult und lasse einfach den Atem strömen. Ich achte stufenweise darauf, wie mein eigener Innenraum beteiligt ist: Der erste Atemzug dehnt die Rippen? Gut. Die Rippen gehen zurück in die übliche Haltung. Mit dem nächsten Atemzug wird das Zwerchfell weit, d.h. die untersten Rippen werden breit. Ich lasse die Weite zurückpendeln, sonst entsteht ein Pumpen nach Luft, das nur eine unnötige Anstrengung wäre. Der nächste Atemzug schiebt die Magengrube etwas nach vorn, und sie schwingt wieder zurück. Wiederum der nächste oder übernächste dehnt den Bauch, und ein wenig auch die gegenüberliegende Stelle am Rücken. Und schließlich, nach mehreren solchen Atemzügen, scheint ein Atemzug bis zum Beckenboden zu strömen. Ich lasse noch einige Atemzüge tief strömen und genieße das Gefühl von Weite. Und es ist auch gut, dass diese Weite eine Grenze hat, sie lässt mich nicht ins Unendliche, Bodenlose ausbreiten, sondern gibt Form und Gestalt.

„Kosmische Atemübung" (vereinfacht)

Ich lege die Hände auf die Magengrube, knapp unterhalb des Brustbeins. Diese Stelle bleibt mein Bezugspunkt nach jedem Atemzug. Ich dehne mit dem Einatem die Arme und „hole" einen Atemzug aus der horizontalen Ebene. Mit dem Ausatem lege ich die Hände wieder auf die Magengrube und lasse sie auch die ganze Atempause lang da. Mit dem nächsten Einatem „schöpfen" meine Hände einen Atemzug direkt über dem Boden und legen sich mit dem Ausatem wieder auf die Magengrube. Pause. Wieder ein Atemzug aus der Horizontalen. Pause. Dann ein Atemzug, bei dem die Hände den Atem von oben „pflücken" und die Augen folgen. Hände auf die Magengrube. Pause. Und so geht es weiter. Die Hände gehen Mitte – unten – Mitte – oben – Mitte – unten – Mitte – oben…

Wichtig ist bei dieser Übung, dass ich meinen natürlichen Rhythmus beibehalte und nichts forciere, wie immer bei Übungen des „Erfahrbaren Atems". Sie bringt Weite, Präsenz und Erfrischung. Ich wende sie gerne im leeren Klassenzimmer an, aber auch in Korrekturpausen und bei manchem „Durchhänger".

3. Zentrieren

Dazu möchte ich zwei gegensätzliche Übungen schildern, die ganz unterschiedliche Zwecke erfüllen.

„Abwehr"

Sie haben das Gefühl, dass zuviel auf Sie einstürmt und Sie geradezu überrennt? Ganz einfach: Sie schützen sich mit einer „Wand" aus Atem. Sie stehen ruhig da und schieben beim Ausatmen die Handflächen ein wenig nach außen, wie wenn Sie pantomimisch eine Wand wegschieben. Auch bei allen folgenden „Ausatmern" entspricht die Handbewegung der Dauer und der Energie des Ausatems. Lassen Sie sich auf jeden Fall genügend Zeit zwischen den Atemzügen und übertreiben Sie nicht, sonst kommen Sie nicht hinterher und Ihre Wand bricht zusammen. Ihre Hände bauen also einzeln oder gemeinsam an verschiedenen Stellen allmählich eine Wand rund um Sie herum auf, bis Sie sich in einem regelrechten „Schutzraum" befinden. Sie machen eine Pause und spüren die „Wände" um Sie herum. Ganz langsam gehen Sie los, und Ihr Schutzraum begleitet Sie. Vorsichtig und achtsam bleiben Sie in diesem Raum; werden Sie unachtsam, dann wird der Raum durchlässig und schützt nicht mehr! Am Ende schließen Sie kurz die Augen, genießen noch einmal das Gefühl, abgeschirmt zu sein, und holen dann mit beiden Händen alle Stellen der „Wände" wieder zu sich. Dann öffnen Sie die Augen und beginnen gezielt mit Ihrer Arbeit oder machen sich auf den Weg. Dieser Schutz kann gefühlsmäßig noch einige Zeit lang auch innen bestehen bleiben.

„Ich bin da"

Sie haben das Gefühl, dass Sie gar nicht wirklich da sind und eher einem Film mit sich als Darsteller(in) zuschauen? Ganz einfach: Sie holen die Welt zu sich. Sie stehen ruhig da und breiten mit dem Einatem die Hände möglichst weit weg von sich aus. Sie „greifen" ein Stück Luft und bringen es mit dem Ausatem zum Ende Ihres Brustbeins oder zur Magengrube. Mit dem nächsten Atemzug holen Sie in aller Ruhe ein neues Stück Luft zu sich, zu ihrer Mitte, und so immer weiter, bis Sie nicht nur äußerlich, sondern auch vom Gefühl her an genau dieser Stelle stehen. Vorsicht, nicht hastig arbeiten, sonst flutscht die „Welt aus Luft" wieder davon. In aller Ruhe, Stück für Stück, kommt so die Welt zu Ihnen, und Sie sind im Zentrum. Am Ende schließen Sie kurz die Augen, spüren Ihr Gewicht und Ihren Stand am Boden, die beide fest, aber leicht und frei sind. Dann öffnen Sie die Augen weit und beginnen Ihre Arbeit oder machen sich auf den Weg. Nun sind Sie ganz bei sich, und das noch eine gute Zeit lang.

4. Aufgedreht im Klassenzimmer

Dazu eine kurze Übung, die ich manchmal mit Klassen vor dem Beginn von Klassenarbeiten mache, wenn eine angespannte, nervöse Stimmung herrscht. Ich habe sie aber auch schon angewandt, wenn eine Klasse ganz schläfrig zum Nachmittagsunterricht kam.

Alle stehen auf und nehmen die Hände möglichst senkrecht hoch und schütteln sie oben kräftig – die Nervosität bekommt einen Ausdruck. Mit einem kräftigen Ausatem lassen alle die Arme schnell fallen und pendeln sie unten locker aus. Und wieder die Arme hoch und Hände schütteln, ein paar Atemzüge lang. Und auf Kommando ausatmen, Arme fallen lassen, auspendeln. Das ganze drei- bis fünfmal, dann setzen sich alle, und die Arbeit kann beginnen. Die Übung nimmt zu große Nervosität weg und wirkt bei lahmer Stimmung oder Unterspannung äußerst anregend.

5. Schultern

Und zum Schluss noch eine kleine Übung, die Sie jederzeit machen können: Am Schreibtisch, in der Konferenz, bei Aufsichten, an der Bushaltestelle.

Kreisen Sie eine Schulter ganz langsam und mit so winzig kleinen Bewegungen, dass man das von außen kaum sieht. Nach einer Weile hören Sie auf, die Schulter zu kreisen und spüren, wie anders Sie diese Schulter als die andere spüren. Ist sie größer? Kleiner? Sanfter? Stabiler? Machen Sie sich Ihre Empfindung in dieser Schulter klar, dann kreisen Sie die andere Schulter auf die gleiche Weise. Sie können die Richtung des Kreisens beibehalten oder immer wieder wechseln; wichtig ist, dass Sie bei einer Schulter bleiben und sehr feine Bewegungen machen. Ärgert es Sie, dass der Kreis nicht rund ist? Kein Grund, denn Sie haben gespürt, dass da eine Verspannung sitzt, und mit der winzig kleinen Bewegung geben Sie dieser Verspannung die größtmögliche Chance, sich zu lösen. Einfach weitermachen!

Wenn Sie doch alleine und unbeobachtet sind, können Sie natürlich die Kreise spiralig größer und wieder kleiner werden lassen. Spüren Sie selbst, welcher Kreisumfang für Sie am angenehmsten ist. Vielleicht ist es am Anfang sogar ein größerer Kreis, aber mit dem Üben der kleinen Kreise wird Ihr Gespür für sich selbst immer feiner.

Beginnen Sie mit diesen wenigen Übungen, bald werden Sie merken, ob sie Ihnen gut tun.

Literatur

Grass, G.: Für- und Widerworte. Kapitel: Der lernende Lehrer, Steidl, Göttingen 1999.

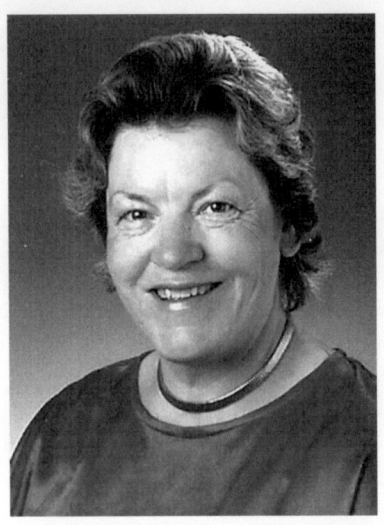

Autorin

Vera Meserle
Atemtherapeutin AFA
Oberstudienrätin am Apian-Gymnasium, Ingolstadt
Derzeitige Funktion: Multiplikatorin für das Szenische Lernen

Schmerz – Beziehung – Verhalten

Die Behandlung chronischer Rückenschmerzen in der Atem– und Körpertherapie Psychotonik Glaser®

Einleitung

Mit dem folgenden Beitrag wird die Atem- und Körpertherapie Psychotonik Glaser® als therapeutische Methode bei PatientInnen* mit chronischen Rückenschmerzen vorgestellt.

Wer chronische Schmerzen hat, leidet in der Regel nicht nur unter den körperlichen Beschwerden – auch die gesamte Lebenssituation erfährt eine Beeinträchtigung. Die Schmerzen erschweren den (ansonsten selbstverständlichen) kommunikativen Austausch des Menschen mit seiner Umwelt: Im Schmerz ist der Mensch aus seinem Bezugsraum getrennt und auf sich selbst zurückgeworfen.

An diesem Punkt setzt die Psychotonik an: Sie stellt die aktuelle Gestaltung eines gelingenden zwischenmenschlichen Bezugsverhaltens in den Mittelpunkt der therapeutischen Arbeit.

Die Psychotonik wurde von Prof. Dr. med. Volkmar Glaser (1912 – 1997) begründet. Glaser untersuchte und ordnete die Verhaltensmuster des menschlichen Wohlbefindens im Hinblick auf ihre Atem- und Tonusphänomene und erklärte diese in seinem „sensomotorischen Modell der Eutonie" neurophysiologisch mit der Funktionsweise des tonusregulierenden Gamma-Nervenfaser-Systems. Er erstellte eine Systematik der Grundformen des menschlichen Ausdrucksverhaltens. Dieses differenzierte Ordnungsschema der psycho-somatischen Körperdynamik (KeiRaku-System) ermöglicht eine präzise Diagnostik und wird im therapeutischen Prozess wirksam.

---

* Ich habe mich entschieden, durchgehend die weibliche Form zu benutzen. Dabei sind Männer natürlich inbegriffen.

1. Schmerztherapeutische Konzepte

"Das Schlimmste (ist), dass ich in meiner Krankheit gar die Dinge nicht mehr denke und fühle, ohne mich hauptsächlich mitzufühlen. Ich bin mir in allem des Leidens bewusst, alles wird subjektiv bei mir, und zwar bezieht sich alles auf meine Empfindlichkeit und Krankheit. Ich sehe die ganze Welt als eine Maschine an, die da ist, um mich, meine Krankheit und mein Leiden auf alle mögliche Weise fühlen zu machen. Ein pathologischer Egoist. Es ist ein höchst trauriger Zustand..." Georg Christoph Lichtenberg (vgl. Lichtenberg 1984)

Lichtenberg (1742 -1799) hatte Zeit seines Lebens an starken Schmerzen gelitten. Mit den zitierten Sätzen drückt er sehr eindringlich aus, dass ein Mensch chronische Schmerzen als ein Phänomen erlebt, das ihn in seiner gesamten Existenz beeinträchtigt.

Dass es sich beim Schmerzerleben um eine eigenständige (von einem tatsächlichen Schmerzreiz unabhängige) Gefühlsqualität handelt, fand in der physiologischen Betrachtung der Medizin lange keine Beachtung. Hier wurden Schmerzen über Jahrhunderte hinweg ausschließlich als körperliche Reaktion auf einen vorausgegangenen Reiz im Sinne einer nachweislichen Schädigung gesehen.

Dieses monokausale Reiz- Reaktions- Konzept war von René Descartes im 17. Jahrhundert entwickelt worden. Ihm liegt eine dualistische Betrachtung zugrunde, nach der Körper und Psyche weitgehend getrennt voneinander agieren. Umgekehrt gilt dann: Wenn es keinen Reiz gibt, kann es auch keinen Schmerz geben – der Mensch „bildet sich den Schmerz ein" (vgl. Egle 1999, S. 2). Diese Meinung war vorherrschend (und sie wirkt bis in die heutige Zeit) bis 1965 die „Gate-control-Theorie" von R. Melzack und P. Wall entwickelt wurde. Erst damit wurde verständlich, weshalb Schmerzen auch ohne einen vorhergegangenen Reiz entstehen, bzw. aufrechterhalten werden können: Entstehung, Weiterleitung und Wahrnehmung von Schmerzen resultieren aus dem Zusammenwirken von körperlichen und seelischen Prozessen im Sinne einer schmerzhemmenden bzw. schmerzverstärkenden Interaktion.

Aber nicht nur die Interaktion innerhalb des Einzelnen hat Einfluss auf das Schmerzerleben; auch die Art, wie sich der betroffene Mensch seiner Umwelt gegenüber verhält, mit ihr (verbal oder nonverbal) kommuniziert und welche Rückwirkung er von ihr erhält, wirkt entweder schmerzverstärkend oder schmerzreduzierend.

Es handelt sich also beim chronischen Schmerz um eine Störung, die den Menschen in seiner gesamten Existenz beeinträchtigt. Auch wenn sich im Praxisalltag diese Meinung noch lange nicht durchgesetzt hat, fordern mittlerweile alle schmerztheoretischen Ansätze ein gesamtheitliches bio-psycho-soziales Vorgehen.

In Konsequenz daraus wurden diverse therapeutische Konzepte zur Behandlung chronischer Schmerzen entwickelt, die miteinander kombiniert oder einzeln angewandt werden.

Der folgende Überblick stellt einige schmertherapeutische Konzepte vor:

	Pharmakologische/ physikalische Konzepte	Psychotherapeutische Konzepte	Körperpsychotherapeutische/ tonusregulierende Konzepte
Ziele	Physiologische Schmerzreduktion durch: • Unterbrechung der physiologischen Erregungsleitung • Hebung der Schmerzschwelle • Verbesserung der eingeschränkten Bewegungsfähigkeit	Schmerzlinderung, Schmerzbewältigung, Änderung des Schmerzverhaltens über: • Entspannungsverfahren, operante, kognitive und kognitiv- emotionale Verfahren	Salutogen ausgerichtete Schmerzbewältigung mit dem Ziel einer Schmerzlösung über: • Regulation von Atmung und Tonus • Verbesserung der Fremd- und Selbstwahrnehmung
Verfahren	• Pharmakologie • Akupunktur • TENS (transkutane elektrische Nervenstimulation) • Sport- und Physiotherapie (Bewegung, Massage, physikalische Anwendungen)	Entspannungsverfahren wie: • Autogenes Training, • Progressive Muskelentspannung, • Biofeedback • Hypnose • Imaginations- und Visualisierungstechniken • Kognitive Verfahren wie: Operante Schmerzbehandlung und Kognitive Verhaltenstherapie	Atem- und körpertherapeutische Methoden wie: • Körperfühlarbeit • Eutonie (G. Alexander) • Erfahrbarer Atem (I. Middendorf) • Bewusstheit durch Bewegung (M. Feldenkrais) • Funktionelle Entspannung (M. Fuchs) • Psychotonik (V. Glaser) • u.v.m.

2. Die Psychotonik

Die Psychotonik gehört zu den atem- und körpertherapeutischen Methoden. Diesen ist gemeinsam, dass sie den Menschen in seiner Ganzheit als leib-seelische Einheit betrachten. Ausgehend von einer Selbstregulationsfähigkeit des Organismus fördern sie die im Menschen vorhandenen Entwicklungspotentiale.

Darüber hinaus betont und berücksichtigt die Psychotonik die Beziehungs-fähigkeit des Menschen zu seiner Umwelt. Das Erleben von Wohl- oder Miss-befinden, Gesundheit oder Krankheit (bzw. Schmerzen) wird wesentlich davon beeinflusst, wie ein Mensch seinen Bezug nach außen gestaltet, wie er mit seiner Umwelt interagiert (und wie er ihre Rückwirkung erlebt). Dabei drückt sich in seinen Interaktionen auch seine innere Haltung (momentane ebenso wie die grundsätzliche) zur Welt, seine gesamte leibseelische Gestimmt-heit aus. Seine Handlungen stehen in einem unmittelbaren Sinnzusammen-hang mit seiner individuellen Daseinsbewältigung. Diese Zusammenhänge erläutere ich im Folgenden genauer.

2.1 Die Beziehungsfähigkeit des Menschen

Unsere Fähigkeit, uns auf unsere Umwelt zu beziehen, uns mit ihr auszutau-schen, bildet die Grundlage unserer Existenz. Über den kommunikativen Austausch mit unserer Umgebung können wir auf allen Ebenen (vegetativ, sensomotorisch, psychosozial) unser Überleben sichern und unsere lebenser-haltenden Bedürfnisse befriedigen.

Zwischen unserem Erleben, unserem Befinden, unseren physischen Mög-lichkeiten und den Anforderungen, die unsere Umgebung oder die jeweilige Situation an uns stellt, besteht ein beständiges Wechselspiel, das auf die Regulation von Tonus, Atmung und vegetativen Prozessen zurückwirkt. In der Interaktion mit der Umwelt drückt sich dieses Zusammenspiel in Atmung, Stimme und dem Körperausdruck (Bewegung, Gestik, Mimik, Haltung) aus. Herrscht zwischen unseren Bedürfnissen und der Umgebung Übereinstim-mung, kann der Austausch störungsfrei vonstatten gehen. Wir fühlen uns wohl und „am rechten Platz". Das motorische Ausdrucksverhalten wirkt „stimmig". Selbst unter Belastungen ist Wohlbefinden möglich, wenn wir die Anforderungen annehmen und bejahen. Indem sich alle Regulationsvorgänge des Organismus dem gelingenden Kontakt anpassen, entsteht Gesundheit.

Bei Krankheit, Schmerzen, oder in Situationen, die uns überfordern, die wir nicht bejahen können oder für die wir keine geeignete Stellungnahme fin-den, wird diese selbstverständliche Teilhabe am Leben eingeschränkt. Es ent-wickelt sich ein pathologischer Regelkreis (Schmerz – Bewegungsstörung – Beziehungsstörung – Schmerz), der sich auf die gesamte Lebenssituation auswirkt und den Mitmenschen mitteilt.

2.2 Das intentionale Verhalten

"Im Verhalten des Menschen spiegelt sich das Befinden des Menschen im motorischen Ausdruck wider und kann von seiner Mitwelt erkannt und berücksichtigt werden. Es gibt den emotionellen Anlass für einen helfenden Einsatz im zwischenmenschlichen Austausch. Wenn dann in der Begegnung die Phänomene des Wohlbefindens deutlich werden, so muss nicht Gesundheit im klinischen Sinne vorhanden sein, aber es zeigt sich die Akzeptanz der gegenwärtigen Situation als Vorbedingung zum Gesundwerden."

(vgl. Glaser 1993, S.14)

Wie entsteht Wohlbefinden? Oder anders gefragt: Warum hat Frau M., die ich in meiner zweiten Fallbeschreibung vorstellen werde, im Gespräch mit ihren Klienten keine Rückenschmerzen, in den Teamsitzungen mit den Kollegen hingegen schon? Obwohl die Voraussetzungen vergleichbar sind (beide Situationen stehen in ihrem beruflichen Zusammenhang, in beiden Situationen sitzt sie), erlebt sie diese Situationen unterschiedlich und verhält sich anders.

Um verständlich zu machen, auf welchen Ebenen das Wechselspiel zwischen Befinden, Bewegung und Begegnung durch Schmerzen gestört werden kann, werde ich die Komponenten darstellen, die in der Bezugnahme und der Gestaltung der Beziehung wirksam werden.* Glaser beschrieb sie im Hinblick auf die Verhaltensmuster des Wohlbefindens. Es handelt sich hierbei um Phänomene, die in einer gelungenen Kommunikation selbstverständlich und „nebenbei" stattfinden. Bei Störungen hingegen wird es erforderlich, herauszufinden, welche Ebenen im kommunikativen Wechselspiel betroffen sind, um den Dysregulationen erfolgreich entgegenzusteuern.

2.2.1 Die Bezugnahme: Intention, Transsensus, Induktion, Reinduktion

Für die Bezugnahme nach außen bedarf es einer absichtsvollen Bereitschaft zur Kommunikation (Intention). Intention ist zu sehen als die persönliche und freie Entscheidung, sich der Welt bejahend zuzuwenden. Damit die Intention wirksam werden kann, braucht es die (im Menschen vorhandene) Fähigkeit, sich nach außen zu orientieren - in den Raum hinein, der uns umgibt - über die körperlichen Grenzen hinaus zu spüren und das Außen

---

* Da eine ausführliche Darstellung den Rahmen dieser Arbeit sprengen würde, verweise ich auf das Lehr- und Übungsbuch von Volkmar Glaser

wahrzunehmen. Diese Fähigkeit nennt Glaser Transsensus. Darüber erfährt der Mensch die "Wirklichkeit der Weltlichkeit" (vgl. Glaser 1993, S. 68): *"Transsensus ermöglicht ihm, die Grenzen seines Körpers gefühlsmäßig in das Außen hinein zu erweitern (Ausweitung des Körperschemas), sich mit der Welt zu verbinden und in dieser Welt intentional zu handeln."*

Transsensus ist für einen flüssigen und störungsfreien Ablauf sämtlicher Alltagshandlungen und für das Gelingen jeder zwischenmenschlichen Kommunikation erforderlich. Durch die Entscheidung, sich aktiv zur Welt hinzuwenden (Intention zum Transsensus), wird deren Rückwirkung auf uns als anregend und bereichernd erfahren. Gelingt uns die Bezugnahme jedoch nicht, erleben wir die Umwelt als anstrengend und belastend.

Die Hinwendung verbessert die Abfangfähigkeit des Menschen auch gegenüber physischen und psychischen Belastungen. Sie ermöglicht ein situationsgerechtes Verhalten, das mit einem subjektiven Gefühl der Leichtigkeit einhergeht.

Aus diesem Erleben entsteht der Wunsch, in die Welt einwirken zu wollen (Induktion). Die Reaktion der Umwelt, ihre Rückwirkung (Reinduktion), bringt die Erfahrung: *Handeln macht Spaß.*

Diese Lust am Wirken haben Menschen mit chronischen Schmerzen zumindest partiell verloren. Da sie ihr Handeln schmerzhaft erleben, sinkt ihre Bereitschaft (Intention), sich mit der Welt auseinanderzusetzen. Das Leben wird stark von einem Rückzug und der daraus resultierenden Erfahrung bestimmt: *Handeln tut weh.*

2.2.2 Bezugnahme ist räumlich

Die gelungene Bezugnahme nach außen geht mit einer räumlichen Orientierung einher. In diesem "orientierten Raum" (vgl. Bossong 1997, S. 160ff.) erfährt sich der Mensch (durch seine Fähigkeit zum Transsensus) als "Ich" in Bezug auf die ihn umgebende Welt, in deren Zentrum er steht und von der er eine Rückantwort erwartet und erhält. Hier nimmt sich der Mensch leiblich wahr. In erster Linie handelt es sich um den taktil-kinetisch erfassbaren Raum (haptischer Raum), der sich variabel ausweiten kann.

Im Gegensatz zu einer bloßen motorischen Aktion hat eine intentionale und räumlich orientierte Bewegung einen Begegnungssinn (Situationsbezug), ist sichtbar bezogen, elastisch, fließend. Die Motivation für die Bewegung steht im Vordergrund und nicht die muskuläre Anspannung oder gar der Schmerz. Starke oder chronische Schmerzen hingegen werden "am eigenen Leib" erfahren, als schmerzhaft spürbare Grenze zwischen dem Ich und der Welt. Damit wird die Bezugnahme nach außen erschwert und der Raum für die Handlung und die Wahrnehmung eingeschränkt.

2.2.3 Bezugnahme reguliert den Tonus

Ist die Intention zum Transsensus als „sinngemäße Motivierung des Verhaltens" vollzogen, zeigt sich das in einer Hinwendungsbewegung (vgl. Glaser/Glaser 1990). Diese aktive Dehnung (Obtentus) entsteht durch die spürende Bezugnahme nach außen. Sie geht mit einem subjektiven Gefühl von Leichtigkeit und Lösung einher.

In seinem "Sensomotorischen Modell der Eutonie" erklärt Glaser dieses Phänomen mit einer ganzkörperlichen Tonisierung durch das tonusregulierende Gamma-Nervenfaser-System (GNS).

Das GNS vernetzt die peripheren motorischen Aktionen mit sensorischen (peripheren und zentralen) und vegetativen Informationen. Als "psycho-somatischer Effektor" schafft es die Verbindung zwischen Erleben, Ausdrucksverhalten, Wahrnehmen und Bewegen (vgl. Glaser 1993, S. 128).

2.3 Diagnostische und therapeutische Parameter

„Im Vordergrunde unserer Betrachtung steht immer die Gesamtverhaltensweise des Menschen, also die Art, wie er sich in seine Welt stellt."
(vgl. Glaser 1993, S. 67)

Ob und wie ein Mensch sich intentional nach außen bezieht, lässt sich an der Atmung, dem Tonus und an den Ausdrucksbewegungen erkennen. Eine ausgewogene Tonusregulation ist die Voraussetzung für eine flexibel funktionierende Reflextätigkeit und damit für die Adaptationsfähigkeit des Menschen an die Erfordernisse durch die Umwelt. Um auf die verschiedenen Einflüsse und Störungen adäquat zu reagieren, ist ein variationsreiches Handlungs- und Verhaltensrepertoire hilfreich, das den Menschen befähigt, auf Situationen einzuwirken, bzw. die Situationen auf sich wirken zu lassen. Der Spannungszustand der Muskulatur kann nicht willkürlich reguliert werden. Er verändert sich zwar, wenn einzelne Muskeln willkürlich angespannt werden; die Regulation des Gesamttonus erfolgt jedoch unwillkürlich – in Abhängigkeit davon, wie die jeweilige Situation erlebt wird. Bereits die Bereitschaft zur aktiven Bezugnahme (Intention) bewirkt eine Verbesserung der Tonusregulation in der gesamten Muskulatur im Sinne eines ausgewogenen Bereitschaftszustands. Jede sinnbezogene Bewegung und jeder Intentionswandel moduliert die Tonusregulation und ermöglicht damit ein situationsgerechtes Verhalten.

Bei Menschen mit chronischen Schmerzen entstehen Tonusdysregulationen im Sinne von hyper- oder hypotonen Fehlhaltungen bzw. einem stereotypen Verhaltensmuster (vgl. Glatzer 1997, S. 90). Damit wird die flexible Handlungsfähigkeit beeinträchtigt und die bejahende Bezugnahme schmerzhaft eingeschränkt.

2.3.1 Die Atem- und Tonusphänomene

An der Atembewegung und am Spannungszustand der Muskulatur ist ablesbar, wie ein Mensch seine Lebenssituation erlebt und wie er sich zu den Erfordernissen seiner Umgebung verhält – sowohl in der momentanen Situation als auch in seinem gewohnheitsmäßigen Verhalten: Wer „mitten im Leben steht", sich wach, heiter, gelassen etc. fühlt, wird sich seiner Atmung und seiner Muskelspannung zwar nicht bewusst sein. Aber sein Gegenüber wird, wenn er sich seinerseits auf den Menschen einlässt, eine gleichmäßig schwingende, nach allen Seiten sich ausbreitende Atembewegung sehen. Auch die Bewegungen sind fließend. Bei Berührung wird eine elastische, weiche, geschmeidige Muskulatur spürbar. Dieses kontaktbejahende Bezugsverhalten entspricht einer eutonen Verhaltensform.

Hat ein Mensch dagegen Schmerzen, wird er versuchen, diese abzuwehren oder sich von ihnen zurückzuziehen. Dieses Rückzugsverhalten zeigt sich dann auch in der Atmung und in der Muskelspannung.

2.3.2 Die Grundformen des intentionalen Verhaltens

Erleben und Verhalten drücken sich individuell und vielfältig aus – dennoch lassen sie sich als variationsreiche Verknüpfung weniger spezifischer Grundformen verstehen. Glaser fand im sogenannten KeiRaku–System (KeiRaku ist die japanische Bezeichnung für das chinesische Meridiansystem) ein grundlegendes Ordnungssystem menschlichen Verhaltens*. Es beinhaltet die Zustands- und Handlungsformen des intentionalen Verhaltens, wobei bei den Handlungsformen zwischen kontaktbejahenden Hinwendungs- und kontaktverneinenden Rückzugsformen unterschieden wird. Hierbei handelt es sich um Extremformen der menschlichen Verhaltensweisen, die einen charakteristischen Ausdrucks- und Sinngehalt besitzen. Sie sind als archaische Grundmuster im Menschen angelegt; ihre muskulären Lösungs- und Kontraktionsketten weisen Parallelen zu den Verlaufslinien des chinesischen Meridiansystems auf (vgl. Glaser 1993, S. 90ff). Die Handlungsformen stellen ein sinnvolles körperdynamisches Ordnungssystem dar, das nicht willkürlich "gemacht", sondern (über die Fähigkeit zum Transsensus) situativ erlebt werden kann.

Chronische Schmerzen verändern die Haltung und das Ausdrucksverhalten des Menschen. Deshalb ist die Systematik der Verhaltensformen für die Diagnostik und die Therapie von chronischen Rückenschmerzen wesentlich. Sie ermöglicht eine detaillierte Interpretation, wie ein Mensch die Welt erlebt, wie er sich verhält und welche Bedeutung hierbei die Schmerzsymptome haben.

Mit der Kenntnis der Zustands- und Handlungsformen lassen sich einseitige Dominanzen, Rückzugstendenzen und nicht ausreichend entwickelte Potentiale im Raumbezug und im intentionalen Verhalten in einen Sinnzusammenhang mit den funktionellen Störungen bringen und entsprechend behandeln. Da jedes Thema durch eine spezifische Atemform charakterisiert ist, ist außerdem aus der jeweiligen aktuellen Atembewegung ersichtlich, in welcher Thematik die Patientin ihre momentane gefühlsmäßige Bezugnahme zur Umwelt realisiert.

2.4 Aus Beziehung entsteht Gesundheit

„Beziehung erzeugt Gesundheit und ermöglicht Kranken ein Maximum der ihnen noch möglichen Autonomie. Beziehungsstörung macht krank."
(vgl. Uexküll 1998, S. 46)

Die Betrachtungs- und Wirkweise der Psychotonik baut auf der Fähigkeit des Menschen auf, Gesundheit aktiv herzustellen. Das Hauptinteresse in der Diagnostik und der Therapie gilt der Beachtung der Potentiale und Ressourcen, die gestärkt und bekräftigt werden können. Therapeutisches Ziel ist es, den

---

* Diese Systematisierung der Ausdrucksformen ist nicht gleichzusetzen mit einer Schematisierung im Sinne einer „Typologie".

Menschen aus seiner Bezogenheit auf den Schmerz (wie sie von Lichtenberg im Eingangszitat beschrieben wird) herauszuholen, damit er wieder in der Lage ist, sich der Welt und ihren Anforderungen zu stellen. Dies geschieht über Berührungs- und Bewegungsangebote (Atemmassage und kommunikatives Bewegen), die das Gegenüber zu einer aktiven und adäquaten Reaktion veranlassen.

Gelingt die Interaktion wieder weitgehend ungestört, wirkt sich das regulierend auf den Atem und den Tonus aus. Dies führt auf somatischer Ebene zu einer relativen Schmerzfreiheit und einer verbesserten Beweglichkeit und Adaptationsfähigkeit an die Erfordernisse der Umwelt. Das Schmerzerleben verändert sich. Dadurch kann der pathologische Schmerzkreis unterbrochen werden. Zudem macht die Patientin die Erfahrung, dass sie Situationen im Kontakt mit der Welt besser bewältigen kann, worüber sie ein Gefühl der größtmöglichen Autonomie erhält. Wesentlich dabei ist, dass die Behandlung primär in ihrer Bedeutung als zwischenmenschliche Begegnung gesehen wird. Diese wird von beiden Seiten aktiv gestaltet. Das bedeutet, dass sich die Therapeutin in Beziehung zu der Patientin setzt und sich ihr als Gegenüber anbietet.

Betrachtet man eine Behandlung als dialogische Situation und in Hinblick auf ihren Beziehungsaspekt, so verändert sich der Blick auf den Menschen, der behandelt wird. Die Frage nach dem objektiven Befund tritt in den Hintergrund. Wesentlich wird nun die Frage nach dem subjektiven Befinden – und danach, wie sich der Zusammenhang zwischen Symptom und Situation im Wechselspiel von individuellem Verhalten und Erleben zeigt. Wie sich dieser Zusammenhang bei chronischen Schmerzen darstellt, möchte ich im folgenden Kapitel beschreiben.

3. Schmerz und Lebenssituation

Von der persönlichen Entwicklung, der Sozialisation und der kulturellen Zugehörigkeit hängt ab, wie ein Mensch einen Schmerzreiz identifiziert, wie er ihn bewältigt, und wie hoch seine Toleranz gegenüber Schmerzen ist. Im Schmerzverhalten drückt sich seine grundsätzliche Art der Bezugnahme zur Welt aus: So neigt ein Mensch dazu, den Schmerz auszuhalten, indem er ihn eher kognitiv zu erfassen und ihn aufgrund früherer Erfahrungen einzuordnen versucht. Ein anderer leidet unter ihm und drückt dieses Leiden affektiv aus. Wieder ein anderer ignoriert ihn, ordnet ihn der Situation, in der er sich befindet, unter. Immer jedoch verändert der Schmerz die gesamte Situation des betroffenen Menschen.

3.1 Phänomenologie des Schmerzes

„Der Mensch, der Schmerz leidet, hat *einen anderen Körper und* ist *ein anderer Mensch. "* (vgl. Buytendijk 1955/56, S. 176)

Wenn wir uns wohl befinden, achten wir nur wenig auf unseren Körper. Er ist unser Medium, mit dem wir mit der uns umgebenden Welt interagieren. Wir haben einen Körper (mit dem wir wahrnehmen und handeln) und sind (wahrnehmend und handelnd) Körper. Gleichzeitig befinden wir uns „mit Leib und Seele" in der augenblicklichen Situation, die uns bewegt und beschäftigt. Jede unserer Handlungen hat also zugleich eine körperliche und eine leib-seelische Dimension. Diese Verschränkung (Ambiguité) von Körperlichem (als substantieller objektiver Dinghaftigkeit) und Leib-Seelischem (als subjektiv Erlebtem, das aus der Kommunikation mit der Welt entsteht) ist dem gesunden Menschen nicht bewusst. Er handelt vorwiegend leiblich und auf die Welt bezogen. Seine physikalische Körperlichkeit ist ihm als Schema seines Körpers zwar präsent, sie tritt jedoch nicht in den Vordergrund. Dennoch wirkt sie in seiner Wahrnehmung und Handlung stets mit dem Leiberleben zusammen. Treten jedoch Störungen oder Schmerzen zwischen den Menschen und die ihn umgebende Situation, verschiebt sich die Gewichtung des Erlebens. Die Bezugnahme zur Welt wird – je nach Stärke und Dauer des Schmerzes – beeinträchtigt oder sogar teilweise verhindert.

3.1.1 Schmerzerleben ist Erleben im Selbstbezug

Im Missbefinden, im Schmerz, wird dem Mensch seine ansonsten eher vage als Leiberleben empfundene Körperlichkeit präsent. Die Aufmerksamkeit für die augenblickliche Situation, das Situationsgefühl, kann nicht mehr ungeteilt sein. Das Körpergefühl konkretisiert sich, weil jetzt der schmerzende Bereich als räumlich umschriebenes Gebiet wahrgenommen wird. Der Schmerz fordert die Aufmerksamkeit für den Körper. Der Mensch erlebt den schmerzhaften Bereich als einen quälend anwesenden Körperteil, der ihn in der ungestörten Ausführung seiner Handlungen behindert und ihn damit körperlich einschränkt. Dabei wird der Schmerz als etwas Fremdes, Störendes, Lästiges empfunden und zugleich - im Sinne der menschlichen Ambiguité - als etwas Vertrautes, das am eigenen Körper erfahren wird (vgl. Plügge 1970, S.55ff). Er steht scheinbar zwischen dem Menschen und der Welt; er bildet die Grenze zum Übergang des In-der-Welt-Seins (nach Heidegger, bei Schmitz 1989, S.14) und trennt den Menschen von seiner gewohnten Lebenssituation ab. Die Störung der Räumlichkeit des eigenen Körpers geht also gleichzeitig mit einer Störung des leiblich erlebten Bezugsraumes einher.

Auch das zeitliche Erleben verändert sich: Im Schmerzerleben kommt es *"zu einer zeitlichen Zuständlichkeit, in der es kaum mehr voranzugehen scheint. Es ist, als ob die Zeit stillstünde, der Schmerz ewig anhalten müsste. Der Bezug zur Zukunft bricht ab und macht einer öden Gegenwart Platz, einem präsentischen Stillstehen und Zurückgeworfensein auf seinen Schmerz."* (vgl. Herzog 1999, S.36).

3.1.2 Schmerzverhalten ist Verhalten im Rückzug

Nimmt der Mensch einen Schmerz als bedrohlich wahr, reagiert er auf ihn mit Abwehr oder Flucht. Damit zieht er sich aus dem (schmerzhaften) Bezug zur Welt zurück, bricht (oder wehrt) den Kontakt ab. Dies geschieht einerseits spontan reflektorisch (vegetativ und motorisch) und andererseits in Form einer bewussten Änderung des situativen Verhaltens: Weil die Bezugnahme nach außen vom Schmerz begleitet ist, schränkt sich der Mensch in seinen Bewegungen ein – er beantwortet den schmerzlich erlebten Umweltbezug mit einer veränderten Motorik. Er begrenzt sich in seinem Handlungsraum, gleichzeitig erfährt er sich isoliert von der Welt. Schmerzerleben und -verhalten verstärken sich gegenseitig.

Mit den Flucht- und Abwehrreaktionen wird versucht, den Schmerz auf der organischen Ebene zu beseitigen oder zu reduzieren (organismischer Aspekt). Ziel ist dabei, einen weitestgehend ungestörten Umgang mit der Welt herzustellen (Situationsaspekt). Glaser beschrieb Schmerzen als *"Signale der Störung, durch die die Selbstregulation in Gang gesetzt werden soll. Sie setzt nicht ein, um die Schmerzen zu beseitigen, sondern um dem Gesamtorganismus die Erfüllung seiner Lebensaufgaben zu ermöglichen."* (vgl. Glaser 1986, S. 47).

Diese – zunächst sinnvollen – Reaktionen verselbständigen sich bei der Chronifizierung von Schmerzen und äußern sich in anhaltenden physischen und psychischen Dysregulationen. Damit wird die lebendige und ungestörte Auseinandersetzung mit der Welt erheblich beeinträchtigt.

3.1.3 Chronischer Schmerz als somato-psycho-soziales Phänomen

Bei der Chronifizierung von Schmerzen sind zwei sich verstärkende Schmerz-kreise beteiligt: Der Sensomotorische und der Psychosoziale. Sie schränken den Menschen in seiner Handlungsfähigkeit, in seiner Wahrnehmung von Haltung und Bewegung und in seiner Kommunikationsfähigkeit ein: Jetzt bestimmt der Schmerz und nicht die Person das intentionale Verhalten; es entwickelt sich eine wechselseitige Verstärkung aus Schmerzerleben und ver-ringerter kommunikativer Lebendigkeit. Fehlhaltungen entstehen, die sich in hypertoner Kontraktion (betonte Distanz) oder in hypotoner Erschlaffung (Resignation) äußern.

Wenn der Schmerz im Zentrum der Aufmerksamkeit steht, kann sich der Mensch nur unter Berücksichtigung des schmerzhaften Körpers dem Umgang mit der Welt zuwenden. Er versucht den schmerzhaften Bereich (beispiels-weise einen Muskel oder ein Gelenk) zu schonen, indem er ihn - aus Angst vor Schmerzen, aufgrund seiner Schmerzerfahrung etc. - aus dem (schmerz-haften) Kontakt isoliert.

Sensomotorisch bewirkt diese Trennung des Menschen aus seinem Bezugs-raum über das tonusregulierende Gamma-Nervenfaser-System eine Tonus-erhöhung in der gesamten Skelettmuskulatur. In Reaktion auf die verstärkte Aktivität bleiben die Nozizeptoren in einer Art Dauererregung. Selbst wenn der schmerzauslösende Faktor beseitigt ist, hält damit der Schmerz noch an. Um ihn zu vermeiden, entwickelt der Mensch mit der Zeit veränderte Be-wegungsmuster im Sinne von Schonhaltungen und Ausweichbewegungen. Dadurch werden die Beweglichkeit und die Begegnungsfähigkeit vermindert. Die Folge davon ist eine Aufrechterhaltung der Tonusdysregulation und damit weitere Schmerzen. In seinem psychosozialen Kontext wird die einge-schränkte Beweglichkeit als Verringerung der spezifischen Begegnungs- und Ausdrucksfähigkeit in Bezug auf die Umwelt erlebt. Der gefühlsmäßig gewünschte und angemessene Kontakt wird beeinträchtigt und damit das Gefühl der Isolation verstärkt.

Mit der Aufrechterhaltung von Schmerzen geht so eine Stabilisierung von Bezugsverhältnissen einher: Wenn sich der Schmerz als Leiden manifestiert, verhält sich der Mensch auch in Bezug zu seiner Umgebung als Leidender und erhält von ihr die entsprechenden Antworten. Diese wiederum können sein Leid verstärken, zumindest aber stabilisieren. Gelingt es dem Betroffenen jedoch, sich über die schmerzhafte Grenze hinaus nach Außen zu beziehen, so zeigt sich, dass *„Schmerzen durch die emotionelle Hinwendung*

auf die Umwelt, durch den gefühlsmäßigen Kontakt, besonders in zwischen-
menschlicher Kommunikation, ihre Schrecken verlieren, ja sogar schwinden
können(...)" (vgl. Glaser 1986, S. 52).

3.2 Chronische Rückenschmerzen

Chronische Schmerzen treten (neben Kopfschmerzen) am häufigsten im Bereich der Hals- und der Lendenwirbelsäule auf. Unter mechanisch-funktio-
nellen Gesichtspunkten ist die Wirbelsäule einer beständigen Belastung ausgesetzt, die auf Dauer zu degenerativen Erscheinungen führen kann. Diese
mechanisch-funktionelle Sichtweise kann zwar einen möglichen Anhalts-
punkt für die Entstehung von Schmerzen liefern; dennoch erklären die
mechanischen Gegebenheiten die Aufrechterhaltung von Schmerzen nicht
hinreichend. Chronifizierungen von Rückenschmerzen können die Folge be-
ruflicher oder privater Belastungen, Überforderung auf körperlicher oder
mentaler Ebene (hoher Leistungsanspruch und Hilfsbereitschaft, gekoppelt
mit einer Neigung zu Konfliktvermeidung), oder eines aktuellen lebensver-
ändernden Ereignisses sein. Die psychophysischen Zusammenhänge zwischen
innerer und äußerer Haltung lassen sich mit Hilfe des KeiRaku–Systems
(Ordnungssystem der psycho-somatischen Körperdynamik, siehe 2. Kapitel)
verstehen.

3.2.1 Die aufrechte Haltung

Die Aufrichtung ist eine biologisch notwendige Auseinandersetzung mit der
Schwerkraft. Sie verwirklicht sich aus den intentionalen Strebungen des
Menschen: In der Aufrichtung orientiert sich der Mensch gegen die Schwerkraft, die ihn nach unten auf den tragenden Boden zieht, nach oben, zu
einem Ziel, das außerhalb seiner (körperlichen) Existenz liegt.

"Im Aufrichten löst sich der Mensch vom Boden, dem tragenden Grund. Er
gewinnt Freiheit, zugleich aber verliert er den innigen Kontakt, die sichere
Geborgenheit" (vgl. Straus 1949, S. 428). Der Mensch richtet sich auf, indem
er sich handelnd mit der Welt auseinandersetzt. Während die kommunikative Auseinandersetzung mit der Umwelt in horizontaler Ausrichtung erfolgt,
charakterisiert die Vertikale das Spannungsfeld zwischen Erde und Himmel,
zwischen biologischer Herkunft und geistiger Orientierung auf höhere Ziele.
Diese Ziele entstehen aus einer geistigen Idee für die menschliche Existenz.

"Der Mensch, der sich zwischen dem Gefühl des 'Geführtwerdens' und dem der 'Eigenverantwortlichkeit' ständig feinsinnig ins 'Lot' pendelt, findet so auf natürliche Weise seinen 'Platz' als aufrechtes Wesen im Leben. So ist im Wesen des Menschen selbst das Übergeordnete mit präsent und entfaltet im Zwischenmenschlichen seine Wirkung." (vgl. Glaser 1993, S. 106)

Die horizontalen und vertikalen Richtungen treffen im Lumbalbereich zusammen, in der leib-seelischen Mitte des Menschen. Hier fokussiert sich das Auspendeln – und ebenso der Konflikt - zwischen der Geborgenheit und den persönlichen Strebungen körperlich. Deshalb wird diese Mitte subjektiv als der persönliche Mittelpunkt erlebt, als kraftvolles Zentrum des Menschen. Von hier aus steigen seine vitalen Impulse auf und drücken sich in seiner persönlichen Stellungnahme zur Welt aus.

Die aufrechte Haltung entsteht nicht von selbst und ist nicht stabil; sie muss - der intentionalen Haltung des Menschen zu seiner Welt gemäß - immer wieder aktiv eingenommen werden. Dieser Zustand ist deshalb anfällig gegenüber Störungen von innen (motorische, psychisch-emotionale oder vegetative Dysbalancen) und von außen (Veränderungen durch die umgebende Situation).

3.2.2 Die Themen des Verhaltens

Ein Mensch mit chronischen Rückenschmerzen kann sich in seinen Handlungen nicht in Übereinstimmung mit seinen persönlichen Interessen verhalten. Insbesondere können die existentiellen Themen "Dynamik" (die sich Platz schaffende aktive Auseinandersetzung im Kontakt mit der Welt) und "Empfangen" (die Hingabe, die die Welt zum Kontakt veranlasst, mit dem Ziel der Bedürfnisbefriedigung und der Regeneration) nicht hinreichend gelebt werden. Auch die Daseinsthemen "Geborgenheit" und "Abgrenzung zur Welt" / "Horizont" finden keine Ausdrucksmöglichkeit. Diese Themen würden es dem Menschen ermöglichen, seinen eigenen Standpunkt zu finden und seinen vitalen Interessen gemäß zu wahren, ohne sich durch eine Dominanz des Willens zu überfordern. Können die genannten Handlungs- und Daseinsthemen nicht in das Verhalten integriert werden, muss der Mensch belastende Situationen über die Direktive des Willens bewältigen.

Hieraus können sich Konflikte zwischen dem kognitiv Gewollten und dem persönlich Gewünschten entwickeln. Diese psychischen Spannungen verstärken über die GNS- Koppelung den Spannungsgrad der Muskulatur und damit die schmerzhafte Beeinträchtigung. In der Folge wird sich der Betreffende noch stärker in seinen vitalen Impulsen zur Bedürfnisbefriedigung kontrollieren und spontane Stellungnahmen vermeiden, wodurch ein erhebliches Potential an unterdrückter Aggression entstehen kann - ein "Teufelskreis", der zur Eskalation des Symptoms führt. Wie der pathologische Schmerzkreis mit Hilfe der Psychotonik unterbrochen werden kann, möchte ich an den folgenden Fallbeschreibungen darstellen.

4. Die Schmerzbehandlung

Eine gelungene Bezugnahme fördert das Wohlbefinden und reduziert das Schmerzerleben. Also stehen die Bezugnahme sowie eine schrittweise Veränderung des Bezugsverhaltens im Mittelpunkt der therapeutischen Arbeit. Die Veränderung in der Bezugnahme wird nicht über ein analysierendes oder beobachtendes Vorgehen herbeigeführt, sondern von der Patientin durch die induzierende Begegnung mit der Therapeutin situativ erlebt. Dabei ergibt sich die Gestaltung der Behandlung aus der dialogischen Situation zwischen der Patientin und mir. Indem die Veränderung erlebt und besprochen wird, ist ein Transfer in die Alltagssituationen möglich.

4.1 Fallbeschreibung Frau F.

Innerhalb einer Behandlung werden alle im zweiten Kapitel vorgestellten Komponenten für einen bejahenden Kontakt wirksam. Diese Art der Vorgehensweise möchte ich mit der Vorstellung einer Behandlung von Frau F. verdeutlichen. Obwohl ich Frau F. ungefähr ein Jahr lang behandelt habe (40 Behandlungen), schildere ich hier die erste Behandlung exemplarisch für die Arbeitsweise der Psychotonik.

4.1.1 Die erste Begegnung

Bereits in der ersten Begegnung habe ich die Bereitschaft zum Transsensus aktiviert, um Frau F. empathisch in ihrem situativen Verhalten zu erleben. Ich stelle mich als Person zur Verfügung, damit Frau F. mich als Gegenüber erfahren und ihrerseits einen intentionalen Bezug zu mir herstellen kann. Das bedeutet, dass ich sie sozusagen „in meinen Raum einlade", ihr wach, interessiert und präsent begegne und wahrnehme, wie Frau F. mir entgegen kommt, wie sie in Kontakt zu mir tritt:

* In den kursiv geschriebenen Passagen erkläre ich meine Vorgehensweise aus der Sicht der Psychotonik

Frau F. ist Lehrerin, 35 Jahre alt. Sie hat eine kraftvolle Stimme, ihr Blick ist wach. Ihr Händedruck ist „zupackend", kräftig. Sie hält sich sehr aufrecht und gerade, bewegt sich schnell, zum Teil fast abgehackt und eckig, mit wenig Rotation.

4.1.2 Die Befunderhebung

Die Befunderhebung setzt sich aus der Anamnese, dem funktionellen Befund, dem aktuellen Atem- und Tonusgeschehen, sowie deren Interpretation auf der Grundlage des KeiRaku-Systems (Systematik des Ausdrucksverhaltens) zusammen. Atem und Tonus werden beim ersten Eindruck, im Gespräch und bei der Verhaltensdiagnostik (die in der Regel beim liegenden Menschen erfolgt) wahrgenommen. Die Beobachtungen für die Befunderhebung finden nicht distanziert und objektivierend statt, sondern sind eingebettet in den Kontakt zwischen Frau F. und mir. In der Befunderhebung wird deshalb der funktionelle Befund ("Was hat Frau F.?") in den direkten Zusammenhang mit ihrem Erscheinungsbild und ihrem Begegnungsverhalten gebracht ("Wie nehme ich Frau F. im Kontakt mit mir wahr?"). Dies schließt die Gegenseitigkeit der Begegnung ein ("Wie begegne ich Frau F.?")

Anamnese

Frau F. kommt zu mir in die Behandlung, weil sie seit Jahren rezidivierende HWS-Blockaden mit Bewegungseinschränkung und ausstrahlenden Kopfschmerzen hat. Sie hat den Eindruck, dass die Beschwerden in letzter Zeit eher zu- als abgenommen haben, nachdem sie häufiger chiropraktisch manipuliert worden war. Deshalb erhofft sie sich eine Besserung durch eine „sanftere Behandlung" bei mir.

Funktioneller Befund

- Rotation in der Halswirbelsäule (HWS) nach rechts eingeschränkt
- Leichte skoliotische Krümmung (thorakal rechts konvex)
- Steilstellung der Wirbelsäule

Atem- und Tonusgeschehen

Die Ausatmung ist druckvoll, fast hörbar. Frau F. atmet schnell, manchmal wird ihr beim Sprechen die Luft knapp. Im Liegen hält sie häufiger den Atem nach der Einatmung an, als müsse sie erst einmal abwarten, was auf sie zukommt.

Der Atemansatzpunkt liegt in der mittleren Brustwirbelsäule; die Ausbreitung ist stark eingegrenzt. Die Rippenbögen zeigen wenig Atembewegung auf. Muskulatur und Gewebe sind fest und weisen durchgängig eine hohe Spannung auf. Die Rückenstrecker treten beidseits der Wirbelsäule vom Becken bis zu den Kopfgelenken profiliert hervor.

Verhaltensthematik

Die hohe Spannung (Hypertonus) in Muskulatur und Gewebe drückt eine kontaktabwehrende Haltung aus. Der Lumbalbereich (Ebene der Vitalität in der KeiRaku-Betrachtung) erscheint kraftvoll und stabil. Allerdings hat sie nur eine geringe Anbindung an die beiden anderen Verhaltensthemen: die Rumpfmitte (das Gebiet der Kommunikation) ist starr und trennt das untere vom oberen Gebiet (Ebene der Rationalität, der Entscheidung). Die starke Profilierung der Rückenstrecker weist auf eine Tendenz hin, willentlich und rational gesteuert in Kontakt zu treten. Gleichzeitig scheinen sämtliche Yin-Themen (diese veranlassen die Welt zur Bezugnahme) wenig zur Entfaltung zu kommen. Dies ist ersichtlich an dem festen Gewebe. Indem sie sich schmerzvermeidend und kontrolliert bewegt, ist Frau F.´s Handlungs- und Begegnungsraum nach außen stark abgegrenzt.

Zusammenfassung

Sowohl verbal als auch nonverbal teilt sich mir bei Frau F. mit, dass sie zur Überforderung tendiert. Sie ist engagiert, hat ein hohes Verantwortungsgefühl. Sie handelt vorwiegend leistungsorientiert und rational. Gleichzeitig unterdrückt sie ihre Spontaneität in kommunikativen Zusammenhängen. Dadurch macht sie den Eindruck, als stünde sie unter Druck. Es scheint, als müsse sie sich von dem interaktiven Wechselspiel zwischen Wirkung und Rückwirkung (Induktion und Reinduktion) willentlich abgrenzen, sich vor einer Beeinflussung durch die Welt schützen.

Die Verhaltensdiagnostik wird während der Behandlung erweitert, indem ich registriere, wie Frau F. auf meine induzierenden Berührungsangebote, die sich an ihrer aktuellen Verhaltensthematik orientieren, reagiert.

4.1.3 Die Behandlungsziele

Aus der Befunderhebung ergeben sich gleichzeitig die Behandlungsziele: Der Handlungs- und Bewegungsraum soll erweitert und in Hinblick auf die Induktionsfähigkeit von Frau F. erlebbar gemacht werden. Wesentlich ist auch, dass Frau F. die Rückwirkung (Reinduktion) aus der Welt zuzulassen lernt. Besonders die vitalen Themen (Dynamik und Regeneration) müssen in der kommunikativen Auseinandersetzung gestärkt und bestätigt werden. Auch die Erarbeitung der Yin-Thematik gehört zu den Behandlungszielen.

Da Frau F. mit einer akuten Schmerzsymptomatik zu mir kommt, ist jedoch das primäre Ziel eine Schmerzreduzierung durch Tonusregulation. Dazu ist es erforderlich, bei Frau F. die Intention zum Transsensus zu aktivieren, damit die selbstregulativen Prozesse in Gang gesetzt werden.

4.1.4 Die Behandlung

Die spezifische Gestaltung der Behandlung findet als dialogische Situation statt. Über induzierendes Berühren (später auch über das kommunikative Bewegen) wird Frau F. zu einer spontanen körperlichen Stellungnahme aufgefordert. Die Aufforderung erfolgt im Situationsbezug. Sie hat die Aktivierung der Intention zum Transsensus zum Ziel. Ob meine Angebote von Frau F. angenommen werden können, spüre ich an der Rückwirkung auf mich: Obwohl ich situativ und auf Frau F. bezogen bin, erlebe ich mich gleichzeitig selbst in Bezug auf die Situation und das kommunikative Verhalten von Frau F. Dieses Wechseln zwischen eigenleiblichem Spüren und kommunikativer Situationsbezogenheit (vgl. Glaser 1993, S. 52) ermöglicht mir, Frau F. in ihrem Verhalten zu verstehen und situationsverändernd zu behandeln*.

Vor der eigentlichen Behandlung frage ich Frau F. nach ihren Wünschen und Hoffnungen: In erster Linie erhofft sie sich eine Schmerzreduzierung, wobei sie sich mittlerweile nur noch wenig Hoffnung auf Hilfe macht. Nach ihren Vorstellungen im Hinblick auf die Behandlung befragt, antwortet sie, sie habe nur wenig Vorstellung davon, sie habe nur gehört, „dass es gut tut." Ansonsten stellt sie sich „irgendetwas" zwischen Massage, manueller Therapie und Übungen gegen ihre „falschen Bewegungen" vor. Ich erkläre Frau F. mit wenigen Worten meine Zielsetzung und Vorgehensweise.

Ich beginne mit einer Atemmassage (in Bauchlage), in der ich am Anfang meine Hände auf Frau F.´s Rücken auflege, mit der Intention, mit ihr in Kontakt zu treten – unspezifisch, d.h. ohne eine induzierende Absicht; die rechte Hand in ihrer Mitte (L4), die linke Hand an ihrer Flanke.

---

* Dieses Konzept entspricht auf der leiblichen Ebene dem psychotherapeutischen Konzept der Übertragung und Gegenübertragung (vgl. Glatzer 1994, S. 41ff). Im Nachspüren bzw. im Wiederaufrufen einer Situation (Post- bzw. Prästimulation) dient dieser schnelle Wechsel zwischen Situations- und Leibgefühl auch der Patientin zur Klärung der Zusammenhänge zwischen dem physischen Verhalten und dem psychischen Erleben.

Würde ich gleich zu Beginn der Behandlung mit Frau F. an der Halswirbelsäule, wo sie ihre Beschwerden hat, arbeiten, bestünde die Gefahr, dass die Tendenz zur Selbstbeobachtung verstärkt wird. Indem ich im Lumbalbereich anfange (ein Gebiet, indem sie mir am ehesten spontan begegnen kann), gebe ich Frau F. die Möglichkeit, sich mit ihrer Aufmerksamkeit auf mich zu beziehen.

Sie hält kurz den Atem an, als überlege sie, ob und was sie tun solle.

Auch wenn diese Reaktion vermutlich primär damit zusammenhängt, dass die gesamte Situation für Frau F. neu und ungewohnt ist, drückt sie doch auch eine spontane Verhaltensweise von Frau F. aus: „Erst einmal schauen, was da passiert", also eine gefühlsmäßige Distanzierung von der Situation.

Als meine Hände weiterhin ruhig bei ihr bleiben, beginnt sie, sich zu mir hin zu orientieren. Das merke ich daran, dass das Gebiet unter meinen Händen geschmeidiger wird. Gleichzeitig beruhigt sich ihre Atmung. Unter meiner linken Hand bemerke ich die Atembewegung. Meine Hände werden warm – auch daran lässt sich die Bereitschaft von Frau F. zur Bezugnahme spüren. Nun kann ich über meine Hände Frau F. dazu animieren, sich weiter zu mir locken zu lassen. Damit kann sie ihren Bezugsraum zu mir hin erweitern. Wieder beantwortet sie mein Angebot mit einem spontanen Luftanhalten, was zeigt, dass ein Wechsel in der Intention für sie noch verwirrend ist. Also bestätige ich ihre Körpergrenzen durch gleichmäßiges Streichen über den ganzen Rücken. Als ihr Atem sich ruhig und gleichmäßig schwingend in alle Richtungen ausweitet, kann ich beginnen, in meinen Angeboten zwischen kräftigeren, dynamischeren („Halte mir stand, setze mir etwas entgegen!") und sanfteren Berührungen („Lasse mich zu!") zu variieren. Erst nachdem es ihr gelungen ist, den Kontakt zu mir auch bei Intentionswechseln stabil zu halten – dies kann ich sowohl in der Rückwirkung zu mir erleben, als auch an einer Lösung im Spannungszustand der Muskulatur spüren und an der mittlerweile gleichmäßig schwingenden Atembewegung sehen - bitte ich sie, sich auf den Rücken zu legen. Da die meisten Menschen sich ungeschützter fühlen, wenn ihre Vorderseite entblößt ist, decke ich Frau F. mit einer Decke zu, was sie wohlig lächeln lässt.

Auf der Vorderseite werden in der KeiRaku-Systematik die Yin-Themen Regeneration und Austausch wirksam. Diese in der ersten Behandlung zu bearbeiten, wäre verfrüht, weil sie ein stabiles Vertrauensgefühl erfordern.

Deshalb beginne ich jetzt mit der Kopfbehandlung, auch hierbei mit der Intention, zu Frau F. hinauszuspüren (Intention zum Transsensus), auf sie zu wirken (Induktion) und eine Rückwirkung (Reinduktion) zu erhalten. Frau F. hat spürbar Schwierigkeiten, in Kontakt zu mir zu treten, sich von mir bewegen zu lassen und mich zurückzubewegen – lieber wäre ihr eine distanziertere „funktionelle" Behandlung.

(Diese Reaktion tritt zu Anfang oft bei Patientinnen auf, die Erfahrung mit häufigen Manipulationen haben. Manipulationen finden überraschend und ohne Bezugnahme statt. Obwohl die Patientinnen nach der Manipulation kurzfristig eine Erleichterung erleben, entwickeln sie oft reflektorisch einen Hypertonus, als versuchten sie, sich vor einer erneuten Manipulation zu schützen. Die Psychotonik arbeitet nicht manipulierend, da die aktive Bezugnahme Voraussetzung ist.)

Den Abschluss der Behandlung bildet ein Schwingen, in dem ich Frau F. in ihrer ganzen Person erfasse und bewege.

In dem Schwingen erlebt Frau F. ihre eigene Beweglichkeit ganzkörperlich – sie ist im Kontakt mit mir und gleichzeitig autonom.

Zusammenfassung der Behandlung

Bei Patientinnen wie Frau F., die chronische Schmerzen haben, ist die aktive Gestaltung der zwischenmenschlichen Begegnung, die aus der beiderseitigen Bereitschaft zum intentionalen Transsensus resultiert, entscheidend: Durch die Schmerzen ist Frau F.´s Aufmerksamkeit vermehrt auf die eigenleibliche Wahrnehmung im Selbstbezug gerichtet. Ihr Wissen um ihre Fähigkeit zur kontaktenden Bezugnahme und deren Wirksamkeit ist durch den Schmerz beeinträchtigt. Mein intentionales Verhalten ermöglicht ihr, sich auf mich zu beziehen und sich aktiv an dem Wechselspiel von Induktion und Reinduktion zu beteiligen. Damit unterbricht sie den Kreislauf der Selbstbeobachtung und erfährt eine Veränderungsmöglichkeit in ihrem Verhalten. In Folge davon verändert sich das Schmerzerleben.

Diese Zusammenhänge werden Frau F. im Laufe der Behandlungen und der an die Behandlung anschließenden Gespräche bewusst. So erlebt sie, dass sie aktiv Einfluss auf ihren Schmerz nehmen kann. Diese Einflussnahme erfolgt über das leibliche Erleben eines veränderten Situationsverhaltens: Indem sich Frau F. der Welt (das können andere Menschen, der Raum, aber auch der Boden oder z.B. ein Stuhl sein) hinwendet, um mit ihr aktiv umzugehen und die Rückwirkung aus der Umwelt zu erfahren, erlebt sie zugleich eine Verringerung ihres Schmerzes. Über die Prä- oder Poststimulation gelingt ihr der Transfer aus der Therapie in den Alltag.

4.2 Fallbeschreibung Frau M.

Anhand eines Beispieles in der Behandlung von Frau M. stelle ich das „kommunikative Bewegen" in der Psychotonik vor. Die Realisierung des vorgestellten Behandlungsabschnittes erstreckte sich über mehrere Behandlungssequenzen (wobei bereits die erlebten Zwischenschritte eine Veränderung im Bezugsverhalten - einhergehend mit einer Lösung in der Muskulatur - bewirkten).

Mit den gewählten Übungen stelle ich die Art der Ansprache dar, die es Frau M. ermöglicht, sich auf mich zu beziehen. Die Voraussetzungen für eine Veränderung in Frau M.'s Bezugsverhalten sind, dass ich mich von Anfang an auf Frau M. beziehe und dass ich in meiner Wortwahl keine Teilaspekte ihres Körpers, sondern sie in ihrer ganzen Person anspreche. Jede Veränderung des Tonus und der Atmung gibt mir Rückmeldung über die aktuelle dialogische Situation. Frau M.'s Rückwirkung auf mich (Reinduktion) erlebe ich über eine Veränderung meines kommunikativen Verhaltens. So wird bei einer bejahenden Veränderung in der Bezugnahme das Miteinander z.B. gelöster und kreativer.

Hat eine Patientin aufgrund ihrer Diagnose bereits Erfahrungen mit krankengymnastischen Behandlungen, baue ich, soweit es möglich ist, auf ihr bekannten Übungen auf und erweitere sie um den Aspekt der Bezugnahme und der zwischenmenschlichen Begegnung. Das Ziel dabei ist, dass sich die Patientin innerhalb einer ihr bekannten Situation leiblich erlebt. Dadurch wird sie sich ihrer Fähigkeit bewusst, dass sie - über eine veränderte Bezugnahme nach außen - verändernd auf die ihr bekannten Situationen einwirken kann.

4.2.1 Die Befunderhebung

Anamnese

Frau M. kommt zu mir mit der Diagnose "Lumbal-Syndrom". Es handelt sich dabei um ein chronisch-rezidivierendes Lumbal-Syndrom mit Neigung zu Blockaden im Bereich der Iliosakralgelenke. Ein Bandscheibenvorfall wurde ausgeschlossen. Die Schmerzen treten vorwiegend morgens nach dem Aufstehen und nach längerem Sitzen auf. Durch Bewegung nehmen sie ab. Sie sind, nach ihrer Aussage, nicht so stark, dass sie sie komplett einschränken, „Aber sie stören schon". Berufsbedingt muss Frau M. häufig sitzen (sie arbeitet beratend in einer sozialen Einrichtung).

Frau M. erwartet, dass sie bei mir Übungen zur Kräftigung der Muskulatur erlernt, da ihr Arzt ihr gesagt hat, ihre Muskeln seien zu schwach.

Erster Eindruck

Frau M. ist eine schmale, zartgliedrige Frau. Sie wirkt zögernd in ihren Bewegungen. Beim Gehen hält sie ihre Arme nahe am Körper. Sie spricht leise, leicht gepresst, in kurzen Phrasen, als reiche ihr der Atem nicht. Frau M.'s Blick ist häufig gesenkt. Ihre Bewegungen wirken eher verhalten und klein. Um die Schuhe auszuziehen, bückt sie sich mit gestrecktem Rücken - das schmerzhafte Gebiet in der Lendenwirbelsäule ist nicht in die Handlung integriert. Dies hat Auswirkungen auf die Bewegungsfähigkeit der gesamten Wirbelsäule: Auch beim Umdrehen dreht sie sich en bloc, ohne Rotation in der Wirbelsäule.

Funktioneller Befund (zusammengefasst):

* Verkürzte Muskulatur (v.a. ischiocrurale Muskulatur, M. iliopsoas)
* Geschwächte Muskulatur (v.a. Bauchmuskulatur)
* Hyperlordose der Lendenwirbelsäule
* Einschränkung der Beweglichkeit (v.a. Flexion Lendenwirbelsäule, Brustwirbelsäule)

Atem- und Tonusgeschehen

Frau M. atmet stockend, relativ schnell, mit geringer Amplitude. Der Atemansatzpunkt springt im Bereich der mittleren Brustwirbelsäule, wobei sich der Atem vom Ansatzpunkt aus nach unten zum Rippenbogen ausbreitet. Der Tonus der Muskulatur tendiert eher zu einer Unterspannung; allerdings weisen die Rückenstrecker eine (hypertone) Profilierung von der mittleren Brustwirbelsäule bis zum Kreuzbein auf. Auch die Schulter- und Halsmuskulatur (obere Ebene der Rationalität und Direktive) ist stark profiliert. Der Lumbalbereich (untere Ebene der Vitalität) ist eingezogen, ebenso sind Einziehungen seitlich an den unteren Rippen (mittlere Ebene der Kommunikativität) erkennbar. Ansatzweise zeigt sich ein fließender Übergang von der unteren (vitalen) Ebene zur mittleren (kommunikativen) Ebene seitwärts über die Flanken.

Verhaltensthematik

Die Profilierung in der Rückenmuskulatur ist auf eine pyramidale Steuerung zurückzuführen. Sie weist darauf hin, dass Frau M.'s Stellungnahme zur Welt weitestgehend durch die Willensdirektive (obere Ebene) gestaltet wird. Es ist anzunehmen, dass sich Frau M. eher nach äußeren Maßgaben richtet; d.h. danach, "wie man sich zu verhalten hat."

Die lateralen Einziehungen an den unteren Rippen sind ein Zeichen für einen Mangel in der Thematik der mittleren kommunikativen Ebene („Wandlung"). Die Handlungen auf dieser Ebene werden nicht ausreichend von den Impulsen aus dem Vitalbereich gestützt, sondern sind durch die Direktive beeinflusst. Frau M. scheint dazu zu neigen, sich im kommunikativen Bereich zu überfordern.

Zusammenfassung

Frau M. wirkt in ihrer Vitalität zurückgenommen und kontrolliert. Sie entwickelt schmerzvermeidende Schonhaltungen. Sie nimmt sich in ihren Bewegungen zurück, kontrolliert sie und "bremst" sich ab. Diese Einschränkung in ihrem Handlungs- und Begegnungsraum führt zu einer Schwächung in sämtlichen Themen der räumlichen Bezugnahme.

Das aktuelle Atemgeschehen zeigt, dass sie in ihrem Außenbezug unsicher ist und nach Orientierung sucht. Die Einziehungen im Lumbalbereich dürften vor allem eine Reaktion auf die Schmerzen sein. Da wegen der hypertonen Muskulatur die Atembewegung nicht in dieses Gebiet reicht, wirkt es insgesamt unbelebt.

Hinsichtlich des Erlebens und Verhaltens von Frau M. bedeutet das, dass das Gebiet des persönlichen Mittelpunktes (L5) der kontaktenden Bezugnahme entzogen bleibt. Damit können die vitalen Impulse (Themen der unteren Ebene) nicht in die Handlungen einfließen: Dies deutet darauf hin, dass Frau M. Schwierigkeiten hat, sich spontan und ihren Bedürfnissen entsprechend auseinanderzusetzen, Stellung zu beziehen.

Der erkennbare seitliche Übergang der unteren in die mittlere Ebene besagt jedoch, dass Frau M. erreichbar ist, wenn sie in diesem Gebiet in der Behandlung angesprochen wird. Über dieses Gebiet könnte sie dazu angeregt werden, sich vital mit ihrer Umgebung auseinanderzusetzen.

4.2.2 Die Behandlungsziele

Veränderung des kommunikativen Verhaltens im Hinblick auf:
- die unspezifischen Komponenten des Raumes: Horizont, Präsenz, Reagibilität, Spontaneität
- die spezifischen Verhaltensthemen: Aktivierung und Stärkung der vitalen Ebene (Dynamik, Empfangen, Pulsation)

Obwohl auch die kommunikative Ebene überfordert scheint, beschließe ich, zu Anfang vor allem an der Beinthematik der dynamischen Aufrichtung zu arbeiten, da eine Realisation dieses Themas die vitale Basis für die soziale Kommunikation bildet und somit die kommunikative Ebene stärkt.

Der Behandlungseinstieg erfolgt über die Kommunikation mit verbaler Anleitung (Direktive), um an der aktuellen Lebenshaltung der Patientin anzuschließen.

4.2.3 Die Behandlung (Ausschnitt aus dem Behandlungsverlauf)

Veränderung des spezifischen Bezugsverhaltens: Erarbeiten des Verhaltensthemas "Dynamik" (6. Stunde)

Frau M. liegt mit dem Rücken auf dem Boden. Ich fordere sie auf, den Boden wahrzunehmen: "Sie sind im Urlaub, sonnen sich an einem Sandstrand. Der Sand ist warm und fein. Er trägt Sie. Überall, wo Sie aufliegen, machen Sie eine kleine Kuhle in den Sand... Sie können auch die Kuhlen verändern, andere Kuhlen machen..."

Mit dieser Anleitung wird ihr der Boden als Begegnungsfläche bewusst. Damit wird ihr Rückraum gesichert. Gleichzeitig wird durch die Bezugnahme nach außen ("Sandstrand") und die daraus erfolgende Bewegung ("Kuhlen machen und verändern") die Bereitschaft zur kommunikativen spielerischen Auseinandersetzung angeregt.

Als ich merke, dass ihr der "Transsensus" gelingt (die Atmung ist rhythmisch-bewegt, sie variiert die Stellen an ihrem Rücken, mit denen sie die "Kuhlen" macht), biete ich ihr für ihr eines Bein mein Brustbein als neuen "Standort" an - sie legt ihren Fuß an mein Brustbein. Sie soll sich zu mir hin ausweiten (unspezifische Raumausweitung), indem sie über ihren Fuß hinaus mein Brustbein, meine Rippen, meinen Brustkorb usw. wahrnimmt.

Dann fordere ich sie auf, mich mit dem Bein zuerst nach vorne, dann immer höher zur Decke hin zu schieben. Damit sie im Kontakt mit mir den ihr angemessenen Abstand herstellen und dennoch variabel mit mir umgehen kann, induziere ich sie auch verbal in die Thematik der Dynamik: "Schaffen Sie sich Platz! Schieben Sie mich! Setzen Sie sich mit mir auseinander!" Frau M. zögert erst, sie wagt nicht, mich kraftvoll auf Distanz zu schieben. Ich feuere sie weiter an. Plötzlich lacht sie und schiebt mich vehement nach oben.

Nun variiere ich meinen Widerstand und versuche, gemeinsam mit ihr spielerisch herauszufinden, wie viel sie von meiner Last tragen kann und will, und inwieweit ihr die Last auch eine Stütze sein kann zu ihrer Stabilisation.

In meinen Anweisungen führe ich auch immer wieder das vorhin gefundene Bild des Sandstrandes ein: Wenn sie mich schiebt, vertieft sich die Kuhle im Sand. Damit gelingt es ihr, die Bewegung aus ihrer Mitte heraus zu beginnen und den gefühlsmäßigen Bezug zu ihrem Geborgenheitsraum zu erhalten.

Sie schiebt mich nun mit wechselnder Kraft. Damit die Bewegung jedoch nicht immer wieder neu anfängt, sondern aus dem Wechsel von Nähe und Distanz entsteht, fordere ich sie auf, mich ebenso wieder zu sich zurückzuholen. Bei diesem "Rückweg" zu ihr hin geht ihr jedoch der Kontakt zu mir verloren. Ich sage ihr, sie solle mich dazu verlocken, mit ihr zu kommen. Da ihr das schwer fällt - sie "verliert" mich regelrecht, lässt mich fast fallen - konkretisiere ich meine Anweisungen über ein Bild: Aus ihrem Rücken heraus wachsen ihr lange „Flügel", die sie ganz um mich herum breitet. Sie hält mich in ihren Flügeln umarmt. So kann sie mich bewegen, die Richtungen und die Kraft der Bewegung beliebig variieren. Solange sie mich "umfasst" hält, kann ich ihr folgen.

Sie gestaltet die Grenzen unseres gemeinsamen Raumes aktiv und bestimmt selbst, wie weit sie mich zu sich herholen, bzw. wie viel Raum sie sich schaffen will.

Diese Anweisung bewirkt bei Frau M. eine Ausbreitung und Vertiefung der Atmung über den ganzen Rumpf. Sie wirkt konzentriert und ruhig, bewegt mich sehr achtsam. Nun kann ich sie wieder stärker in ihrer Dynamik anfordern. Diesmal gelingt ihr auch der Rückweg, ohne dass sie mich verliert.
Nun, da sie im Bezug zu mir ist, hat sie auch keine Angst mehr, mich kraftvoller zu bewegen, weil sie die Grenzen wahrnimmt, an die sie mich schieben kann, mich nicht aus dem gemeinsamen Raum verliert.

Frau M. ist jetzt lebhaft. Sie entwickelt Spaß an der Übung. Der Atem schwingt kraftvoll bis in das Becken mit Dominanz im bisher eingezogenen Gebiet im Bereich von L4/L5.

Vertiefung des Themas in der Aufrichtung mit Partnerbezug (7. Stunde)

Zur Vorbereitung stehen wir Rücken an Rücken. Ich leite Frau M. an, sich über ihren Rücken bis in meine Füße auszuweiten - "als stünde sie in meinen Füßen" ("Horizont" und "Präsenz").

Dass das gelingt, merke ich bei mir an einem Wärmegefühl im Rücken, sowie daran, dass das Stehen leicht fällt. Sie bestätigt mir ihrerseits die Wahrnehmung der Wärme, meine Atembewegung, die Vibration in meinem Rumpf beim Sprechen.

Rücken an Rücken bewegen wir uns im Stehen miteinander ("Reagibilität", "Spontaneität"). Dabei betone ich, dass sie mich bis in meine Füße, in denen sie ja "steht", bewegen und damit wechselnde Abdrücke auf dem Boden machen soll. Dann fordere ich sie auf, kraftvoll gegen mich zu schieben, als wolle sie mich durch den Raum schieben. Ich setze ihr beinahe die gleiche Kraft entgegen; sie muss also dynamisch werden. Wir schieben im spielerischen Gleichgewicht unserer dynamischen Kräfte. Dabei nähern wir uns einer Wand so, dass Frau M. mit dem Gesicht zu ihr steht.

Dort setzt sie einen Fuß an die Wand und schiebt mich nach hinten (ich stehe immer noch "in ihrem Rücken") und gleichzeitig die Wand nach vorne. Sie schafft sich also gleichzeitig in alle Richtungen Platz. Ihre Atmung ist kraftvoll vertieft, der Ausatem ist "schnaubend" hörbar. Würde sie etwa den Atem anhalten, pressen oder ächzen, wäre das ein Zeichen für eine Anstrengung und damit für den Verlust des Bezuges. Als wir unsere Rücken wieder voneinander lösen, ist ihr Stand breitbeinig, fest und stabil. Sie sagt, sie fühle sich, als könne sie "Bäume ausreißen".

Als Möglichkeit eines Transfers dieser Thematik sage ich ihr, sie solle sich beim Gehen kraftvoll vom Boden abstoßen, sich Platz schaffen. Auch Alltagsbewegungen, wie z.B. Staubsaugen (wobei sie immer Schmerzen hat) können mit diesem Gefühl der Ausweitung und kraftvollen Dynamik verrichtet werden.

Zusammenfassung der Behandlung

Aus funktioneller Sicht sind bei Frau M. die verkürzten Muskeln (Ischiocrurale Muskulatur) zu dehnen und die geschwächte Muskulatur (Bauchmuskulatur) zu kräftigen. Ich berücksichtige dies in der Auswahl der Übungen, ergänze jedoch die Beobachtungen um folgende Aspekte:

Entgegen der gängigen schulmedizinischen Meinung, ein stabiles "Muskelkorsett" in der Rumpfmuskulatur bilde die Basis für eine schmerzfreie Haltung, schützt die Fähigkeit, sich über Transsensus flexibel an die Umwelt anzupassen, eindeutig mehr vor Schmerzen, da die Muskulatur durch die intentionale Bezugnahme gleichmäßig tonisiert bleibt. Dadurch ist eine adäquate Reaktion auch auf "störende" oder belastende Umweltbedingungen möglich. Insofern wirkt die Psychotonik muskelkräftigend – allerdings durch die dynamische Auseinandersetzung, nicht durch Kraftübungen im Selbstbezug.

Frau M. "hält sich selbst", mit Hilfe der Kontraktionsfähigkeit ihrer Muskulatur (Willensdirektive). Sie richtet sich nicht im aktiven Kontakt mit der Welt auf. Die ischiocruralen Muskeln liegen im Gebiet der Bein-Thematik der "Dynamik". Sie wirken mit an der dynamischen Aufrichtung gegen die Schwerkraft (im Kontakt mit der Welt), sowie an einer variablen Gestaltung der Schrittlänge.

Auch die Fähigkeit, die Welt zu veranlassen, zu ihr zu kommen, ist bei Frau M. über den Willen bestimmt. Meine Ziele sind deshalb, ihr ihre Fähigkeit erlebbar zu machen, dass sie die Welt zur Aufrichtung nutzen kann, an ihr wachsen kann im Kontakt mit ihr (Autonomie), sowie, dass sie die Grenzen im Wechsel zwischen Distanz und Nähe selbst bestimmen kann, ihren vitalen Interessen entsprechend.

Indem sich Frau M. aktiv mit der Welt auseinandersetzt, kann sich ihre Vitalität frei entfalten. Dies wirkt sich fördernd aus auf die Regenerationsfähigkeit. Da Frau M. immer wieder die gefühlsmäßige Sicherheit für ihren rückwärtigen Geborgenheitsraum verliert, ist seine Stabilisierung und Bestärkung in jeder Übung besonders wichtig. Gerade in der Aufrichtung ist es wichtig, dass sie in ihrem Rücken Halt (einen Rückhalt) hat, um in Aktion mit der Welt zu treten. Auch die Bestätigung der Grenzen muss immer wieder neu erarbeitet werden.

4.2.4 Rückmeldung

Nach einigen Behandlungen erzählt mir Frau M., dass sich ihre morgendlichen Schmerzen verringert haben. Obwohl sie "nicht gerne Sport macht", überlegt sie, welche Sportarten ihr Spaß machen, ihr entsprechen würden. Durch die Behandlung merkt sie, dass sie sich wohler fühlt und "ihrem Körper wieder mehr zutraut". Ihr Rücken ist ihr kein störendes Hindernis mehr. Wenn er schmerzt, muss sie sich nicht von ihm zurückziehen. Sie hat das Gefühl, dem Schmerz nicht mehr so hilflos ausgeliefert zu sein.

Besonderen Spaß macht es ihr, beim Fahrradfahren - das sie sich wieder angewöhnt hat - fest und entschlossen in die Pedale zu treten mit dem Gefühl, sich im Verkehr ihren Platz zu erobern, sich zu behaupten. Dabei findet sie diese Art des Fahrradfahrens "gar nicht anstrengend". Auch in unangenehmen oder anstrengenden Situationen erfährt sie immer wieder, wie viel wohler sie sich fühlt, wenn sie sich aktiv in die Situation begibt, sich damit auseinandersetzt und sich nicht zurückzieht.

In ihrem beruflichen Alltag erlebt Frau M. den Zusammenhang zwischen ihren Schmerzen und ihrem Situationsverhalten besonders deutlich: Obwohl sie den ganzen Tag über sitzt - sowohl in den Beratungsgesprächen, als auch in den Teamsitzungen (zweimal wöchentlich) - treten die Rückenschmerzen verstärkt nach den Teamsitzungen auf. Während sie die Gespräche mit den Klienten zwar anstrengen, aber auch interessieren (sie sich also kommunikativ mit ihrem Gegenüber auseinandersetzt), erlebt sie die Teamsitzungen häufig als zäh und wenig produktiv. Sie sind für sie eine lästige Pflicht. Dort fällt es ihr schwer, ihre eigene Meinung zu sagen, sich durchzusetzen. In Folge davon zieht sie sich innerlich zurück. Körperlich bemerkt sie, dass sie passiv in sich zusammensinkt oder sich mühsam aufrecht hält. Gelingt es ihr jedoch, sich aktiv an den Diskussionen zu beteiligen und ihre Interessen einzubringen, fühlt sie sich angeregt und schmerzfrei.

Während der Behandlungen wird sie zunehmend lebhafter, sie geht auf meine Bewegungsangebote ein und entwickelt sie spontan weiter. Ihre Bewegungen erscheinen gelöster; sie wirkt insgesamt gestraffter und dynamischer.

4.3 Fazit

Ich habe mich dafür entschieden, die Behandlung von Frau F. und von Frau M. vorzustellen, weil sie unter mehreren Aspekten beispielhaft sind:

Beide Patientinnen leiden seit Jahren an Schmerzen, die sie zwar stark einschränken, dennoch beeinträchtigen sie sie nicht vollständig in ihren Aktivitäten. Dies entspricht der Mehrzahl der Patientinnen mit chronischen Rückenschmerzen. Bei Patientinnen, die - ununterbrochen, wie es ihnen selbst erscheint - seit vielen Jahren Schmerzen haben, dauert es wesentlich länger, bis eine anhaltende Veränderung im Schmerzerleben über ein verändertes intentionales Verhalten erfolgt. Die Patientinnen sind vorwiegend damit beschäftigt, ihre Schmerzen zu „managen" - dies fordert ihre volle Aufmerksamkeit. In diesen Fällen ist es bereits eine Veränderung, wenn sie innerhalb einer Behandlung für einige Zeit den Selbstbezug - ihre Trennung von der Welt - verlassen können und sich im Zusammenhang mit der Welt erleben und verhalten. Wenn es ihnen gelingt, die Situation durch ihre Entscheidung zur Bezugnahme aktiv zu verändern, können sie ihre Fixierung auf den Schmerz aufgeben. Nach der Behandlung haben sie weniger Schmerzen oder sind für einige Zeit sogar schmerzfrei.

Zum Anderen sind beide Patientinnen nach einigen Behandlungen bereit und in der Lage, den Zusammenhang zwischen ihrem kommunikativen Verhalten und dem Auftreten von Schmerzen zu sehen. Dies ist nicht von Anfang an so: Wenn Patientinnen mit chronischen Rückenschmerzen von ihren Ärzten erfahren, dass der organische Befund nicht hinreichend ist für die Stärke der Schmerzen, fühlen sie sich in ihrem Schmerz nicht ernst genommen. In Folge davon ziehen sie sich noch mehr zurück („Ich bilde mir das doch nicht ein!"). Dass der Schmerz mit „Stress zusammenhängt" haben sie zwar schon gehört, bringen es aber nicht ohne weiteres mit ihrem leiblichen Erleben zusammen.

Schmerzpatientinnen haben oft das Gefühl, „sich falsch zu bewegen" oder „sich falsch zu halten". Sie suchen die Ursache in „Fehlern" auf der körperlichen Ebene. Also suchen sie auch nach Beseitigung des Schmerzes auf körperlicher Ebene. Der Ansatzpunkt der Psychotonik ist leiblich. Deshalb können sie sich auf diese Art der Behandlung einlassen. Allerdings erwarten sie häufig eher ein anstrengendes oder gar schmerzhaftes Übungsprogramm zur Muskelkräftigung, -lösung oder -entspannung (nach dem Motto: "Nur wenn es schmerzt, ist es wirksam"). Es erstaunt sie, dass ich sie nicht in ihrer schmerzhaften Erwartung bestätige und dass sie keine Schmerzen haben, obwohl sie doch ihrem Gefühl nach "gar nichts tun". Es fällt ihnen schwer, ihre Sichtweise (die ja auch Teil ihres Verhaltens ist) einzutauschen gegen die Erfahrung, dass ihre Lebensbewältigung über die aktive Bezugnahme mehr Leichtigkeit, Freude und Selbstverständlichkeit erfährt. Die Bereitschaft, die Welt auf sich wirken zu lassen, stellt sich bei ihnen nur sehr schwer und gegen Widerstände ein.

Andere Patientinnen wiederum bevorzugen es, nichts zu tun, sich umsorgen zu lassen. Deren Weg ist, über die aktive Bezugnahme ihre vitalen Fähigkeiten zu erkennen und aktiv handelnd in die Welt zu wirken.

Die Erfahrung, sich im kommunikativen Miteinander schmerzfrei zu erleben, ist für Patientinnen mit chronischen Rückenschmerzen besonders wichtig, da sie dazu neigen, sich beständig zu überfordern und Selbständigkeit als Synonym dafür zu sehen, sich willentlich allein in der Welt halten zu müssen.

Die Prinzipien der Psychotonik finden in jeder natürlichen (= ungestörten) kommunikativen Situation selbstverständlich statt. Insofern lässt sich das Wissen um die aktive Bezugnahme in jede kommunikative (Be-)Handlung integrieren. Wenn allerdings ein Mensch nicht bereit oder in der Lage ist, einen kommunikativen Bezug zu seinen Mitmenschen aufzubauen, können die Prinzipien der Psychotonik nicht wirksam werden. Dies ist insbesondere der Fall bei Menschen mit psychotischen Störungen. Auch bei Borderline-Patientinnen darf der Transsensus – wenn überhaupt – nur über den Sachbezug, keinesfalls über die persönliche, meinende Berührung aufgebaut werden.

5. Schlussgedanken

Seit Beginn meiner Berufstätigkeit (viele Jahre als Physiotherapeutin, seit einigen Jahren zusätzlich als Psychotonik-Therapeutin) habe ich vorwiegend mit Menschen zu tun, die an akuten oder - häufiger - an chronischen Schmerzen leiden. Die therapeutische Aufgabe in der Krankengymnastik besteht in einer Wiederherstellung der eingeschränkten Bewegungsfunktionen mit dem Ziel einer Schmerzreduzierung. Mit dieser Zielsetzung wird der Mensch auf einen Teilaspekt (den schmerzenden körperlichen Bereich) reduziert. Sein leibliches, durch und durch subjektives Erleben und das damit verbundene Verhalten wird jedoch nicht erfasst. Damit kann ihm auch nur begrenzt geholfen werden, seine Schmerzen zu reduzieren.

Das Wissen um die Prinzipien der zwischenmenschlichen Kommunikation, die Kenntnis der Atem- und Tonusphänomene und der Systematik des menschlichen Ausdrucksverhaltens ermöglichen mir, den Patientinnen dialogisch zu begegnen und sie ganzheitlich (d.h. die Person, die mir gegenübertritt) zu behandeln. Das dabei entstehende Wohlbefinden ist beidseitig.

"Leiden geht vorüber, gelitten haben nie." (vgl. Buytendijk 1955/56, S. 188) Das Erleben des Schmerzes ist die individuelle Erfahrung eines jeden Menschen, die niemandem abgenommen werden kann. In diesem Sinne erhebt die Psychotonik keinen Heilanspruch: Sie kann den erlebten Schmerz nicht ungeschehen machen. Sie ist jedoch eine Heilmethode im Sinne einer Anregung der natürlichen Ressourcen des Menschen. Dabei handelt es sich um einen Heilungsprozess, der immer wieder in der aktiven Auseinandersetzung mit der Welt neu hergestellt werden muss. Die Psychotonik unterstützt die Selbstregulationsfähigkeit des Menschen, indem sie den Patientinnen die Möglichkeit anbietet, aus ihrem schmerzhaft isolierten Dasein wieder in den lebensnotwendigen Bezug zur Welt zu gelangen. Über diesen gefühlsmäßig gestalteten und erlebten Bezug verändert sich das Schmerzerleben heilsam.

Bezug lässt sich nicht "machen". Es besteht allerdings die Möglichkeit, die Bereitschaft dafür herzustellen, indem der Mensch wach und neugierig der Welt gegenübersteht. Andererseits isoliert Schmerz von der Welt, er verhindert die Neugier, die Wachheit. Die therapeutische Arbeit besteht also darin, in der Patientin die Bereitschaft zu einem Richtungswechsel in ihrer Aufmerksamkeit zu wecken: Von der Selbstbeobachtung in die Weltbeachtung.
Und zu einem Richtungswechsel in ihrem Handeln: Von der Schonung des eigenen Körpers zu einem absichtsvollen Einwirken in die Welt - und damit zu einer Autonomie im Kontakt mit Anderen.

Ein letztes Mal zitiere ich Lichtenberg, dem Gesellschaft aus seiner Einsamkeit (in der er die Wurzel für sein Schmerzerleben sieht) heraushilft und ihn seine Schmerzen vergessen lässt:

"Ich werde tagtäglich mehr überzeugt, dass mein Nervenübel von meiner Einsamkeit sehr unterhalten wird, wo nicht gar hervorgebracht worden ist. (...) Ich merke sehr wohl, dass mich Gesellschaft aufheitert. Ich vergesse mich, oder vielmehr mein Kopf empfängt, anstatt zu schaffen, und ruht daher. Daher ist auch das Lesen schon eine Erholung für mich, allein es ist doch nicht das, was die Gesellschaft ist, weil ich das Buch immer weglege und wieder für mich handle."

Georg Christoph Lichtenberg (vgl. Lichtenberg 1984)

Literatur

Bossong, F.: Raumzeitliche Aspekte im Empfinden und Sich-Bewegen (Straus) Beitrag zu anthropologisch-phänomenologischen Grundlagen der Psychotonik Glaser, in Glatzer, M. (Hrsg.): Neue Wege der Atem- und Körpertherapie, Hippokrates, Stuttgart 1997.

Buytendijk, F.J.J.: Über den Schmerz (1955/56). In: Bräutigam, W. (Hrsg.): Medizinisch-psychologische Anthropologie. Wissenschaftliche Buchgesellschaft, Darmstadt 1980.

Christian, P.: Anthropologische Medizin. Springer, Berlin 1989.

Egle, U.T./Derra,C./Nix,W.A.: Spezielle Schmerztherapie. Leitfaden für Weiterbildung und Praxis. Schattauer, Stuttgart 1999.

Glaser, V.: Eutonie: Das Verhaltensmuster des menschlichen Wohlbefindens. Lehr- und Übungsbuch für Psychotonik Glaser. 4. Aufl. Haug, Heidelberg 1993.

Glaser, V.: Eutonie und Schmerzbewältigung. In: Derbolowsky, J. (Hrsg.): Psychosomatische Störungen. Verlag für Medizin, Heidelberg 1986.

Glaser, V. in: Glatzer, M. (Hrsg.): Neue Wege der Atem- und Körpertherapie. Die Psychotonik GLASER im Licht aktueller Entwicklungen. Hippokrates, Stuttgart 1997.

Glaser, U., Glaser, V.: Atemtherapie. In: Schimmel, K.-Ch. (Hrsg.): Lehrbuch der Naturheilverfahren. Hippokrates, Stuttgart 1990.

Glatzer, M.: Leiblicher Dialog und psychosomatisches Symptom. In: Glatzer, M. (Hrsg.): Neue Wege der Atem- und Körpertherapie. Hippokrates, Stuttgart 1997.

Glatzer, M.: Atem- und Leibphänomene in der Übertragung. In: v. Steinäcker, K. (Hrsg.): Der eigene und der fremde Körper. Edition LIT. Europe, Berlin 1994.

Herzog, M.: Phänomenologie des Schmerzerlebens. In: Hoefert, H.-W., Kröner-Herwig, B. (Hrsg.): Schmerzbehandlung: psychologische und medikamentöse Interventionen, E. Reinhardt, München/Basel 1999.

Lichtenberg, G. Chr.: Aphorismen. Reclam, Stuttgart 1984.

Plügge, H.: Vom Spielraum des Leibes. O. Müller, Salzburg 1970.

Schmitz, H.: Leib und Gefühl: Materialien zu einer philosophischen Therapeutik. Junfermann, Paderborn 1989.

Straus, E.: Die aufrechte Haltung (1949). In: Bräutigam, W. (Hrsg.): Medizinisch-psychologische Anthropologie. Wissenschaftliche Buchgesellschaft, Darmstadt 1980.

v. Uexküll, Th. (Hrsg.): Psychosomatische Medizin. Urban & Schwarzenberg, München 1998.

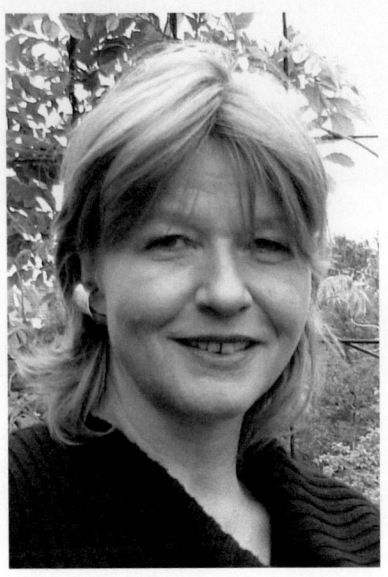

Autorin

Anna Bushart
Physiotherapeutin
Atem- und Körpertherapeutin Psychotonik Glaser® (AFA)
Heilpraktikerin (eingeschränkt auf das Gebiet der Psychotherapie)

seit 1982 freiberufliche Tätigkeit als Physiotherapeutin
seit 1993 eigene KG-Praxis in Bremen
seit 2003 als Atem- und Körpertherapeutin in Bremen tätig
(Psychotonik-Praxis und Institut)

Borderline-Störungen in der psychosomatischen Klinik

Eine Arbeit aus atem- & atempsychotherapeutischer Sicht

Ich heiße Barbara Gossner und habe die Ausbildung zur Atemtherapeutin nach Middendorf an der Atemschule von U. Schwendimann in Männedorf absolviert und im Jahre 2001 abgeschlossen. Mich interessierten schon damals die klinische Arbeit und das Vertiefen der Psychosomatik. Ich hatte damals im privaten Umfeld guten Kontakt mit einer borderline verletzten Person, doch ich konnte diesen Anzeichen noch keinen Namen geben.

Um die Atemarbeit zu vertiefen, begann ich aus eigener Initiative noch während der Ausbildung ein Praktikum an der Zürcher Höhenklinik in Davos. Die psychosomatische Abteilung war zu diesem Zeitpunkt gerade im Aufbau und so ergänzte sich meine Körperarbeit hervorragend zur Psychomotorik-Therapie, psychologischen Gesprächstherapien, themenzentrierten Gruppen und zu aktiven Therapien. Die Nachfrage für die Psychosomatik wurde immer größer und meine Arbeit etablierte sich schnell, so dass eine feste Anstellung für zwei Atemtherapeutinnen zu je 40 % daraus resultierte. Noch heute ist die Psychosomatik ein wichtiger Bestandteil im Therapiekonzept der psychosomatischen und seit 2005 auch auf der neugeschaffenen psychophysischen Abteilung.

Ich kam immer wieder in Kontakt mit borderline verletzten Menschen. Meistens stand auf der Diagnoseliste noch nichts von Borderline, doch ich fand bald heraus, dass viele meiner Patienten borderline Verletzungen aufwiesen. Aufgrund meiner rein atemtherapeutischen Ausbildung, stieß ich bald an meine Grenzen. Ich begann deshalb schon kurz nach meiner Ausbildung mit dem Aufbaustudium in Atempsychotherapie bei Stefan Bischof in Freiburg (D) am Institut für Atempsychotherapie. Aufgrund dieser Weiterbildung konnte ich meine Arbeit noch in weiteren Kliniken in Davos, der Thurgauischen Schaffhausischen Höhenklinik und in der deutschen Alexanderhausklinik, fortsetzen und während fünf Jahren vertiefen.

Borderline Phänomene

Grundlagen (laut T. Payk)

- emotional-instabile Persönlichkeit
- Erlebens- und Verhaltensstörung
- Ich-Störung: Unfähigkeit zum Aufbau reifer Objektbeziehungen
- Frauen sind häufiger als Männer betroffen, bis 15 % der Bevölkerung

Diagnostik

Borderline-Symptome gehören zu den frühen Störungen, entstehen meist in der psychischen Entwicklung der ersten drei Lebensjahre. Das ICH wird in ein gutes und böses Segment gespalten. Ein Mensch mit dieser Störung bzw. Verletzung kann sich nur entweder im guten oder im bösen Segment befinden. Das ICH ist noch nicht ausreichend ausgebildet, es besteht ein strukturelles Ich-Defizit. Die Person pendelt zwischen der Angst verschlungen zu werden (in der Nähe) und der Angst verlassen zu werden (in der Distanz). Der borderline verletzte Mensch identifiziert sich entweder mit dem guten Ich-Anteil oder mit dem Bösen, das heißt er spaltet sich aktiv.

Es gibt zudem keine klaren Grenzen zwischen ICH und DU. Die Wahrnehmung ist eingeschränkt auf der Denk- und Fühlebene. Lebt die Person gerade im minderwertigen Segment, fühlt sich die Person von allen abgelehnt und ist dann nicht in der Lage wahrzunehmen, was im Hier und Jetzt stattfindet, negiert z.b. Komplimente oder Zuwendungen. Ihr Zustand ist wie auf einem Trapezseil zu beschreiben, der Absturz ist die Lösung bzw. Erlösung. Oft entwickelt der borderline Verletzte Süchte: Kaufsucht, Esssucht, Selbstverletzung, sexuelles Ausagieren.

Therapieebene (nach Bischof)

Der borderline verletzte Mensch fühlt und empfindet nur als abgespaltene Teilperson. Ist die Person im guten Segment, fühlt sie sich entspannt und der Atem fließt. Die Person sucht dabei die völlige Verschmelzung zum Therapeuten.

Ist die Person allerdings im bösen/minderwertigen Segment, könnte der Therapeut zum Monster werden. Allenfalls „schlüpft" die Person sogar aus seinem

Körper, um sich zu schützen oder verlässt fluchtartig die Therapiestunde. In der Therapie geht es darum, das ICH zu stabilisieren.

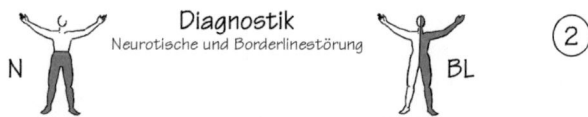

	Die ICH-Entwicklung ist geglückt	Kein stabiles ICH
Entwicklung	Die ICH-Entwicklung ist geglückt	Kein stabiles ICH
Grenzen	JA, Unterscheidung zwischen ICH+DU	instabil - die Grenzen verschwimmen
Konflikt	Trieb (Lustgewinn+Frustrationsvermeidung)	Nähe + Distanz (Verschlungen/verlassen sein)
Angst	Liebesverlust	ICH-Verlust (Auflösung, Fragmentierung)
Abwehr	Verdrängung (ins Unbewusste)	aktive Spaltung von gut und böse
Diagnose	funktionale ICH-Störung	strukturelles ICH-Defizit
Wahrnehmung	JA	eingeschränkt - keine ganzheitliche
Denken	JA	eingeschränkt - ganzheitlich nicht möglich
Körper	fühlt, empfindet als ganzer Mensch	fühlt, empfindet nur als abgespaltene Teilperson, im Extrem Nichterleben des Körpers, Rechts-Links-, Innen-Aussenraumunterscheidung,
Setting	Kontinuität, ICH-Botschaften, Introspektion, Selbstverantwortung des Klienten	Symbiose+Verliebtheit, primitive Idealisierung + Abwertung, Flucht + Therapieabbruch, projektive Identifikation, destrukt. Ausagieren
Gegenübertragung		Verwirrung, Aggression, Schuldgefühle

(Bild 1: Diagnostik Neurotische und Borderlinestörungen, vgl. Bischof 1997, S. 3)

Fallbeispiel 1

Ich berichte über eine Patientin, welche wegen einem chronischen Cervikal-syndrom nach einem Schleudertrauma in die Klinik eingewiesen wurde. Sie war bereits vier Jahre zuvor in stationärer Behandlung wegen eines Herpes, welcher die Mundhöhle und Speiseröhre befallen hatte. Zudem litt sie unter rezidivierendem Pfeifferschen Drüsenfieber. Nach Eintritt stellte sich bald heraus, dass ihr Leiden sehr vielschichtig war, wodurch ich mein Behandlungs-konzept daraufhin anpasste, da die cervikalen Schmerzen nicht im Vorder-grund waren. Bis zur Entlassung aus der Klinik, war sie fast zwei Monate sta-tionär. In dieser Zeit wurde durch den Sozialdienst ein betreutes Wohnen in ihrer Heimat organisiert. Es haben fünfzehn Therapiestunden bei mir statt-gefunden.

Die 27jährige Frau ist gelernte kaufmännische Angestellte. Bei den letzten zwei Anstellungen wurde ihr aufgrund häufiger Abwesenheit gekündigt. Sie wuchs als Älteste von vier Kindern in einer ländlichen Gegend auf. Das Verhältnis zu den Eltern sei sehr schlecht. Ihre Mutter sei Alkoholikerin und ihr Vater habe sie jahrelang missbraucht. Ihre Patentante habe dies gespürt und wollte sie damals aus der Familie nehmen, was die Eltern aber nicht zuließen. Sie fühlt sich von ihren Eltern im Vergleich zu ihren Geschwistern benachteiligt. Die Geschwister würden gelobt, sie jedoch getadelt. Sie fühlt sich von allen Menschen benachteiligt und ausgenutzt. Sie habe ihrer Nachbarin viel Geld geliehen, was sie nie mehr zurück erhalten habe.

Sie hat sich in den letzten Jahren bei ihrer Mutter hoch verschuldet (Fr. 20 000.-), was sie bewogen hat, wieder nach Hause zurückzukehren. Sie empfindet das Heimkehren als große Demütigung und steht damit weiterhin in einer großen Abhängigkeit. Das Zusammenleben mit ihren Eltern ist für sie unmöglich geworden. Als Beispiel nannte sie, dass die Eltern ihr die Schuld geben würden, wenn die Mutter wieder zu trinken beginne oder dass der Vater nun an Krebs erkrankt sei.

Frau M. leidet meiner Einschätzung nach an einer borderline Verletzung einhergehend mit einer Essstörung. In Momenten, in denen sie ihre Spannung nicht mehr aushält, kompensiert sie die Spannung bzw. Frust mit „Fressen". Sie leidet daher immer wieder an Übergewicht, wobei sie mit Laxantien abführt. Zudem ritzt sie ihre Arme, um einen weiteren Spannungsabbau zu bewirken. Teilweise äußert sie sich auch suizidal.

Sie hat ein stark vermindertes Selbstwertgefühl, findet sich unattraktiv und nicht liebenswert. Sie hat das Gefühl, dass ihr ganzes Umfeld sie ablehnt. Zudem ist sie nicht in der Lage Komplimente, Zuwendungen oder sogar Berührungen anzunehmen. In der Klinik ist dem Team aufgefallen, dass sie widersprüchliche „Geschichten" erzählte, so dass sie von anderen Patienten wiederum abgelehnt wird.

Ihr einziger Strohhalm ist das Warten auf ihre „Liebe in Malta" - ein verheirateter Mann - womit sie sich wieder in eine Abhängigkeit begibt. Sie idealisiert diesen Mann: Sie wartet bis dieser seine Beziehung aufgibt und ihr eine Anstellung und Wohnung in Malta besorgt, wo sie sich bei einem Sprachaufenthalt kennen gelernt haben. Ihr Befinden ist stark von ihrer Umwelt abhängig und damit verbunden sind starke Stimmungsschwankungen von himmelhochjauchzend bis zu Tode betrübt.

Therapieverlauf

Frau M. erzählte sehr offen über ihre Lebensgeschichte, wirkte dabei emotionslos. Sie berichtete, dass es große Überwindung braucht, die Therapien aufzusuchen. Ich habe mit ihr in der ersten Stunde eine klare Abmachung getroffen:

- Keine Berührung zum jetzigen Zeitpunkt
- Therapiestunden einhalten
- Sich mitteilen, wenn sie sich bedrängt fühle
- Sich melden, wenn sie die innere Spannung nicht mehr aushalte

Es wurde zudem auf der Station ein *Non-Suizid-Vertrag* aufgesetzt.

Sie wirkte auf mich meistens sehr bedrückt und traurig. Es schien die Patientin zu beruhigen, dass ich sie vorerst nicht berühren wollte.

Bei der Hockerarbeit zeigte sie sich sehr verkrampft, konnte „face to face" nicht entspannt sitzen. Dabei kreuzte sie stets die Beine oder presste die Schenkel aneinander. Zudem hatte sie Mühe in Augenkontakt zu bleiben oder allenfalls beobachtet zu werden. Danach haben wir uns seitlich, in einem Abstand von 1,5 m, zu einander gesetzt. Dabei konnte sie sich etwas entspannen und fühlte sich weniger ausgestellt. Sie zeigte wenig Körperempfinden und sprach immer wieder von innerer Kälte, was auch im Zusammenhang mit dem Missbrauch stehen könnte.

In den ersten acht Stunden war es ihr nicht möglich, sich selbst mittels Klopfen oder massierenden Griffen zu berühren. Ich habe ihr auf dem Hocker immer wieder klare Anweisungen (Struktur) gegeben, leitete erst Tastübungen an, so dass sie sich selbst nicht berühren musste. Dabei wurde der Atem noch gar nicht angesprochen.

Einmal gab ich ihr die Aufgabe, den Stuhl und das Stuhlbein abzutasten. Dies löste bei ihr eine starke Anspannung und Angst aus. Das Abtasten löste scheinbar eine Erinnerung des Missbrauchs aus, was sie im Gespräch danach mitteilen konnte.

Ich habe ihr verschiedene Hilfsmittel angeboten, solange sie sich selbst noch nicht berühren konnte, z.B. dass sie sich selbst mit einem Igelball massierte. Ich habe ihr einen Igelball zur Verfügung gestellt und den Auftrag gegeben, sich damit täglich liebevoll zu massieren.

Beim nächsten Mal gab ich ihr die Aufgabe in der Natur einen schön geschliffenen Stein zu suchen und ihn bei sich zu tragen, z.B. in der Hosentasche, um ihn bei erhöhter Spannung in den Händen zu halten und zu spüren.

Nach einigen Therapiestunden habe ich sie gebeten, sich mir in zwei Meter Entfernung gegenüber zu stellen und mir in die Augen zu schauen. Es bereitete ihr Mühe entspannt dazustehen, sie spielte mit den Fingernägel und konnte dabei den Augenkontakt kaum halten. Danach sollte sie eine stimmige Entfernung zu mir suchen, indem sie einen Schritt nach vorne und hinten machte, bis es ihr wohl dabei war. Sie machte dabei noch einen kleinen Schritt zu mir, suchte dann aber doch die weitere Entfernung, wo sie dann stehen blieb. Im Gespräch war sie jeweils froh, durch den Schreibtisch im Therapiezimmer, der zwischen uns stand, den nötigen Abstand bewahren zu können.

Wir haben ebenfalls nach Alternativen gesucht, wie sie mit ihrer inneren Spannung umgehen kann, damit sie nicht durch „Fressen" kompensieren muss. So haben wir mehrmals den praktischen Teil in die Turnhalle verlegt, wo wir unbeobachtet waren. Ich versuchte mit ihr Bälle zu kicken. Wir joggten durch die Halle und prellten dazu mit den Bällen, um einen Spannungsabbau zu üben. Als Verstärkung kam die Stimme hinzu; Laute wie „bäh", „wäh" oder auch „Nein", „weg" „geh fort", „möcht` ich nicht". Ein andermal joggten wir leicht durch die Halle und hechelten „ha", „hu". Das Hinzunehmen der Stimme bereitete ihr noch große Mühe.

Nach etwa zwölf Stunden machte ich den Vorschlag sie an den Füßen zu massieren, was sie freudig annahm. Ich wollte dabei möglichst in der Peripherie bleiben. Als „Schutz" deckte ich ihre Beine zu, um ihre Intimität nicht zu gefährden. In der nächsten Stunde wünschte sie eine Wiederholung der Fussmassage. Ich gab ihr zudem den Auftrag sich regelmäßig mit einer feinduftenden Lotion einzucremen.

Frau M. kam gerne zur Therapie und doch wirkte sie auf mich distanziert, ich spürte dabei ihre große Anspannung und nahm ihre Atmung als „Vogelatem" wahr. Die Stunde ermüdete sie jeweils sehr.

Persönliche Reflektion

- *In meinem Fallbeispiel habe ich nur eine mündliche Abmachung getroffen, da mit ihr bereits ein Non-Suizid Vertrag in der Klinik gemacht wurde. Es wäre aber sinnvoll, in der Privatpraxis einen detaillierten schriftlichen Vertrag aufzusetzen, um der Person Grenzen zu setzen, die eingehalten werden müssen.*
- *Notwendige Distanz einhalten, die Patientin wirkte dadurch weniger angespannt*
- *Nonverbales eingehen auf die Körpersignale (gepresste Schenkel, vermeiden von Augenkontakt etc.), in dem wir uns abdrehten für die Hockerarbeit. Dabei schien sie weniger Schamgefühle zu haben.*
- *Klare Anweisungen bei der Hockerarbeit geben Halt und Struktur.*
- *Tastübungen zur Förderung der Körperempfindung und Körpergrenzen.*
- *Stuhlbein: Jedoch das Abtasten und Entlanggleiten am Stuhlbein würde ich bei einer Borderlinerin, die einen Übergriff erlebt hat, nicht mehr anleiten. Dabei bestand die Gefahr einer Retraumatisierung.*
- *Persönliche Körpermassage durch den Igelball: Die Übung gefiel der Patientin, es fördert die Körperempfindung und -wahrnehmung und vermittelt ein positives Körpergefühl. (Vgl. auch das Eincremen mit einer fein duftenden Lotion)*
- *Nähe-Distanz-Übung: Die Patientin findet die nötige Distanz zum Therapeut, so dass sie sich dabei wohl fühlt und (ruhiger) atmen kann.*
- *Das Hinzunehmen der Stimme bereitete ihr große Mühe, da die Ich-Kraft noch zu wenig ausgebildet war.*
- *Füße massieren durch den Therapeut: Die Patientin fühlte sich zwar sehr wohl dabei und es wurde in der Peripherie (auf Distanz) gearbeitet, doch es könnte auch verfrüht gewesen sein, da die Gefahr einer malignen Regression besteht durch eine mögliche Spaltung.*
- *Abschließend kann ich sagen, dass ich im Fallbeispiel viele Therapiestunden angesichts des stationären Aufenthaltes durchführen konnte, doch um den Aufbau zu stabilisieren, habe ich sie zu Hause an eine Atemtherapeutin mit Borderline-Erfahrung weiterverwiesen.*

Fallbeispiel 2

Patientin aus der Klinik, welche sechs Wochen stationär war und bei mir etwa acht Therapiestunden hatte.

Frau D. ist 35jährig und Mutter von sechs Kinder. Das Älteste ist 14jährig und stammt aus einer früheren Beziehung. Ihr Mann ist derzeit arbeitslos. Die Patientin ist zum zweiten Mal in unserer Klinik, das letzte Mal trat sie mit 39 kg ein und nahm ein paar Kilos zu, um möglichst bald wieder entlassen zu werden. Auch diesmal liegt ihr BMI (Body Maß Index) im selben Segment. Jedoch sei sie diesmal sehr motiviert. Sie selbst sagt, sie habe mit Essen kein Problem. Frau D. ist sehr wortgewandt und analysiert ihre Situation. Sie selbst spricht von einer braven und bösen Seite in ihr. Es wurde in der Klinik ein Gewichts-Vertrag vereinbart, laut dem sie wöchentlich 300 - 500 g zunehmen muss, ansonsten werde sie sanktioniert.

Sie berichtet, dass ihre Mutter damals mit ihr ungewollt schwanger wurde. Ihre Eltern konnten ihr keine Liebe schenken. Sie erfuhr immer wieder Schläge und Missbrauch auf verbaler Ebene. Bei Besuch sei der Vater sehr liebevoll mit ihr umgegangen und sie habe die Nähe immer gesucht, wenn er einen „Jassabend" mit seinen Freunden hatte. Als 11jährige ging sie freiwillig zum Nachbar, welcher sie über längere Zeit missbrauchte. Sie glaubte so „Liebe" zu bekommen. Sie hat heute keinen Kontakt mehr zu ihren Eltern.

In der Teamkonferenz konnte ich vernehmen, dass sie zu Hause sehr wechselnd sei, die Stimmung jeweils im Hoch oder Tief schwanke, keine emotionale Bindung zu den Kindern möglich sei. Die älteste Tochter berichtet nun von ihrem Stiefvater missbraucht zu werden, was die Patientin aber nicht wahrhaben wolle.

Therapieverlauf

In die Therapie kam sie anfangs mit viel Widerstand. Dann begann sie alles positiv zu sehen und verherrlichte meine Arbeit.

Wir haben die ersten Stunden nur Hockerarbeit gemacht. Zuerst Tastübungen mit Händen und Füssen, indem sie z.B. mit den Füssen kreisende Bewegungen auf dem Teppich ausführte oder sich mit einem Igelball massierte. Später gab ich ihr den Auftrag, sich selbst am ganzen Körper zu massieren. Dabei gab sie mir immer wieder erstaunliche Feedbacks über ihre Empfindung und körperliche Wahrnehmung, doch mit ihrem wahren Selbst schien sie nicht in Kontakt zu sein. Sie zeigte sich übermotiviert und sehr willig.

In der Nähe-Distanz-Übung war sie absolut distanzlos, blieb im Abstand von 20 cm vor mir stehen. Sie war in den Therapiestunden stets im symbiotischen Zustand, wollte von mir behandelt werden, am liebsten gleich am Bauch. Es fühlte sich für mich an, als ob sie sich mir ausliefern wollte: „Mach' mit mir was du möchtest, aber berühre mich."

Ich ging vorerst nicht auf ihre Forderungen ein und übte nochmals die Nähe-Distanz-Übung, bei der sie diesmal mehr Distanz einhalten sollte. Ich musste dabei selbst Verantwortung für sie übernehmen, da sie es selbst noch nicht konnte.

Ich forderte sie auf, sich auf den harten Boden zu legen. Dabei gab ich ihr den Auftrag, ihre Körpergrenzen zu spüren. An der Wand sollte sie z.B. mittels Tennisball (hart) ihre Körpergrenzen ins Bewusstsein bringen. Zu einem späteren Zeitpunkt bot ich ihr das „Sich Tragenlassen" auf einer Matte an.

Sie fragte mich in jeder Stunde, ob ich sie auf der Liege behandeln würde. In der letzten Stunde habe ich ihrem Wunsch nachgegeben und behandelte ihre Körpergrenzen mit klaren und bestimmten Berührungen. „Es ist schön von Ihnen berührt zu werden, es geht mir gleich viel besser", war ihr Feedback. Ich massierte ihre Füße, dabei erinnerte sie sich plötzlich an ihren Vater, der sie an den Füssen kitzelte bis sie fast „bewusstlos" war. Sie reagierte ganz ruhig. Sie konnte die Berührung zulassen, ohne dabei Schmerzen zu empfinden.

Frau D. verließ die Klinik verfrüht (nur leichte Gewichtszunahme), da sie es nicht mehr aushielt. Zwar habe ich ihr zur Stabilisierung eine Atem- und Körpertherapie empfohlen, nebst einer Psychotherapie, doch sie wird sich diese höchstwahrscheinlich nicht leisten können.

Persönliche Reflektion

* *Die Patientin hat sich in meiner Therapie stets im positiven Segment befunden und mich dabei idealisiert.*
* *Kritik an anderen Therapeuten: Sie versuchte meines Erachtens eine Spaltung im Team zu bewirken.*
* *Tastübungen: Aufbau der Körpergrenzen, Stabilisieren des Ichs.*
* *Selbstbehandlung zur Förderung der Körperwahrnehmung und -empfindung und dabei lernen, liebevoll mit sich umzugehen.*

- *Sie befand sich sehr auf der Kopfebene und doch konnte sie ihre Empfindungen sehr differenziert wahrnehmen.*
- *Nähe-Distanz-Übung: Ich musste für sie die Verantwortung übernehmen, da sie distanzlos reagierte.*
- *Sich auf den harten Boden legen, um die Körperkonturen noch deutlicher zu spüren.*
- *Tragenlassen auf einer Matte, um eine Regression zu vermeiden.*
- *Wunsch nach Behandlung: Dabei setzte ich anfangs die nötige Grenze.*
- *Behandlung: Ich gab ihrem Drängen nach, da es kurz vor ihrem Austritt war. In der Behandlung versuchte ich jedoch klar und bestimmt zu bleiben. Trotzdem bestand die Gefahr einer Regression durch die Erinnerung an ihren Vater. Sie blieb jedoch sachlich und nüchtern.*
- *Verfrühte Abreise: Fluchttendenz*

Gefahr bei der Arbeit mit Borderline-Störungen (nach Bischof)

Die Arbeit auf der Liege ist grundsätzlich regressiv, dabei kann der borderline verletzte Mensch mit Spaltung reagieren, wenn durch das Atem-Erleben Gefühle auftauchen und er mit seinem wahren Selbst in Kontakt kommt.

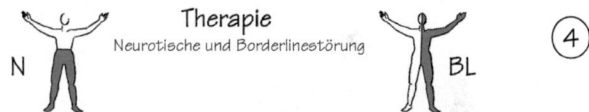

	Therapie Neurotische und Borderlinestörung	(4)
Intention	Unbewusstes soll bewusst werden	Das ICH soll stabil werden
Focus	Gefühl	Beziehung
Setting	Der Neurotiker kann freien Raum besetzen	Der BL verliert sich im freien Raum
Intervention	Ansprache, kontaktende Berührung aufdeckende und regressive Arbeit, Deutung und Spiegelung	Distanz, (Nicht)-Vertrag, Struktur- und Grenzsetzung, Realitätsbezug, Kognition
Verlauf	Der Klient kann Gefühle wahrnehmen, anschauen und an sein ICH anschliessen. Neuentscheidungen sind möglich	Der Therapeut konfrontiert destruktive Verhaltensmuster des Patienten, dieser erlernt Beziehungskonstanz und erlebt, dass eigene Gefühle ihn nicht vernichten
Regression	ist im Dienste des ICH`s	ist bedrohlich, das ICH ist gefährdet, der BL fragmentiert, löst sich auf, Psychosegefahr (Kunstfehler!)
Körperarbeit	ist fruchtbar, weil die vergessenen unbewussten, im Körper gespeicherten Gefühle vom ICH integriert werden können	nur bedingt, sie steht in einem ersten Schritt ganz im Dienst des Aufbaus des ICH`s

(Bild 2: Therapie Neurotische und Borderline-Störungen, vgl. Bischof 1997, S. 8)

Arbeit mit Borderline-Störungen (nach Bischof)

1. Phase: Hockerarbeit ohne Berühren und Augenkontakt

Sind klare Strukturen und Grenzsetzungen geschaffen, was einige Zeit in Anspruch nehmen wird, kann die Hockerarbeit mit dem Therapeuten zusammen, jedoch ohne Berührung und ohne Blickkontakt, eingesetzt werden. Die Übungen geben in ihrer starken Struktur Sicherheit. Sie können in der notwendigen, stimmigen Distanz zum Therapeuten ausgeführt werden. Der Patient kann sich in einer relativ stressfreien Beziehungssituation sich selber zuwenden, da sein ICH nicht bedroht ist. Der so wichtige Fokus auf die Beziehung ist ausgeblendet.

2. Phase: Partnerübungen mit Berühren und Augenkontakt

Der Patient lernt die Art, Zeitdauer und Intensität des Kontaktes zu bestimmen, in denen er in Kontakt sein kann, ohne sich abspalten zu müssen.

3. Phase: Gruppenarbeit

Der Patient lernt durch das Einstellen der richtigen Distanz bei sich selber zu bleiben, auch wenn andere da sind.

4. Phase: Einzelarbeit auf der Liege

Der Patient hat jetzt die Empfindung für sich und seinen Atem und lernt, sich durch Widerstand abzugrenzen, sowie sich durch Hingabe wieder anzunähern. Die Arbeit mit Widerstand ist dabei zentral. (Keine Dehnung, keine feine und keine stille Arbeit, weil dies die Spaltung fördert.)

Die unvermittelte Behandlungsarbeit auf der Liege ist unter diesem Blickwinkel nicht zu empfehlen, denn es wird zuviel regressive Nähe hergestellt, die den Patienten in die Spaltung nötigt. Spaltung heisst hier, dass sich der Mensch aus seinem Körper zurückzieht, statt sich in ihm zu beheimaten.

Schlussfolgerung

Die Arbeit mit borderline verletzten Menschen stellt eine große Herausforderung an den Therapeuten. Für eine sinnvolle Therapie braucht es sicherlich Vorkenntnisse über borderline Verletzungen und deren Umgang in der Therapie. Wie im Bericht beschrieben braucht es klare Abmachungen, Grenzen und Strukturen, an die sich die Person halten muss. Eine erfolgreiche Therapie braucht konstante und regelmäßige Sitzungen und dauert sicherlich über mehrere Jahre. Durch meine Erfahrung kann ich sagen, dass rein atemtherapeutische Maßnahmen auf der Liege, wie das Kommen- und Gehenlassen des Atems, kontraindiziert sind.

Literatur

Bischof, S.: Wenn die Grenzen verschwimmen. Borderline Phänomene. Referat AFA-Tagung, Hannover 1997.

Mahler, M.S.: Die psychische Geburt des Menschen. Fischer, Frankfurt a.M. 1975.

Payk, T.: Psychiatrie und Psychotherapie. Checklisten der aktuellen Medizin. 3. Aufl. Thieme. Stuttgart New York 1998, S. 282-283.

Strauss, K.: Neue Konzepte zum Borderline Syndrom. Junfermann, Paderborn 1994.

Adler, R.H./Herrmann, J.M./Köhle, K.: Psychosomatische Medizin. Uexküll, T. von.(Hrsg.): 5. Auflage. Urban & Fischer, München Wien Baltimore 1998, S. 381, S. 561, S. 600-610.

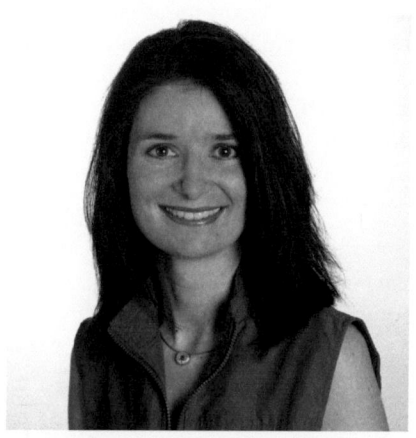

Autorin

Barbara Gossner
Atemtherapeutin dipl. SBAM
Atempsychotherapie nach S. Bischof
Klinische Praxis:
- Zürcher Höhenklinik Davos, Psychosomatik, 2001 – 2006
- Deutsche Alexanderhausklinik Davos, Dermatologie/ Pneumologie für Kinder, 2002
- Thurgauer Schaffhauser Höhenklinik Davos, Psychosomatik, 2003 - 2005
- Freiberufliche Praxis in CH-Glarus seit 2005

Atemtherapie für Menschen mit Borderline-Störungen

Frühe Störungen können uns zeitlebens beeinträchtigen. Beim Borderline-Syndrom treten sie im seelischen Grenzgebiet zwischen Psychose und Neurose auf. Wo liegen Chancen und Grenzen der Atemtherapie (nach Ilse Middendorf)?

Ich bin mir aus eigener Erfahrung bewusst, wie kränkend es sein kann, von einer „frühen Störung" zu sprechen. Je mehr wir darunter gelitten haben oder noch leiden, desto größer ist die Wahrscheinlichkeit, dass wir diese Zuschreibung abwehren. „Du bist gestört", hieß es vielleicht schon früh. Solche Kränkungen sitzen tief. Sie verleiten dazu, die Erinnerung daran zu verdrängen. Wer will schon an seine Schmerzen erinnert werden? Ich setze mich im vorliegenden Text zuerst mit dem auseinander, wie frühe Störungen entstehen und sich erkennen lassen, erläutere dann meine Arbeitsweise und veranschauliche diese an vier beispielhaften Falldarstellungen. Zunächst aber ein Wort zu dem, was „frühe Störungen" ausmacht.

Als Therapeutinnen sind wir auf ein gemeinsames begriffliches Verständnis angewiesen. Nur so können wir mit Arbeitskolleginnen und Kollegen, Krankenkassen, Ärztinnen und Ärzten sinnvoll zusammen arbeiten. Der Begriff „Störung" sagt mir zunächst: Hier ist ein Ungleichgewicht! Hinzu kommen viele spezifische Ausprägungen und auch Bewertungen wie: „Was, du kannst das nicht?", „Bist du eigentlich blöd?". In meiner Arbeit erlebe ich Klientinnen und Klienten, die froh sind, wenn ihr Leiden endlich benannt bzw. anerkannt und begrenzt wird. Groß scheint die Entlastung zu sein, wenn eine Ärztin, ein Arzt eine körperliche Erkrankung diagnostiziert und die Angst vor psychischer Erkrankung etwas bannt. Durch das Benennen des psychischen Leidens wird meine Arbeit vielfach lebendiger und zielorientierter. Einfühlend und sorgsam ins Wort zu nehmen, was geschehen ist, schafft Transparenz! Der Mensch lernt sich und sein Leiden ernst zu nehmen und kann darin wachsen.

Wie frühe Störungen entstehen und sich erkennen lassen

Werden in der frühen Kindheit die ursprünglichen Bedürfnisse wie Essen, Trinken, Wärme, Berührung, Blickkontakt und Ruhe nicht angemessen befriedigt, entstehen Symptome einer frühen Störung. Das gilt besonders auch für traumatische Ereignisse wie der Tod einer nahen Bezugsperson, ein Unfall oder schwere Krankheiten. Sie können ein kleines Kind folgenschwer aus dem Gleichgewicht werfen. Das Vertrauen in die Welt geht verloren. Das Kind fühlt sich nicht willkommen und geborgen. Es kann sich nicht vertrauensvoll in seinen eigenen Körper einbetten. Es bleibt verhangen in seinen Ängsten vor Verlassenheit, Kälte, Hunger und vor dem Tod. Aus Mangel an Bezugspersonen kann sich das Ich nicht genügend ausbilden.

Menschen mit Symptomen einer „frühen Störung" litten oder leiden Mangel. Sie tun oft viel dafür, um diesen Mangel nicht erkennen und spüren zu müssen. Kompensatorische Aktivitäten sind beispielsweise: Viel Essen, Beziehungen wechseln, Wissen anhäufen, extreme Sportarten betreiben. Sie können helfen, sich vom Mangel abzulenken. Menschen mit Symptomen einer „frühen Störung" neigen vermehrt zu Sucht- und selbstdestruktivem Verhalten. Sie haben nie wirklich genug bekommen. Das Leben mit all seinen Anforderungen ist für sie oft unerträglich. Das starke Ich fehlt, um das Leben so zu anerkennen, wie es ist. Persönlichkeit entsteht, wenn ein Kind von einer lebensbejahenden Bezugsperson „gespiegelt" wird und mit ihr in Resonanz schwingen kann. Fehlen diese positive Rückmeldung und Resonanz, so kann das Kind sich selbst kaum erkennen. Klar „Ja" oder „Nein" zu sagen, ist dann schwierig. Dem Kind fehlt ein wirklicher Bezug zu sich und zur Umwelt. Gewalt, Schmerz, Verführung, Manipulation, Widerstände und Verweigerung, bis hin zur Selbstauflösung, dienen als Ersatz. Sie gehören zum Alltag und bieten Möglichkeiten, gleichwohl zu überleben.

Auf erwachsene Menschen mit Symptomen einer „frühen Störung" treffen wir in allen Lebensbereichen. Mütter, Väter, Lehrerinnen, Lehrer, Therapeutinnen, Therapeuten, Lehrmeisterinnen, Lehrmeister, Geschäftsleute, Politikerinnen und Politiker zählen dazu. Sie haben Machtpositionen inne, die ihnen (bewusst oder unbewusst) helfen, eigenen Mangel zu kompensieren. Sie entscheiden über das Wohl von Kindern, Angestellten, Gemeinschaften und der Natur. Tragisch ist, wenn Menschen mit Mangel mit dem Mangel von anderen operieren. Das zeigt sich beispielsweise in der Werbung. Sie verspricht, Mangel ohne Leiden und Anstrengung zu beseitigen.

Eigene Atempraxis und Arbeitsweise

Mein Atem begleitet mich. In einer lebensbejahenden Umgebung atmet ein Baby innig und lebendig. Es atmet freudvoll ein und aus. Es geht auch freudvoll dem Leben entgegen. Es entwickelt sich zu einem kräftigen und lebensfrohen Menschen. In einer von Mangel, Krankheit oder Gewalt geprägten Umgebung zieht sich ein Kind zusammen. Das Lebendige geht immer mehr verloren. Es bleibt, hart ausgedrückt, eine leere Hülle zurück. Der Atem kommt und geht. Er hält den Organismus aufrecht. Er ist nicht mehr verbunden mit dem Wesen des Kindes. Aus dem Einatem, der dem Leben entgegen kommt, dem Ausatem, der vertrauensvoll loslässt und der Atemstille, die Ruhe schenkt, wird ein vom Kinde losgelöstes Versorgungsinstitut. Kommen Menschen mit Symptomen einer frühen Störung zu mir in die Atempraxis, so haben sie (und ich) einen langen gemeinsamen und schmerzhaften Weg vor sich.

Sie wollen ihren Mangel nicht weiter spüren und möchten, dass es ihnen besser geht. Sie möchten ihre Realität möglichst vor der Atemtüre lassen. Doch gerade diese Menschen können nicht genügend verdrängen. Sie können sich nichts mehr vormachen und suchen deshalb Hilfe. Ihr Dilemma äußert sich in den beiden Aussagen: „Sag mir, wie und was du wahr nimmst!" Und: „Bitte, sag es mir nicht!" Sie denken oft „schwarz - weiss" und teilen die Welt in gute und böse Menschen ein. Sie nehmen einmal nur alles in „weiss" wahr. Dann bin ich für sie die beste Atemtherapeutin. Finden sie meine „Kritik" nicht angebracht, so werde ich zur „schwarzen" bzw. schlechten Atemtherapeutin. Sie möchten Authentizität erleben, doch dazu braucht es ein starkes Ich. Der Weg dahin ist schmerzhaft. Er verlangt viel Geduld und Einfühlungsvermögen von allen Beteiligten.

Als Atemtherapeutin öffne ich all meine Sinne für den Atem. Kommt ein Mensch zu mir in die Praxis, so reagieren mein Atem und der Atem der Klientin unmittelbar auf das Geschehen. Es kann ein Aufatmen entstehen (oh toll, eine schöne Praxis, etc.) oder der Atem bleibt für einen Moment ganz weg (oh, so habe ich sie/es mir nicht vorgestellt). Hilfreich ist der Versuch, Übertragungen und Gegenübertragungen bewusst wahr zu nehmen. Was bringt eine Person an Unausgesprochenem mit? Was nehme ich im Raum wahr? Freue ich mich auf die gemeinsame Arbeit? Ich muss mich selbst gut kennen, um zwischen dem unterscheiden zu können, was die Person hinein trägt und was zu mir gehört. Bin ich klar in meiner Ausdrucksweise oder entsteht Verwirrung zwischen mir und der Klientin, dem Klienten? Bin ich freudig gestimmt oder plötzlich traurig und schwer? Habe ich nach der Stunde das Gefühl: Das war gut so? Oder: Ich konnte nichts bewegen und bin eine schlechte Atemtherapeutin? Notwendig ist für mich hier die Supervision. Sie hilft mir, meine Anteile und Schattenseiten zu beleuchten. Auch bei gutem Zugang zum Atemrhythmus und Wissen über Zusammenhänge von Körper, Seele und Geist erweist sich die Supervision als unabdingbar.

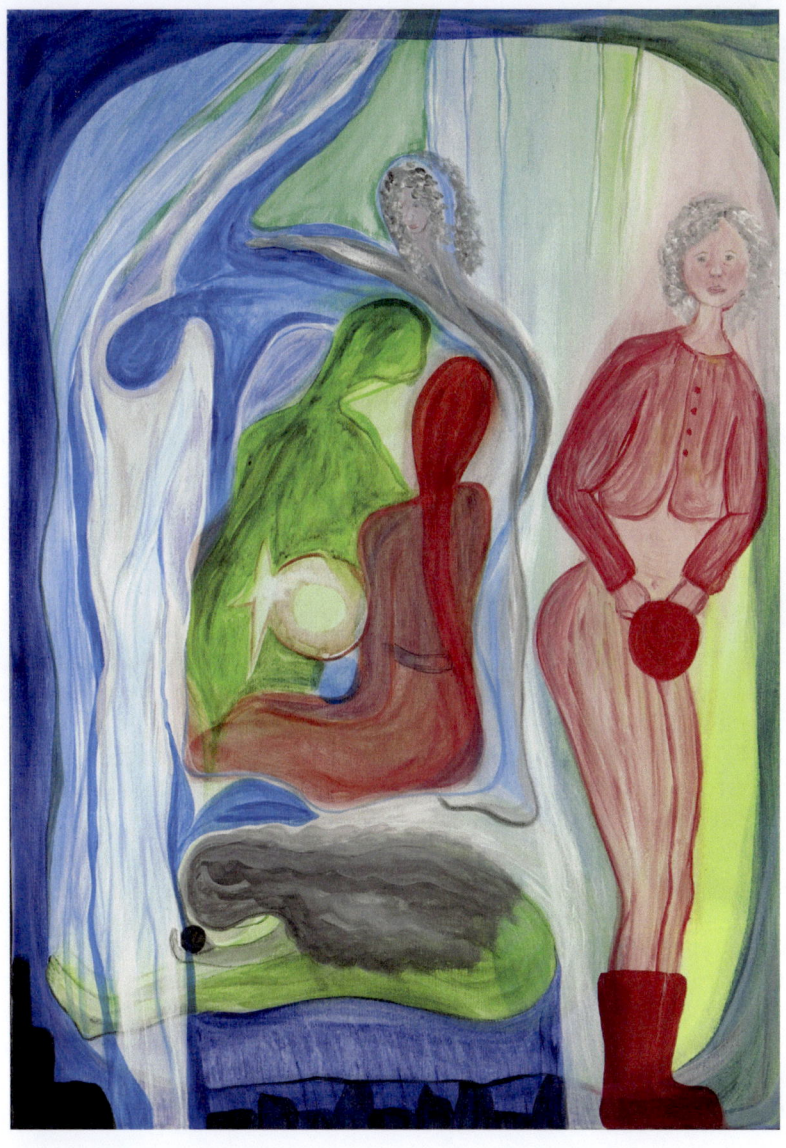

Esther Schwald 2006
Schuld und Scham 50x70 cm

Beispiele aus der Praxis

Ich greife im Folgenden vier anonymisierte Beispiele aus meiner Praxis auf. Die unterschiedlichen Schilderungen stehen teilweise für ähnliche Lebenslagen. Sie dokumentieren somit meine Erfahrungen mit vielen Klientinnen und Klienten. Ich lasse sie zunächst weitgehend für sich sprechen, kommentiere die Beispiele nur kurz und assoziativ mit Auszügen aus eigenen Notizen und ergänze sie noch durch eine Erfahrung mit einer Atemarbeit mit einer Gruppe.

Ein Körper – Bild einer Klientin

Frau Arbold ist 60 Jahre alt. Sie kommt etwa alle zwei bis drei Wochen in die Atemtherapie. Sie ist an Brustkrebs erkrankt. Die medizinischen Behandlungen waren erfolgreich. Jetzt hat sie Angst vor einem Rückfall. Als sie noch ein kleines Mädchen war, verlor sie ihre Mutter. Sie hat ihrem Vater geholfen, die jüngeren Geschwister aufzuziehen. Wie ich sie sprechen höre: „Mein Haus ist brüchig und schon alt. In einem Haus wohnen, das nur noch wenige beachten, wenn überhaupt? An der Fassade hinunterschauen, all die Mängel erkennen? Nein, in mein Haus mag ich nicht einziehen. Das Haus meiner Nachbarin, meines Nachbarn ist das bessere Haus. Das Geld fehlt für eine grundlegende Renovation (Lifting). Eine sanfte Renovation könnte noch gehen."

Als sanfte Renovation sehe ich meine Arbeit mit dem Körper von Frau Arbold, den ich anfassen darf. Einem Haus ähnelnd, oft mit geschlossenen Fenstern und Türen. Viele Zimmer sind unbewohnt. Im Estrich sitzt eine einsame Person, die keinen Zugang mehr hat zu den Treppen, dem Flur und den Zimmern. Alleine in ihrem Estrich sitzend, fühlt sich die Frau nicht mehr wohl. Sie möchte ihre weiteren Zimmer bewohnen, weiss aber nicht, wie sie die Treppe hinunter kommen soll, ob all den Ansprüchen (Gesundheit, Körperkult, Silikon, neue Gelenke).

Die sorgsame Arbeit mit dem Körper, mit dem Atem schafft Verbindungen. Die „frühe Störung" in ihrem Umfeld, unter anderem der schmerzhafte Berührungsmangel, wird von ihr erkannt. Ein Bein, das plötzlich spürbar wird, ein Gedankengebilde, das ins Bewusstsein kommt, ein Gefühl das gefühlt wird, ein Impuls der wahrgenommen wird. Ein Glücksgefühl, endlich zu sein.

Schmerz, Schmerz, Schmerz

Frau Brunner meldet sich telefonisch mit einer weichen und warmen Stimme bei mir. Sie habe schon Erfahrungen gemacht mit der Körperarbeit. Ihre Freundin habe von mir erzählt und mich empfohlen. Sie wolle gerne einmal bei mir vorbeikommen.

Frau Brunner kommt pünktlich zur ersten Atemstunde. Ihre Art zu sprechen ist freundlich und zuvorkommend. Sie ist dezent und gepflegt gekleidet. Ihre Ausstrahlung hat etwas naiv-kindliches an sich. Ich mag sie auf den ersten Blick. Ihre Augen sind groß und erwartungsvoll auf mich gerichtet. Ich fühle mich auch gleich gewillt zu fragen: „Was führt sie zu mir?" Beinahe hätte ich gefragt: „Wie geht es Ihnen?" Sie erzählt mir von ihren vielen körperlichen Leiden. Ihr Schmerz scheint sich langsam im Atemzimmer auszubreiten, wie eine schwarze Wolke. Ich fühle mich elend. Sie tut mir leid in ihrem Schmerz. Ich frage Frau Brunner, was für sie hilfreich war bis jetzt. Sie zählt einige Medikamente auf, Massagen und Gesprächstherapie. Auf die Frage, was sie sich von mir erhoffe, erwünsche, sagt sie lächelnd: „Dass sie meine Schmerzen wegzaubern, im Nacken, im Kopf, im Bauch!" - „Was erzählen Ihnen Ihre Schmerzen denn?" Ihre Augen werden dunkler und sie wirkt trauriger. Sie erzählt von ihren vielen Versuchen, ihr Leben in den Griff zu bekommen. Sie sei eine auserwählte Verliererin. Für andere Menschen habe das Leben viel mehr Schönes auf Lager als für sie. Ob sie sich hinlegen dürfe, fragt sie nach einiger Zeit gequält. Die Körperarbeit, die Massage tue ihr gut. Der Schmerz sei weniger spürbar, wenn sie liege. Ich lade sie ein, sich auf der Liege nieder zu lassen. Sie wählt die Rückenlage und wünscht sich eine mittlere Rolle als Unterstützung für den unteren Rücken.

Ich setze mich auf meinen Arbeitshocker und nehme meinen eigenen Atemrhythmus wahr. Frau Brunner erzählt liegend weiter von ihren Schmerzen, von ihrem Leiden. Sie rennt mit ihren Schmerzen um die Wette. Ich fühle mich hilflos dem Geschehen gegenüber. Schmerz, Schmerz, Schmerz! Wo ist Frau Brunner? Sie hört und sieht mich nicht. Sie scheint in Gefangenschaft zu sein. Ich halte ihre Füße. Ich halte ein wenig mich selbst daran fest. Ich lasse ihr den Schmerz, ihre Klagen und ihr so Sein! Frau Brunner kommt seit achtzehn Monaten wöchentlich zu mir. Es entsteht ein Ringen um ihre Schmerzen. Sie hält die Schmerzen fest in ihren Händen. Ich denke an Schmerz, wenn Frau Brunner in der Agenda steht. Ich fange an, die Schmerzen zu hassen. Sie verunmöglichen es mir, mit Frau Brunner in Beziehung zu kommen.

Aus meinen Notizen:

Frau Brunner ist 34 Jahre alt und lebt alleine in einer kleinen zwei Zimmer Wohnung. Wenn sie es in ihrer Wohnung und mit sich selbst nicht mehr aushält, meldet sie sich in der Psychiatrischen Klinik an. Das kommt ungefähr einmal im Jahr vor. Seit acht Jahren geht sie wöchentlich in eine Gesprächstherapie. Sie ist ein Einzelkind. Ihre Mutter hat keine Kinder mehr bekommen können. Sie kennt das Alleinsein. Ihre Mutter war schon immer schwer leidend. Sie hielt sich wegen einer Depression in einer Klinik auf. Ihren Vater erlebte Frau Brunner als jähzornigen Alkoholiker. Sie weiss, was ein sexueller Missbrauch ist. Sie erzählt viel, ohne jede Gefühlsregung. Der Körper schmerzt weiter. Auf Grund der Geschichte von Frau Brunner und ihren diffusen Schmerzen gehe ich davon aus, dass Frau Brunner eine „frühe Störung" hat.

Seit einiger Zeit arbeite ich mit Frau Brunner vorwiegend im Sitzen, Stehen und Gehen. Im Liegen fühlte sich ihr Atem weich und fließend an. Auch passte er sich, fast liebevoll, mir und meiner Hand an. Sie habe meine Berührungen gern, sagte sie nach jeder Stunde. Doch frage ich mich immer mehr, ist da überhaupt jemand zu Hause in diesem Körper? Ich selbst spüre kaum Konturen. Ich versinke fast in ihr. Erfasse ich Strukturen, so fühlen sich diese hart an. Da gibt es nichts mehr zu rütteln. In meinem wachsenden Verständnis für die „frühe Störung" wird mir bewusst, dass es für Frau Brunner vorerst zuviel ist, in ihrem Körper zu sein. Ihre Schmerzen, das Sprechen über Gott und die Welt helfen mit, sie von sich selbst wegzutragen. Was ist für Frau Brunner hilfreich? Was macht das Leben für sie attraktiv? Ihre jetzige Lebenssituation beschreibt sie als „Scheiße". Bei „frühen Störungen" steht die Beziehungsarbeit im Vordergrund. Doch was macht eine Beziehung aus? Gegenseitiges Wohlwollen, Verständnis für den anderen Menschen, Einfühlung, echt sein in seinen Gefühlen und Aussagen? All das hat sie nicht erfahren in ihrer Kindheit. Wie es sich anfühlt, vertrauensvoll aufzuwachsen, weiss sie nicht. Kommt sie dem Vertrauen näher, wird der Schmerz für sie noch unerträglicher! Erst wenn sie etwas bekommt, fühlt sie, was sie nicht gehabt hat!

Wir arbeiten mit festen Gegenständen, die ihr Halt vermitteln. Sie kann sich und ihren Körper wahrnehmen, wenn sie ihren Fuß mit einem Tennisball massiert. Der Tennisball kommt ihr nicht zu nah. Ein Besenstiel zwischen unseren Händen. Sie hält sich fest auf der einen Seite, und ich halte mich fest auf der anderen Seite. Stossen, schieben, kämpfen ist erlaubt. Sie genießt die angstfreie Kampfsituation. Sie strahlt für kurze Augenblicke. Die Schmerzen melden sich vehement. Wir nehmen die Schmerzen ernst, lassen uns Zeit. Frau Brunner kann und will nicht ruhig auf dem Hocker sitzen. Sie kriecht wie ein Tier auf meinen Kissen herum, bis sie ein Plätzchen für sich gefunden hat. Sie möchte eine Decke haben, auch ein Glas Wasser nimmt sie gerne entgegen. Ich sitze bei ihr und lasse Bilder, Empfindungen Gefühle und Impulse wie Langeweile kommen und gehen.

Seit geraumer Zeit möchte sie von mir immer wieder mal in den Arm genommen werden. Sie möchte mir nahe sein. Einen Zusammenhang zwischen körperlichem und psychischem Schmerz will sie (noch) nicht wahrhaben. Sie zählt Inhalte aus dem Leben auf. Eins und eins gibt drei. Mit meiner Hilfe gibt eins und eins manchmal zwei. Ich frage: „Könnte es sein, dass sie auf Grund ihrer Erfahrungen zu Hause und in der Schule einfach nicht aufpassen konnten?" Das Gewahrwerden dieser Möglichkeit erlöst Frau Brunner einen Augenblick von ihrem Schuld-Gefühl, nichts zu können. Sie wirkt fast glücklich! Sie mag mich in diesem Augenblick. Ich bin ihr eine Hilfe. Zusammen sind wir stark! Ein Moment der wirklichen Zweisamkeit, Ich und Du, klar und unterschiedlich. Sternstunden für mich und Frau Brunner.

Es gibt aber auch eine Null im Zahlensystem. Frau Brunner hat Angst vor der Null, dem Nichts. Steht die Null im Vordergrund, dann sieht die Welt für sie anders aus. Dann hat sich die Nachbarin wieder einmal nicht bei ihr entschuldigt und der Herr Quatschkopf ist ohnehin gemein. Was weiter führt, ist meine Frage an sie: „Ist Ihr Kreis leer oder voll?" Frau Brunner versteht diese Sprache. Sie liebt Spielereien dieser Art, die Wesentliches erahnen lassen.

Vor der Türe wäre auch nicht schlecht

Frau Clair war lange Zeit in der Psychiatrischen Klinik. Sie kommt seit fünf Jahren ca. alle zwei Wochen in die Atemtherapie. Ich lade sie ein, auf dem Atemhocker Platz zu nehmen. Den Beckenkreis kenne sie schon, stellt sie gelangweilt fest. Es mache ihr Angst, wenn sie die Bewegung im Becken spüre. Sie wisse nicht warum, es sei einfach so. Ich ermutige sie weiter zu üben, weiter zu gehen. „Sie kommen doch deswegen zu mir, oder?" Sie lacht.

Alle paar Wochen frage ich sie: "Was möchten sie von mir?" Nicht immer findet sie eine Antwort darauf. Auf meine Frage "Wie weit entfernt und wo muss ich sitzen, damit es Ihnen wohl ist?" nimmt sie den Hocker und stellt ihn direkt vor meine Knie. „Vor der Türe wäre auch nicht schlecht", sagt sie halb lachend, halb wütend. Wir testen aus, wie viel Abstand sie braucht. Ich fordere: „Wir bleiben beide in diesem Raum für eine Stunde, egal was passiert." Sie willigt ein.

Unsere Hockerstunde leite ich an mit: „Es gibt die beiden Sitzhöcker, die auf der Sitzfläche aufliegen, die Sitzhöcker haben Konturen, sie können hart sein, warm, kühl. Erinnern Sie sich an das Anatomiebild der Sitzhöcker, das ich Ihnen gezeigt habe? Wenn ein Bewegungsimpuls da ist im Beckenboden, so geben Sie der Bewegung nach, ohne die Struktur, das Knochige der Sitzhöcker zu verlieren." Frau Clair braucht klare Anweisungen, damit sie bei ihrem Körper bleiben kann.

Schon nach kurzer Zeit verdreht Frau Clair ihre Augen. „Meine Sitzhöcker machen mir weh", sagt sie verdrossen. Ich weise sie darauf hin, dass der Schmerz, das Holperige sein darf: „Der Schmerz muss nicht weg." Sie bewegt ihre Hände, während sie redet. Die Bewegung hat etwas Ringendes an sich. Ich spiegle ihr die Bewegung mit meinen Händen. „Ja, die Hände fühlen sich angenehm an", sagt sie. „Ich kann mich selbst festhalten so." - „Geht es so besser, im Becken zu sein? Ja?" - „Wenn ich ehrlich bin, scheißt es mich jetzt an!" Mein erster Impuls auf ihre Aussage ist, etwas Neues anbieten zu wollen. Doch ich bleibe bei meiner Intention: Alles was ist, darf sein; und wir bleiben beide da, im Raum, in unserem Becken!

In der Gegenübertragung nehme ich die unangenehme Stimmung wahr. Übelkeit und Schwindel überkommt mich. Frau Clair kann kaum mehr ihre Augen offen halten. „Ich falle nächstens vom Stuhl", sagt sie leise. Meinen eigenen Atemrhythmus spüre ich kaum mehr. Soll ich etwas Neues anbieten oder ist es gut noch im Becken zu arbeiten? Was mache ich da überhaupt? „Was will ich eigentlich?" „Legen sie sich auf den Boden", fordere ich Frau Clair auf. Sie friert, der Körper zittert. Ich bringe ihr eine Decke und reiche ihr intuitiv meine Hand.

„Halten Sie sich fest an meiner Hand! Atmen Sie weiter! Lassen Sie den Ausatem fließen. Tönen Sie ‚SCH' mit dem Ausatmen!" Ich kann sie kaum spüren: „Drücken Sie so fest Sie können meine Hand!" Sie kann Gegendruck geben! Ich bin froh darüber! „Es fühlt sich so ekelig an - da, zwischen den Beinen", sagt sie nach längerer Zeit teilnahmslos. Von ihrem sexuellen Übergriff hatte sie mir schon erzählt. Fakten um Fakten, grausam und hart. „Er und ich, die Hand, der Hals, die Enge, keine Luft mehr!" Ich bleibe bei ihr sitzen, halte ihre Hand und horche auf die Worte, auf den Atem der zwischen uns fließt. Sie scheint meine Anwesenheit zu schätzen.

Aus meinem Notizen:

Habe ich Frau Clair überfordert? Einen Moment lang verschwimmen die Grenzen zwischen ihr und mir. Ist ihr Ich noch nicht stark genug, dem Geschehen in die Augen zu schauen? Ich lese im Arbeitspapier „Frühe Störungen: Borderline" von Stefan Bischof: „Psychisch und körperlich gibt es beim Menschen mit Symptomen einer ‚frühen Störung' keine klaren Grenzen zwischen dem Ich und dem Du. Auch die Wahrnehmung ist eingeschränkt. Denken und Fühlen können nur unabhängig voneinander funktionieren. Sie sind stark vernebelt oder getrübt.

Ist eine Klientin im minderwertigen Segment (Selbstentwertung) lebt sie in einer Art magischen Welt, die zu diesem Segment passt („Alle lehnen mich ab") und ist nicht in der Lage, das wahrzunehmen, was im Hier und Jetzt stattfindet (Kompliment, Zuwendung, Berührung etc.).

Ich bin so blöd

Frau Dalcher schickt mir ihre Geschichte per Post zu. Seite um Seite hat sie von Hand, gut zu lesen, vollgeschrieben. Sie könne besser darüber schreiben als davon erzählen. Instinktiv werbe ich um Frau Dalcher. Aus einem innigen Bedürfnis heraus, mache ich ihr Komplimente. Sie ist sehr kunstvoll angezogen. Im Warteraum singt sie klangvoll und schön. Es entsteht eine Atmosphäre von Zuneigung. Zu distanzlos sind unsere Begegnungen. Ich nehme es zu spät wahr. Erst als Frau Dalcher in eine Panikattacke kommt, wache ich auf. Ich ließ mich von ihrer Geschichte einfangen. Ich wollte nur noch helfen! Wir mussten uns neu organisieren, neu strukturieren. Jetzt sitzen wir weit auseinander.

„Ich bin so blöd!" ist eine Lieblingsaussage von ihr. Sie ist verliebt, immer wieder. Sie hat sich aus Liebeskummer umbringen wollen. Sie schwärmt von schönen Menschen. Menschen, die schon fast nichts mehr Menschliches an sich haben. Ist ihre Geschichte zu grauenvoll? Kann sie es sich (noch) gar nicht leisten, dazu zu stehen?

Aus meinen Notizen:

Ich habe in der Begleitung von Frau Dalcher „versagt". Es macht mich traurig, dass es so ist. Ich habe viel gelernt von ihr. Ich bin ihr auch dankbar. Frau Dalcher kommt nicht mehr in die Atemtherapie.

Gruppenstunde

Fünf Frauen kommen seit einiger Zeit in meine Gruppenstunde. In der Gruppenstunde ist der Kontakt nicht so direkt und unmittelbar wie in der Einzelstunde. Die Gruppenmitglieder können sich gegenseitig unterstützen. Sie merken: Es geht auch anderen so wie mir. Meine Anleitung: „Wir lassen die Fersen abwechselnd auf die Erde auffallen. Links, rechts, hörbar, spürbar, immer weiter. Wir benennen laut die Seite, die gerade dran ist. Also, links, rechts, links, rechts, usw.." Ich mache alle Übungen mit. Das Benennen der Seiten aktiviert spielerisch den Ausatem, das Loslassen.

Die Arbeit mit der linken und rechten Körperseite unterstützt das Zusammenfügen der beiden Körperhälften. Der Widerstand vom Boden und das Auffallen lassen der Fersen auf den Boden unterstützen die Ich-Kraft. Ich höre und spüre mich. Auch die anderen hören mich. Ich bin! Der Atem und die Bewegung haben immer mehr miteinander zu tun.

Frau Grunder macht es sichtlich Freude. Alle zusammen lassen gleichzeitig die Fersen fallen. Der Rhythmus der Teilnehmerinnen gleicht sich immer mehr an. Bis es fast von selbst geschieht! Wir lassen die Kontrolle für einen Moment, ohne dass es bedrohlich wird. Das Erleben, dass es nicht lebensbedrohlich ist, in der Realität, im eigenen Atem zu sein. Sich dem Lebensfluss zu überlassen. Wir bleiben im Rhythmus, „links-rechts", und nehmen wahr, was uns zukommt. Das kann Langeweile sein, Unlust, Wut, Freude. Im Bleiben in der stereotypen Bewegung (links-rechts), baut sich Energie auf. Diese Energie ruft nach Entladung. So kann zum Beispiel der Impuls entstehen: Jetzt habe ich genug davon!

Ich sage: „Es ist möglich, dass jemand von uns mit einer anderen Bewegung, einem anderen Rhythmus ausbrechen will. Ich kann ja zu jeder Zeit wieder zurückkommen in den Gruppenrhythmus." Alle bleiben im Gruppenrhythmus. Niemand getraut sich auszubrechen. Ich lasse meine Füße auf dem Boden herum tanzen, leicht und freudvoll und komme wieder zum „Fersen auf den Boden auffallen lassen, links - rechts", zurück.

„Ich werde sehr traurig", sagt Frau Grunder „Ich möchte den Gruppenrhythmus nicht verlassen. Es ist wie das Kind, das zum ersten Mal in den Kindergarten geht, weg von der Mutter!" Frau Grunder hat wunderbar erfasst, um was es geht. Die Gruppe, der Kreis, bietet die Symbiose an, alle machen das Gleiche, fortlaufend. Später darf die Symbiose verlassen werden. Es ist möglich, immer wieder zurück zu kehren. Frau Grunder hat keine konstanten Beziehungen erleben dürfen. Sie kennt nicht: Ich bekomme genug! Ich darf mein Eigenes ausprobieren und werde immer noch geliebt! Ich werde in meiner Eigenständigkeit unterstützt! Sie hat erlebt: Ich bekomme nicht genug! Was mein Eigenes ist, weiss ich nicht! Das Abwenden ist lebensbedrohlich! Eigenständigkeit gibt es nicht!

Hilfreiche Atemarbeit

Für mich ist die Arbeit mit dem „Erfahrbaren Atem" (nach Ilse Middendorf) eine hohe Kunst unter den Körperarbeiten. Meinen Atem erleben können, so wie er von selbst kommen und gehen möchte, bedingt eine gute Kenntnis meiner Stärken, Schwächen und Begehrlichkeiten. Der Atem lässt sich manipulieren, so, wie ich mich selbst und auch andere Menschen manipulieren kann. Der Körper dient als Gefäß (Erde), in dem sich die anderen Elemente wie Wasser (Körpersäfte), Feuer (Leber etc.), Luft (Lunge) verkörpern können. Entsteht ein Ungleichgewicht in der Welt der Elemente, so ist es gut, eine wache Beobachterin (Ich-Kraft) zu haben, die das Ganze wieder ins Gleichgewicht bringt. Ist die Beobachterin nicht zu Hause oder zu schwach, so kann das Haus eher Feuer fangen oder es gibt einen Wasserschaden.

Ich möchte ein Erlebnis aus meiner Ausbildungszeit zur Atemtherapeutin erzählen: Nach vielen Stunden Üben am Erfahrbaren Atem wurde mein Körper immer nachgiebiger. Der Zugang zu meinem eigenen Atemrhythmus wuchs, und ich erlebte viele freudvolle Stunden. Ich fühlte mich immer kräftiger und mein Selbstwertgefühl nahm zu. Es kam eine Zeit, da spürte ich viel Unruhe in meinem Bauch und Beckenraum. Ich spürte, erahnte und roch förmlich die Wut (Feuer), die sich aus meinem Becken Platz machen wollte. Wohin mit meiner Wut, schrie es in mir. Es war wie eine Eingebung: Lass die Bewegung des Ausatmens nicht zurück schwingen, sondern lass den Ausatem einfach versickern. So blieb es in meinem Becken ruhig (atemstill) und ich fühlte mich wieder sicher vor der drängenden Wut.

Ich kam nicht um meine Wut (Feuer) herum, denn wir übten uns im Zulassen des Atems. Der Einatem und der Ausatem durften sich den Weg in meinen Beckenraum suchen. Kommt Luft zum Feuer, so brennt es lichterloh. Nur noch Wut (Feuer) zu sein war für mich (Beobachterin) zu bedrohlich, zu viel. Die Wut hatte mich und nicht mehr ich hatte eine Wut. Unbewusst musste ich gewusst haben, dass ich viele Menschen brauche, um meine verdrängte Wut zuzulassen. Ich bin den Menschen dankbar, die mich in meiner Wut begleiteten. Diese eine Erfahrung mit meiner Wut reichte nicht aus, sie zu besänftigen. Mein Weg zu meiner Wut, Trauer, Freude begann erst wirklich. Das Wasserelement, die Bewegung, das Zulassen, das Weiche brauchte mehr Zuwendung von mir. Ich habe noch andere unterstützende Wege gesucht.

Die Craniosacrale Osteopathie und die Atempsychotherapie. Ich bin eine begeisterte Tänzerin der fünf Rhythmen nach Gabrielle Roth geworden. Heute kann ich wütend sein, ohne den Boden unter meinen Füssen zu verlieren. Meine Beobachterin hat einen Umgang gefunden mit den Gedanken, den Emotionen und Gefühlen, den Bewegungsimpulsen und den Empfindungen.

Für Menschen mit Symptomen einer „frühen Störungen" kann es eine Überforderung sein, den Atem bewusst zu lassen. Der bewusst zugelassene Atem versucht aus sich heraus zu verbinden. Er möchte die Emotionen und Gefühle durch den Körper ins Leben kommen lassen; Anteile des Menschen, die nicht lebendig sind, aufwecken und integrieren. Möchte ich die Wut im Becken nicht haben, so will ich den Atem auch nicht ins Becken lassen. Ist die Wut zu stark und die Ich-Kraft zu schwach, so kann es zu einer Überflutung kommen.

Die Arbeit mit dem Erfahrbaren Atem eignet sich für Menschen mit „frühen Störungen". Alle Übungen, welche die Spürfähigkeit unterstützen, sind sehr hilfreich. Alle spielerischen Übungen mit dem Atem unterstützen das Nachwachsen der Ich-Kraft. Übungen mit dem Widerstand sind unabdingbar. Abgrenzungsübungen vom Ich zum Du helfen dem Menschen, sich im Leben zu orientieren.

Die Arbeit mit dem Erfahrbaren Atem ist klar strukturiert. Einfache Bewegungsabläufe unterstützen die Atmung. Der Körper wird eingeladen, sich zu bewegen. Es wird klar benannt, was gemeint ist. Das sind alles Dinge, die dem „früh gestörten" Menschen Unterstützung geben können.

Als Atemtherapeutin ist es gut zu wissen, dass es nicht nur Symptome einer „frühen Störung" gibt, sondern auch konkrete Möglichkeiten, betroffenen Menschen zu helfen. Die Atemtherapie erweist sich nach meinen Erfahrungen und Kenntnissen als wertvolle Chance. Um sie wahrzunehmen, ist es auch wichtig, die angesprochenen Grenzen zu sehen und zu anerkennen.

Literatur

Asper, K.: Verlassenheit und Selbstentfremdung. dtv GmbH & Co.KG, München 1991.

Bauer, J.: Warum ich fühle, was du fühlst. Intuitive Kommunikation und das Geheimnis der Spiegelneurone. Hoffmann und Campe, Hamburg 2005.

Bischof, S.: Wenn die Grenzen verschwimmen. Borderline Phänomene. Referat AFA-Tagung 1997.

Fischer, K.: Kemmann, E., Der Bewusste zugelassene Atem. Theorie und Praxis der Atemlehre. Urban & Fischer, München 1999.

Jacobs, D.: Die menschliche Bewegung. Kallmeyer'sche Verlagsbuchhandlung. Seelze-Velber 1990.

Keleman, St.: Verkörperte Gefühle. Der anatomische Ursprung unserer Erfahrungen und Einstellungen. 4. Aufl. Kösel, München 1992.

Levine, P./Kline, M.: Verwundete Kinderseelen heilen. Kösel, München 2004.

Mahler, M./Bergmann A.: Die psychische Geburt des Kindes. Fischer, Frankfurt am Main 1980.

Maaz, H.: Der Lilith-Komplex. Die dunklen Seiten der Mütterlichkeit. 5. Aufl. Beck, München 2003.

Middendorf, I.: Der Erfahrbare Atem: Eine Atemlehre. Junfermann, Paderborn 1986.

Middendorf, I.: Der Erfahrbare Atem in seiner Substanz. Junfermann, Paderborn 1998.

Neubeck, K.: Atem-Ich. Stroemfeld/Nexus, Frankfurt am Main 1992.

Reimer, B. /Eckert, J.: Psychotherapie. Ein Lehrbuch für Ärzte und Psychologen. Springer, Berlin 1996.

Servan-Schreiber, D.: Die neue Medizin der Emotionen. Stress, Angst, Depression. Gesund werden ohne Medikamente. 11. Aufl. Kunstmann, München 2004.

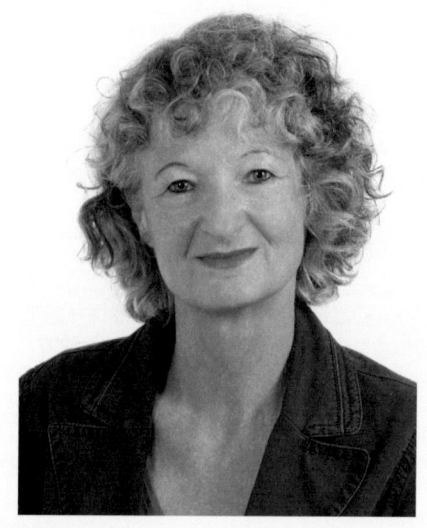

Autorin

Esther Schwald Mäder
geb. 1950
Atem- und Körpertherapeutin mit eigener Praxis in Basel

Atemtherapie bei psychosomatischen Beschwerden
unter besonderer Berücksichtigung der Arbeit an der Körperhaltung

Einleitung

Die Lehre des *Erfahrbaren Atems* von Ilse Middendorf bildet die Grundlage meiner Praxisarbeit. Im Zentrum steht, wie dies der Name ausdrückt, das Erfahren des Atemgeschehens. Der Atem wird nicht willentlich geführt. Vielmehr zeigt diese Methode einen Weg auf und bietet Hilfen an, um den natürlichen, meist unbewussten Atem bewusst wahrzunehmen und seine Gesetzmäßigkeiten und Wirkungen kennenzulernen. Wir betrachten den Atem als Ausdruck der Ganzheit des jeweiligen Menschen. Ganzheit meint dabei die Einheit von Körper, Seele und Geist (vgl. Middendorf 1984 Fischer / Kemmann 1999).

Im Vordergrund steht für mich der pädagogische Ansatz der Atemlehre oder konkreter ausgedrückt, der Mittelweg zwischen therapeutischem und pädagogischem Anspruch. "Heilen ist gleich Lehren, Lehren ist gleich Heilen." (vgl. Middendorf 1984, S. 84). Dabei fließen Kenntnisse aus meiner früheren Tätigkeit als Sozialarbeiterin und Erwachsenenbildnerin in das Gestalten der Beziehung und in die Arbeit mit den Klientinnen ein.

Aus der Fülle der Möglichkeiten und Wirkungsweisen der Atemtherapie werde ich im Folgenden zwei wichtige Arbeitsprinzipien herausgreifen, kurz skizzieren und anhand von zwei Beispielen in der praktischen Anwendung erläutern. Arbeitsschwerpunkte sind ein übendes Experimentieren zur Findung einer atemgerechten Körperhaltung sowie die Entwicklung des Empfindungsbewusstseins.

Arbeitsprinzip 1
Haltung und Atem beeinflussen sich gegenseitig

Voraussetzung für die freie Entfaltung des Atems ist eine wohlgespannte Muskulatur. Gleichzeitig unterstützt die freie Atembewegung eine aufrechte Körperhaltung. Ist z. B. der Oberkörper gebeugt oder werden Muskeln durch hochgezogene Schultern zu sehr angespannt, so wird dadurch die Bewegung des Zwerchfells und der Rippen und damit gleichzeitig die Atmung eingeschränkt.

Auch die seelisch-geistige Verfassung wirkt sich direkt auf den Atem aus und findet in der körperlichen Haltung ihren Ausdruck. Ein zögerlicher oder ängstlicher Mensch wird sich sowohl in seiner Haltung wie auch in seinem Atem leicht zurücknehmen. Entsprechend beeinflussen eine ausgewogene Körperhaltung und ein freier Atem das seelische Befinden. Wir kennen Ausdrücke wie: "Ich bin wieder im Lot" oder "Dieser Mensch hat Rückgrat".

Ziel der Atemarbeit ist daher ein eutonischer, d. h. wohlgespannter Zustand des Menschen. Dies bedeutet eine gute Spannung der Muskulatur, eine optimale Beweglichkeit in den Gelenken, Durchlässigkeit des Körpers für die Atembewegung und psychische Wachheit.

Arbeitsprinzip 2
Eine geschulte Empfindungsfähigkeit ermöglicht einen wichtigen Bezug zu sich selbst

Empfindungsfähigkeit meint ein achtsames, spürendes Wahrnehmen des Körpers und damit auch der Bewegungen des Atems. Dies wird möglich durch die Bereitschaft, sich in einer Körpergegend zu sammeln, was gleichbedeutend ist mit innerer Anwesenheit. Die daraus entstehende Erfahrung ermöglicht einen besseren, für viele Menschen geradezu neuen Bezug zum eigenen Körper und darüber auch zu sich selbst. Durch die wachsende Fähigkeit, sich im Körper zu sammeln und die Bewegungen des Atems zu empfinden, entwickelt die Übende allmählich ein leibliches Selbstbewusstsein.

Die Atembewegung entsteht durch die Bewegung des Brustkorbes und des Zwerchfells beim Atmen. Diese Bewegung kann sich über das Gewebe und die Muskulatur im ganzen Körper ausbreiten. Beim Einatmen geben die Rumpfwände nach außen hin nach, und beim Ausatmen schwingen sie wieder zurück. Mit achtsamer innerer Anwesenheit kann diese Atembewegung im ganzen Körper wahrgenommen werden.

Therapeutische Schritte

Die genannten Arbeitsprinzipien werden in den folgenden Angeboten aufgenommen:

*   In der **Behandlungsarbeit**: Die Klientin liegt bekleidet auf einer Liege. Durch unterschiedliche Bewegungen und Berührungen meiner Hände

kann ich zu einer Lösung ihrer verspannten Muskulatur beitragen und ihren Atem anregen. Die spürsame und intensive Ansprache durch meine Hände ermöglicht der Liegenden, sich in der entsprechenden Körpergegend zu empfinden und die Bewegung ihres Atems wahrzunehmen. Sie ist angesprochen, innerlich anwesend zu sein und sich atmend zu erfahren.

- Spezifisch ausgewählte <u>Übungen</u> im Sitzen, Stehen und z. T. im Liegen unterstützen die gleichen Absichten (vgl. Middendorf 1984, S. 127ff und Faller 2006, S. 60 ff). Auch hier ist nicht Leistung gefragt, sondern die spürende innere Anwesenheit der Übenden.

Ich unterscheide zwischen konkreten *Bewegungsübungen* und *Übungsweisen, die in den Alltag integriert werden können.* Beispiele für letzteres sind ein normales, jedoch bewusstes Gehen mit etwas Vorlage und dem Abrollen der Füße, im Stehen ein langsames Pendeln von einem Fuß auf den anderen oder das innere stumme Tönen eines Vokales während des Atmens. All dies ist möglich, ohne dass eine Tätigkeit unterbrochen werden muss oder Aussenstehende das Geschehen bemerken.

- <u>Im Gespräch</u>: Das bewusste Wahrnehmen des Atems bringt der Klientin ein Wissen aus eigener Erfahrung. Sie erlebt den Zusammenhang von Haltung und Atem am eigenen Körper. Oder sie bemerkt z. B. ihren schnellen, beinahe gehetzten Atemrhythmus und seine schrittweise Veränderung durch die Atemtherapie. Solche Erfahrungen führen oft zu unmittelbarer Selbsterkenntnis. Im Gespräch kann die Klientin das über den Atem Erlebte in Bezug zu ihrem Verhalten im Alltag reflektieren.

Methodischer Schwerpunkt

Ich lasse Klientinnen sehr bald die Erfahrung machen, wie sich kleine Veränderungen der Körperhaltung auf den Atem auswirken. Dies gelingt z.B. dadurch, dass sie ihren normalen Stand einnehmen, dann langsam aus den Fußgelenken den ganzen Körper etwas nach hinten und nach vorne verlagern bis zu der Position, in der der Körper aufatmen kann. Die meisten Menschen können diese Gegend leicht finden. Die entsprechende Haltung ist vielen jedoch nicht vertraut. In den überwiegenden Fällen ist im Vergleich zu der gewohnten Haltung etwas mehr Vorlage angezeigt.

Die freie Entfaltung des Atems ist ein innerer Leitfaden, den wir alle zur Verfügung haben. Nicht das von außen Vorgegebene ist richtungsweisend, sondern vielmehr die eigene innere Bewegung. Es ist der Atem der Klientinnen, der ihnen Antworten gibt. Meine Aufgabe sehe ich darin, die Menschen an dieses ihnen innewohnende Wissen heranzuführen.

Außerdem empfehle ich Übungsweisen, die ohne besonderen Zeitaufwand in den Alltag integriert werden können. Ich mache der jeweiligen Klientin jeweils verschiedene Vorschläge und wir suchen gemeinsam, was sie als nächstes ausprobieren mag. Sie soll keinen Leistungsdruck erleben, sondern eine spannende Erfahrung machen können. Diese Art des Übens fördert die Empfindungsfähigkeit, unterstützt eine Haltungsänderung und hilft den Menschen, sich immer wieder ihres Körpers und ihres Atems bewusst zu werden.

Es geht dabei nie darum, "willentlich" zu atmen, d.h., den Atem bewusst in eine Körperregion zu schicken. Vielmehr soll der Körper so gelöst und bewusst werden, dass der Atem sich den ihm zustehenden Raum nehmen kann. Herbert Fritsche hat dies folgendermassen formuliert: *"Den Atem selbst können wir nicht schulen. Wer älter und weiser ist als wir, bedarf der Belehrung durch uns nicht. Aber wir können seiner Fülle Raum gewähren, wir können uns ihm eröffnen in entspannter Willigkeit zur Hingabe an seine flutende Belebung. Dann aber müssen wir ihm alles aus dem Weg räumen, was sein Walten behindern könnte."* (vgl. Fritsche 1984, S. 21).

Erstes Behandlungsbeispiel

Frau B., 48-jährig, in verantwortungsvoller Position, nennt folgende Beschwerden: Erschöpfungszustände, Durchschlafstörungen, wiederkehrend auftretende Atemnot, "Enge in der Kehle" und Heiserkeit in Stresssituationen und beim Sprechen vor Menschen. Es wurde keine medizinische Ursache gefunden. Zur Entspannung nahm sie wöchentliche Massagen.

Zu Beginn der Behandlungen fielen mir folgende Gegebenheiten auf: Eine Frau, die gedanklich viel arbeitet und im Alltag wenig körperbewusst ist; leichte Rücklage beim Stehen, durchgestreckte Knie, im Sitzen hochgezogener Oberkörper, Muskelverspannungen im ganzen Rückenbereich, deutlich erhöhter Muskeltonus auch in den Oberschenkeln und im Bauchbereich, verminderte Beweglichkeit in den Fußgelenken, tendenzieller Hochatem, beim Ausatmen wenig nachgiebiger Brustkorb, kurzer erschöpfter Ausatem, bei Entspannung sehr lange Atempausen. Während der Behandlung war Frau B. innerlich oft abwesend.

Behandlungsverlauf

Mehr Raum und Gelassenheit zu finden war ein erstes Thema. Aus atempä-
dagogischer Sicht kann die Qualität des „Sich-Tragenlassens" dies ermöglichen. Ich meine damit die Fähigkeit, sich spürend dem Boden, dem tragenden Grund anzuvertrauen (vgl. Middendorf 1984, S. 32).

In den ersten Stunden haben wir durch die Behandlungsarbeit das leibliche
Empfinden im Becken, in den Beinen und im Rücken geweckt. Frau B. fiel es
danach leichter, sich von der Liege tragen zu lassen. Dabei erlebte sie ein
Nachlassen der inneren Anspannung sowie einen freieren und volleren
Atem. Sie merkte selbst, wie wenig sie im Alltag ihre Beine und den Kontakt
zum Boden spürte. Und sie entdeckte, wie sie durch das Hochziehen des
Oberkörpers beim Sitzen und ihre leichte Rücklage beim Stehen Bauch und
Rücken verspannte. In Stresssituationen verstärkten sich diese Tendenzen
und führten zu der erwähnten Atemnot. Sie richtete ihren Bürostuhl ihrer
Körpergröße entsprechend ein und wir erarbeiteten ein müheloses Sitzen.

Übungsweisen, die sie beim Warten an der Bushaltestelle oder beim Gehen
mit einbeziehen konnte, nahm sie gerne auf. Ich hatte die Übungen so aus-
gewählt, dass ihr die Füße und Fußgelenke bewusster wurden und sie gleichzeitig die Muskulatur für mehr Vorlage trainierte. Dies entlastete ihre Gelenke.
Dadurch entspannte sich die Rücken- und Bauchmuskulatur, und Frau B.
konnte wieder tiefer durchatmen. Dies wiederum führte zu mehr Gelassenheit. So kam sie ein nächstes Mal strahlend etwas zu spät: "Sie sehen, ich genieße den Weg ohne gehetzt zu sein und bin nun schon vorbereitet." Vom
Fenster aus konnte ich mit Freude sehen, wie sie mit Bewusstsein in den
Beinen das Wegstück zur Haustür zurücklegte. Konkrete Bewegungsübungen
wollte sie nur vereinzelt aufnehmen. Das Üben im Alltag und die Behandlungen entsprachen eher ihrem Bedürfnis. Sie entdeckte neue innere Räume,
konnte sich länger sammeln und genoss am Schluss der Stunde ihren gelassenen Atem und das wohlige Sein im Körper.

Frau B. hatte sich in der Vergangenheit mit Psychologie und Verhaltens-
mustern befasst. Erfahrungen aus den Therapiestunden konnte sie selbst in
Bezug zu ihrem Alltag bringen. Sie gönnte sich jetzt bewusst mehr Pausen.
Um einer möglichen Atemnot vorzubeugen, lernte sie verschiedene Übungen, die zur Lösung des Zwerchfells und einer tieferen Atmung führen. Es
sind dies u.a. der Vokal U, stumm "gesungen" oder "aufgenommen" während
des Einatmens (vgl. Middendorf 1984, S. 63) oder ein sanfter Druck auf Mittel-,
Ring- und Kleinfingerkuppen (vgl. Middendorf 1984, S. 139ff), außerdem

natürlich die erarbeitete atemgerechte Körperhaltung. Die größere Bewusstheit in Becken und Beinen, dem tragenden Fundament des Körpers, vermittelte ihr Standfestigkeit und Kraft. Anspannungen im Schulter- und Nackenbereich konnten daraufhin allmählich nachlassen, der Brustkorb wurde weicher und der Ausatem länger. Das verschaffte ihr Erleichterung beim Sprechen, und das Wissen um mögliche Hilfestellungen in Stresssituationen vermittelte ihr Sicherheit.

Es gelang Frau B. nun, ohne Mühe vor Gruppen zu sprechen. Sie freute sich dabei über ihre wachsende leibliche Präsenz. Während der Behandlungen hatte ich oft ihr innerliches "Weggehen" bemerkt, und ich sprach sie darauf an. Sie kannte ähnliches Verhalten aus ihrem Alltag. Nun übte sie während der Behandlungen, in sich gesammelt und gleichzeitig im Kontakt mit meinen Händen zu bleiben, d.h., sich über die Atembewegung innerlich wahrzunehmen. Die dabei entstandene gute Spannung und Wachheit entgingen ihr nicht. Sie motivierten sie, sich im Alltag auch in der Gegenwart anderer Menschen immer wieder in ihrem Körper zu sammeln und sich atmend zu spüren. Ein sichtbares Resultat zeigte sich in den Ferien. Sie erholte sich, ohne sich wie bis dahin aus dem Kontakt mit ihrer Familie zurückziehen zu müssen.

Die neu gefundene Haltung wurde ihr allmählich vertraut. Sie schenkte ihr nun auch im oberen Brustkorb einen freieren Atem und mehr Leichtigkeit. "So bin ich viel selbstbewusster", kommentierte sie ihr Empfinden. Kurz darauf sprach Frau B. vor weit über tausend Menschen, ohne Beschwerden, ruhig und mit Freude. Sie wusste, wie sie sich innerlich und leiblich vorbereiten konnte. Auch ihre Schlafstörungen waren nun weitgehend verschwunden, und Erschöpfung war kein Thema mehr. Als Ausgleich zu ihrer verstandesorientierten beruflichen Tätigkeit kommt sie in unregelmässigen Abständen weiter in Behandlungsstunden.

Ergänzender Kommentar: *Ich erlebte Frau B. grundsätzlich als geistig sehr wache und bewusste Frau mit hohen Ansprüchen an sich selbst. Sie pendelte hin und her zwischen großer Konzentration und Erschöpfung. Hier galt es, das leibliche Bewusstsein und die Fähigkeit des Sich-Tragenlassens zu fördern. Dadurch verbesserte sich ihre Grundspannung, und sie gewann Vertrauen in den Atem und in sich selbst.*

Zweites Behandlungsbeispiel

Herr K., 37-jährig, fiel an einem heissen Tag beim langen Stehen in Ohnmacht. Seither litt er unter Schmerzen in den Beinen und im Schultergürtel, an Schwindel und an einer oft auftretenden nervösen Unruhe, manchmal an leichter Hyperventilation. In den vergangenen dreieinhalb Jahren war er bei verschiedenen Ärzten und Therapeuten in Behandlung gewesen, allerdings ohne den gewünschten Erfolg. Man fand keine Ursache für den Schwindel, und so wurde ihm zur Beruhigung ein Medikament verschrieben. Durch einen Chiropraktiker fand Herr K. schließlich den Weg zur Atemtherapie. Für ihn war es, wie er damals sagte, "ein letzter Versuch."

Behandlungsverlauf

In der Behandlungsarbeit konnte er mit meiner Hilfe die Muskelverspannungen in seinem Rücken, seinem Schultergürtel und an seinen Beinen spüren. Bisher hatte Herr K. mehr die Schmerzen als die Verspannungen wahrgenommen. Am Schluss der ersten Stunde fragte ich ihn nach seiner gewohnten Haltung im Stehen. Wir experimentierten mit mehr Vor- und Rücklage. Die konkrete Erfahrung, dass auch kleine Änderungen zu einem freieren Atem und etwas weniger Schmerzen in den Oberschenkeln führten, motivierte ihn zur Weiterarbeit. Ich versuchte, mich in seine Haltung einzufühlen, und konnte eine Art "innere Schreck- oder Festhaltung" spüren, die sein Körper wohl unmittelbar vor dem Sturz eingenommen hatte. Gemeinsam suchten wir danach, welche Übungsschritte er am liebsten aufnehmen mochte. Zunächst half ihm das bewusste langsame Verlagern des Gewichtes von einem Bein auf das andere: Ein spürendes inneres Sich-Niederlassen, um einen bewussten Kontakt zum Untergrund herzustellen. Es folgten Übungen zur Verbesserung der Beweglichkeit der Sprunggelenke. Im Alltag konnte er dies auch auf dem relativ steilen Heimweg trainieren. Ausserdem machte er unterschiedliche dehnende und lösende Atemübungen, beispielsweise das horizontale Kreisen des Beckens im Stehen, das Rumpfkreisen (vgl. Middendorf 1984, S. 43ff) oder im Liegen das Ablegen der aufgestellten Beine im Wechsel zur rechten und linken Seite. Ich empfahl ihm, diese Bewegungen genussvoll und mit innerem Gespür zu machen. Allmählich konnte er wahrnehmen, wie der Atem sich der Bewegung zuordnete, diese ausfüllte. Dadurch erfuhr er eine neue Erlebnisqualität. In der Behandlung konnte er sich nach und nach in die bisher schmerzenden Gegenden vorwagen und sich dort auch innerlich spüren. Dabei kam eine tiefe Traurigkeit zum Ausdruck. Das war für ihn ein neues und gleichzeitig erleichterndes Erleben, denn bisher hatte er seinen Gefühlen wenig Raum gegeben.

Nach dreizehn Therapiestunden war der Schwindel verschwunden. Herr K. konnte wieder durchschlafen, und die Schmerzen in den Beinen waren nur noch vereinzelt spürbar. Sie meldeten sich jedoch regelmässig bei seinen Versuchen, sich wieder sportlich zu betätigen. Herr K. machte täglich Atemübungen. Im Widerstand zum Boden erlebte er die Verlässlichkeit seiner Beine, und beim Hochkommen aus der Hocke mit der Kraft des Ausatems konnte seine Vitalität fließen (vgl. Middendorf 1984, S. 148ff). Die Rückenrolle am Boden gab ihm Schwung und regte seinen Atem an. Sein Rücken wurde beweglicher, seine gesamte Rückseite allmählich kraftvoller und bewusster. Jetzt konnte er auch im Rücken die Atembewegung empfinden. Er kam seiner ursprünglichen Lebendigkeit und einer freieren Haltung näher. Trauer über Ungelebtes tauchte in ihm auf und die Einsicht, dass ein altes Verhaltensmuster ihn damals an dem heissen Tag unnötigerweise zum Durchhalten bewogen hatte. In Zukunft wollte er besser für seine Bedürfnisse einstehen. Im Gespräch wurde ihm bewusst, dass es nun darum ging, die über den Atem wieder gefundene Kraft konstruktiv im Leben einzusetzen. Das gelang ihm erst, als ihm in einer Behandlungsstunde durch das Wahrnehmen muskulärer Verspannungen eine bisher zurückgehaltene Wut und die daraus resultierende Trotzhaltung bewusst wurden. Endlich konnte er dieses gestaute Gefühl ausdrücken. Ein gelegentlich trotziges Verhalten war ihm bekannt, oft aber unerklärlich. Jetzt erkannte er dessen wirklichen Ursprung. Bald zeigten sich positive Auswirkungen am Arbeitsplatz. Der Weg war frei, sich wieder am Leben zu freuen und seine Spontaneität und Kreativität zuzulassen. Seine Rückmeldung in der letzten Stunde: "Es ist jetzt viel lebendiger mit meiner Familie, und ich kann mich wieder sportlich betätigen." Er war nun beschwerdefrei und benötigte keine Medikamente mehr.

Ergänzender Kommentar: *Was hier zu einer Besserung beitrug, war einerseits die hohe Motivation des Klienten dank der in der ersten Stunde erfahrenen Zusammenhänge und andererseits auch seine Fähigkeit, auf den gewohnten Leistungsanspruch zu verzichten und sich auf das spürende Wahrnehmen und Üben einzulassen.*

Schlussfolgerungen

Bei psychosomatischen Beschwerden kann die Atemtherapie durch ihre ganzheitliche Ausrichtung eine wirkungsvolle Hilfe sein.

Der therapeutische oder pädagogische Ansatz geschieht über das Leibliche, im hier beschriebenen Sinne auch über die Körperhaltung. Dies führt zu konkreten Erfahrungen, die von den Betroffenen auch gedanklich nachvollzogen werden können. Für manche Menschen ist dies eine wichtige Voraussetzung, um sich auf eine therapeutische Arbeit einlassen zu können.

Wichtigster Arbeitsschwerpunkt ist die Entwicklung der Empfindungsfähigkeit, d.h. das achtsame, spürende Wahrnehmen der eigenen Leiblichkeit und des Atems. Dies erfolgt einerseits über die Behandlung am bekleideten Körper und andererseits anhand von Übungen, die eigenständig gemacht werden können. Diese Möglichkeiten erlauben unterschiedliche Zugänge zu Menschen, die nicht gewohnt sind, sich berühren zu lassen.

Übungsweisen, die im Alltag aufgenommen werden, unterstützen das Finden einer wohlgespannten, atemgerechten Haltung und ermöglichen den Hilfesuchenden einen eigenständigen Umgang mit ihrem Atem. Sie lernen, wie sie sich mit einfachen Verhaltensweisen selbst helfen können. Dadurch können sie Vertrauen finden in ihre eigenen Möglichkeiten, was sehr entlastend wirkt.

Das Erfahren des Körpers und des Atems öffnet vielen Menschen einen neuen Zugang zu sich selbst. Zusammenhänge zwischen äußerer und innerer Haltung erfahren sie am eigenen Leib. Dieses erlebte Wissen kann Anstoß für Veränderungen sein. Diese zu vollziehen, setzt allerdings voraus, dass dem betreffenden Menschen die dazu erforderliche Kraft zur Verfügung steht. Durch die Arbeit am Atem kann diese Kraft entscheidend gestärkt werden.

Eine Haltungsänderung betrifft den Menschen in seiner Ganzheit und bedeutet ein Umlernen. Auch wenn sich einzelne Beschwerden bereits nach kurzer Behandlungszeit verringern können, ist meistens ein längerer Zeitraum erforderlich, um eine bleibende Verbesserung zu erreichen.

Voraussetzung für die hier aufgeführte Arbeitsweise ist eine gewisse "Ich-Stärke" der Klientinnen, um sich ihrem Inneren zuwenden zu können, Übungsvorschläge umzusetzen, sich in der Behandlungsarbeit in den Kontakt mit der Therapeutin einzulassen und Verantwortung für den eigenen Prozess zu übernehmen. (Ist dies nicht gegeben, kommen weitere Arbeitsschritte zur Anwendung, die darzulegen diesen Rahmen sprengen würde.)

Die beschriebene Arbeitsweise ist auch in präventiver Hinsicht sinnvoll. In der heutigen leistungsorientierten Gesellschaft wird dem inneren Bezug zum Körper und dem ihm innewohnenden Wissen oft zu wenig Beachtung geschenkt, obwohl gerade durch diesen Bezug eine Verbesserung des Allgemeinbefindens möglich wird.

Zusammenfassung

Die Atemtherapie kann Menschen helfen, sich ihres Atems und ihres Körpers bewusster zu werden und dadurch zu mehr innerem und äusserem Gleichgewicht zu finden. So kommen die Selbstheilungskräfte wieder ins Fließen. Durch die Ausrichtung auf das Stärken des Gesunden im Menschen verschwinden viele Beschwerden oft von selbst. Zwei Arbeitsschwerpunkte wurden hervorgehoben: Der Zusammenhang zwischen Atem und Haltung sowie die Bedeutung der Empfindungsfähigkeit.

Die Fallbeispiele verdeutlichen das Vorgehen und zeigen auf, dass Atemtherapie bei den folgenden psychosomatischen Beschwerden sinnvoll sein kann: Unerklärbare Schmerzzustände des Bewegungsapparates, undefinierbarer Schwindel, Hyperventilation, Engegefühl im Hals und in der Brust, Schlafstörungen, nervöse Unruhe und Erschöpfungszustände. Des Weiteren kann Atemtherapie hilfreich sein bei Bewegungseinschränkungen und erhöhtem Muskeltonus aufgrund innerer Anspannung, bei Störungen des vegetativen Nervensystems oder bei einem Burnout-Syndrom.

Literatur

Faller, N.: Atem und Bewegung. Theorie und 100 praktische Übungen. 1. Aufl. Springer, Wien 2006.

Fischer, K./Kemmann-Huber, E.: Der bewusste zugelassene Atem. Theorie und Praxis der Atemlehre. 1. Aufl. Urban & Fischer, München 1999.

Fritsche, H.: Der Erstgeborene. Ein Bild des Menschen. 6. Aufl. Burgdorf, Göttingen 1984.

Middendorf, I.: Der Erfahrbare Atem. Eine Atemlehre. 1. Auflage. Junfermann, Paderborn 1984.

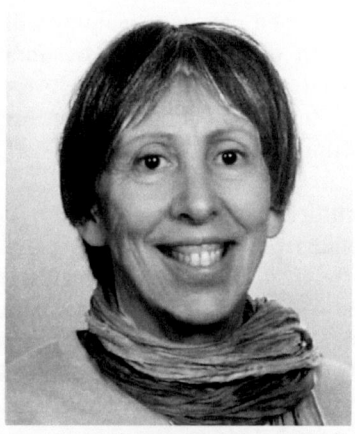

Autorin

Ursula Lanz
Dipl. Atemtherapeutin AFA, Mitglied SBAM

Eigene Praxis seit 1987 in Zürich (Einzel- und Gruppenstunden)
Atempädagogische Lehrtätigkeit in Institutionen
der Erwachsenen- und Berufsbildung
(für Atemtherapeutinnen, Musiker, Sozial- und Pflegeberufe)
Weiterbildungsangebote speziell zum Thema "Atem und Haltung"

Atemtherapie in einer Klinik für Psychosomatik

„Man muss Geduld haben, gegen das Ungelöste im Herzen und versuchen, die Fragen selber lieb zu haben wie verschlossene Stuben und wie Bücher, die in einer sehr fremden Sprache geschrieben sind. Es handelt sich darum, alles zu leben. Wenn man die Fragen lebt, lebt man vielleicht allmählich, ohne es zu merken, eines fremden Tages in die Antwort hinein."

Rilke (vgl. Rilke 2002 S. 27)

Das Ungelöste im Herzen spüren

Das Ungelöste im Herzen spüren - und die Empfindung, wie der Atem stockt, wie ich ihn drücke und befehle. Wie ich ärgerlich werde, ungeduldig, ängstlich und wie ich verzweifelt versuche, über die Manipulation meines Atems auch meine Gefühle zu unterdrücken. Diese Unmöglichkeit, hinzulauschen auf die Fragen, lieb zu haben, was sich da zeigt, leben zu lassen, was lebendig in mir ist und den Atem wirken zu lassen. Ihn ohne Angst frei kommen und gehen zu lassen und so die Fragen zu leben - diese Unmöglichkeit ist mir in meiner Ausbildung zur Atemtherapeutin begegnet. Ich konnte die festgehaltenen Ängste und starken Gefühle, die sich mir nach und nach immer mehr ins Bewusstsein drängten, zunächst noch nicht „in den Atem nehmen" (Richter, Herta: mündlich).

In diesem Gefühl von Druck und Enge kam der entscheidende Wegweiser von meiner Schulleiterin Herta Richter. Sie empfahl mir, bei Marianne Franke-Gricksch eine Familienaufstellung zu machen. Diese psychologische Methode öffnete mir neuen seelischen Raum und half mir, meine Ängste auch im Atem und mit dem Atem anzuschauen und anzunehmen. Mein Atem nahm mich und ich fing an, meinen Atem zu nehmen - und bekam eine erste Ahnung davon, was es bedeutet, in die Antwort hineinzuleben und angstfrei bereit zu sein, den ständigen Wandel anzunehmen, das „Neu-werden" geschehen zu lassen, Geduld zu haben - die Fragen selber lieb zu haben. Da mir persönlich die Kombination aus Familien-Aufstellung und Atemarbeit so sehr weiter geholfen hatte, begann ich mich tiefer dafür zu interessieren und machte in der Folge eine Ausbildung als Familen-Aufstellerin bei Marianne Franke-Gricksch. (vgl. Franke-Gricksch 2001. Zu ihrer Arbeitsweise: www.marianne-franke.de).

Mit dieser Verbindung aus Atemtherapie und systematischer Familien-Aufstellung, die nicht nur in der Gruppe sondern auch in der Einzelsitzung, also in der Imagination durchführbar ist (vgl. Franke 2002, S. 41ff), konnte ich in einer Fachklinik für integrierte Psychosomatik und Ganzheitsmedizin, in der ich mehrere Jahre arbeitete, weitere therapeutische Erfahrungen sammeln. Davon möchte ich in diesem Artikel unter anderem berichten.

Von jedem Patienten entsteht ein ganzheitliches Bild

An vier Beispielen werde ich aufzeigen, wie wirkungsvoll eine Zusammenarbeit von Atemtherapie und Psychotherapie in der psychosomatischen Klinik in manchen Fällen sein kann. Der Atemtherapie kommt dabei insbesondere die Aufgabe zu, die Einheit von Körper, Seele und Geist als Leib wahrnehmbar und spürbar werden zu lassen. Dies geschieht unter anderem über die Erfahrung der eigenen Atembewegung in den verschiedenen Körper- und Atemräumen, über das Erlernen von Sammlungs- und Spürfähigkeiten, über das Erleben von Bewusstsein für sensorisches und sensomotorisches Geschehen und über die Anregung der Reflexionsfähigkeit (vgl. Kemmann-Huber/Fischer 1999, S. 62ff).

Psychotherapeutisch werden in der Klinik, in der ich arbeitete, tiefenpsychologische, analytische und verhaltenstherapeutische Ansätze integriert. Außerdem kommen systemische und gestalttherapeutische Verfahren zur Anwendung.

Die Klinik ist eine der wenigen Kliniken für Psychosomatik, die die Atemtherapie voll in das therapeutische Konzept eingebunden hat. Die Belegungskapazität liegt bei 165 Betten für Patienten und weiteren 35 für Begleitpersonen. Das sind meistens Kinder, manchmal aber auch Ehepartner. Die Patienten bleiben im Schnitt etwa zehn Wochen stationär. Das Gesamtkonzept ist ganzheitlich biopsychosozial ausgerichtet und integriert Psychotherapeutische Medizin, Nervenheilkunde, innere Medizin, Naturheilverfahren, Physiotherapie, Homöopathie und Akupunktur. Jeder Patient hat einen Arzt und einen Psychologen zur Betreuung und bekommt wöchentlich mindestens eine Einzelstunde Psychotherapie bei seinem Bezugstherapeuten. Je nach Diagnose nehmen die Patienten an mehreren verhaltenstherapeutisch, analytisch, tiefenpsychologisch, gestalttherapeutisch oder systemisch ausgerichteten Gesprächsgruppen teil. Dazu kommen vier Stunden wöchentlich sogenannte Kreativtherapien, zu denen auch die Atemtherapie zählt.

Indikationen für den Aufenthalt in der Klinik sind psychosomatische, depressive und psychoreaktive Erkrankungen, sowie Angsterkrankungen und

Persönlichkeitsstörungen. Zudem werden Patienten mit Schmerzstörungen und Essstörungen behandelt. Weitere Indikationen sind Residualzustände nach Psychosen und Posttraumatische Belastungsstörungen.

Die Atemtherapie zählt zu den Kreativtherapien wie auch Tanztherapie und Gestaltungstherapie. Wir sind zwei Atemtherapeutinnen, zwei Gestaltungstherapeuten und eine Tanztherapeutin. Etwa die Hälfte der Patienten besucht die Atemtherapie. Meine Kollegin arbeitet halbtags. Sie hat fünf Gruppen, zwei Erwachsenengruppen und drei Kindergruppen. Ich arbeite Montag bis Donnerstag ganztags (32 Stunden) und habe insgesamt acht Gruppen mit im Schnitt etwa acht erwachsenen Patienten. Jede Gruppe kommt zwei Mal die Woche für eine Stunde. Daneben sind zwei bis vier Stunden pro Woche Zeit für Einzelbehandlungen und täglich eine Stunde für Besprechungen mit Stationsteam oder/und Bezugstherapeuten. In der Klinik wird Wert darauf gelegt, dass die Zusammenarbeit in einem multiprofessionellen Team von Ärzten und Therapeuten in täglichen Teamsitzungen wirkungsvoll für die Patienten genutzt werden kann. So kann ein ganzheitliches Bild von jedem einzelnen Patienten entstehen. In der Atem-Einzelbehandlung sind die Patienten je nach Dauer des Aufenthaltes vier bis acht Mal, in der Gruppe sehe ich jeden Patienten bei einem durchschnittlichen Aufenthalt von zehn Wochen etwa achtzehn Mal.

Wie bereits erwähnt, liegen die Schwerpunkte der Atemtherapie in der Ermöglichung der Erfahrung der eigenen Atembewegung in den verschiedenen Körper- und Atemräumen, im Erlernen von Sammlungs- und Spürfähigkeiten, im Erleben von Bewusstsein für sensorisches und sensomotorisches Geschehen und in der Anregung der Reflexionsfähigkeit. Eines der Ziele ist es, die Einheit von Leib, Seele und Geist wahrnehmbar und spürbar werden zu lassen.

Fallbeispiel: Atemtherapie bei depressiver Trauerreaktion

„Das bin ja ich!"

Herr D. zum Beispiel kam mit der Diagnose Depression. Er war übergewichtig und wirkte leicht apathisch und verlangsamt. Er war sehr nach innen zurückgezogen und sein Fett wirkte, wie ein Panzer, hinter dem er sich verschanzen konnte. In der ersten Atemstunde spürte er wenig. Im Sitzen nahm er wahr, dass ihm sein Fuß weh tat, und später im Liegen schlief er immer wieder ein. Im Nachgespräch thematisierte ich die Frage seiner Präsenz, die ein Kernthema der ersten Phase des atemtherapeutischen Prozesses ist (vgl.

Kemmann-Huber/Fischer 1999, S. 67). Er konnte sich darauf einlassen und in den nächsten Stunden ging es ihm darum, wie und wann er sich spürte und wann er einfach abschaltete und sich weg zog. Insgesamt wurde er durch diese Aufmerksamkeitsschulung immer wacher und neugieriger auf sich.

Die Freude und das Erstaunen darüber thematisierte er auch im Einzelgespräch in der Psychotherapie, wie mir die behandelnde Psychologin in der Teambesprechung rückmeldete. In der Atemstunde begann er auch zu spüren, dass sich sein Atem sehr klein im Bauch bewegte und dass er, wenn er Panik bekam, den Atem nach oben zog und flach und schnell atmete. Bald erkannte er, dass Ein- und Ausatem zusammen gehören, und dass er sehr flach ausatmete. Er bemerkte auch die hohe Spannung im Unterkiefer, der fest zugebissen war. Darüber spürte er die latente Aggression, die noch in ihm schlummerte. Damit begann er jetzt auch ansatzweise in der Psychotherapie zu arbeiten, denn seine Angst hatte sich verringert, auch diese schwierigen Gefühle anzuschauen. Seine Neugierde und seine Aufmerksamkeit für sich und sein inneres Geschehen, waren geweckt. An den Atemübungen nahm er jetzt wach und klar teil und konnte sich an seiner inneren Anwesenheit freuen und dies auch in der Gruppe mitteilen. Er wurde offener und annehmender und nahm sogar etwas ab, was seinen Mut und seine Motivation weiter steigerte. In der letzten Stunde entdeckte er die Einheit von Körper, Geist und Seele. Ich bot an, auf dem Hocker sitzend, ein Knie zu umfassen und zu halten und so das Bein langsam und achtsam hochzuziehen und wieder abzusetzen und dabei zu spüren, wie der Fuß den Boden verlässt und wieder zurückkehrt. Erstaunt und überrascht sagte er spontan: „Das bin ja ich, mein Fuß, das bin ja ich!"

Die Atemarbeit ist nicht nur ein therapeutisches Verfahren, sondern kann darüber hinaus zum Lebensweg werden. Der Atem manifestiert sich im einzelnen Menschen als dessen individuelles Leben in dieser ganz besonderen einmaligen Form. So wie wir alle unseren unverwechselbaren, einzigartigen Fingerabdruck haben, so hat jeder Mensch seinen eigenen gewachsenen Atemrhythmus (vgl. Richter, unveröffentlichtes Manuskript). Unser Atem drückt in der Tiefe aus, wer wir sind. Sein Muster ist mit uns gewachsen und hat sich aufgrund anatomisch-physiologischer und geistig-seelischer Vorgänge ausgebildet. Darum äußert sich in jedem „Atemzug" Vergangenheit und gelebtes Leben – möglicherweise sogar bis zurück in den Mutterleib – und augenblickliche Situation. Und darum kann der Atem – wenn man ihn versteht auch Sprachrohr sein. Ein Sprachrohr jenseits der Sprache für unsere inneren Bewegungen, unsere innere Bewegtheit, unsere Befindlichkeit und für unser „So-Sein". Der Atem – ein Sprachrohr des wissenden Leibes (vgl. Rufer 1995, S. 168).

Während bei psychotherapeutischen Methoden oder auch im Familienstellen beispielsweise ausdrücklich nach verbindlichen Lösungen beziehungsweise nach Lösungsbildern gesucht wird, die angenommen werden können, will die Atemarbeit in unmittelbares Leiberleben, in die empfindende Erfahrung führen: Ich sammle mich auf meinen Atem. Ich bin mir meiner, atmend, bewusst (vgl. Rufer 1995, S. 156).

Die Atemarbeit ist weder eine psychologische Methode, noch Körperarbeit. Atemarbeit ist ein dritter Weg: *„Wir, die Atmenden, sind in der Wahrnehmung des Leibes, indem wir empfinden (Leib) und anwesend sind (Geist/ Seele). ... Atem meint die totale Gegenwart, denn unsere Arbeit fußt auf der Wahrnehmung. ... Wir kommen aus dem Leiblichen und wirken auch in das Seelische, die Psychologie fußt im Seelischen und wirkt auch in das Leibliche."* (vgl. Middendorf 1996, S. 2).

Cornelis Veening bringt das Bewirkende der Atemarbeit mit folgenden Worten auf den Punkt: *„.... ein unabsichtliches Wirken, ein Wirksam werden der selbst erlebten Kräfte, durch innere Ordnung und Anjochung wirksam geworden. ... ein Bewirkendes, welches wirksam wird, durch Arbeit an sich selber ... Gemeint ist ein Sich-Kennenlernen, ein Sich-Erfahren, und zwar in der Schicht, wo es verpflichtet. ... Hier ist ein anderes Ich zuhause, ein völlig affektloses, ein wissendes, ... es weiß von Dingen der Welt zugleich von den Dingen der Tiefe, es horcht auf die Quellen und verfällt den äußeren Dingen nicht. Es hat eine große Wärme, die Vieles ermöglicht und hat eine unmittelbare Beziehung zum Zentrum des Herzens, zum überpersönlichen Herzen, ... Es weiß um die inneren Kräfte, ist aber diese Kraft selber nicht. ... Hier bin ich in der Nähe meiner Wahrheit, die mich eine große absolute Wahrheit ahnen lässt."* (vgl. Veening 1947).

Wenn es möglich ist, bei der Empfindung zu bleiben, mit ihr weiter zu gehen, sie geschehen zu lassen, nicht fest zu halten - dann ist das der Atemweg. Manchmal aber können die an der Empfindung haftenden Gefühle so übermächtig sein, dass sich die Patienten ihnen ausgeliefert fühlen und sie sich nicht in den Atem einlösen können. Dann kann es hilfreich sein mit diesen Gefühlen und auch mit den sie begleitenden Gedanken zu arbeiten. Das ist Psychotherapie. Familienstellen als eine Form der Psychotherapie, ist meiner Meinung nach gut geeignet, den Atemweg zeitweise zu begleiten. Zum Beispiel dann, wenn in den Atemstunden seelische Probleme oder Emotionen hoch gespült werden, die so stark sind, dass es unmöglich wird, beim Atem zu bleiben, oder zu ihm zurückzukommen.

Als Atemtherapeutin habe ich in der Klinik ein Kontingent für Einzelstunden. Hier kann ich Patienten aus den Gruppen vorschlagen oder mit Patienten arbeiten, die von den Psychologen vorgeschlagen werden. „Atemeinzel" gibt es in der Regel für Menschen mit starken Depressionen und/oder Ängsten und Panikattacken, die sie zunächst daran hindern, an Gruppen teilzunehmen sowie für Menschen, die für eine Weile besondere Zuwendung brauchen und für Patienten, die den Zugang zu ihrem Körper noch nicht finden können.

Ein Beispiel für dieses Zusammenwirken von Atemarbeit und psychologischen Methoden des systemischen Familienaufstellens bei einer ängstlich vermeidenden Persönlichkeitsstörung, möchte ich an dem Verlauf der Therapie von Frau N. beschreiben.

Fallbeispiel: Atemtherapie in Kombination mit Interventionen aus dem Familienstellen bei Angstattacken

Frau N. kam wegen Angstattacken und depressiven Zuständen in die Klinik. Sie litt unter einer ängstlich vermeidenden Persönlichkeitsstörung mit den typischen Symptomen: Sie fühlte sich sozial unbeholfen, unattraktiv und minderwertig, hatte die große Sorge, kritisiert und abgelehnt zu werden und eine Abneigung, sich auf persönliche Kontakte einzulassen aus Furcht vor Missbilligung, Kritik und Ablehnung. Frau N. nahm in der Atemtherapie an vier Einzel- und zehn Gruppenstunden teil.

Gleich in der ersten Gruppenstunde waren schon ihr innerer Widerstand und ihre Angst angesprochen. Ich hatte angeboten, durch den Raum zu gehen, die Füße zu spüren und gehend auch die anderen im Raum wahrzunehmen. Frau N. blieb plötzlich stehen und sagte: „Das kann ich nicht machen, das geht nicht". Im Gespräch stellte sich heraus, dass sie Angst hatte, sich zu spüren.

Sie konnte in Anwesenheit der andern nicht zu sich kommen. Ich beriet mich mit der behandelnden Psychologin und wir kamen überein, Frau N. zunächst in ihrem Selbstwertgefühl zu stärken.

Ich schlug Frau N. in der nächsten Atemstunde vor, sich sehr ernst zu nehmen mit dieser Angst und genau zu spüren, wo die Grenzen sind. Bei einem folgenden Angebot im Liegen spürte sie zum ersten Mal Wut bei der Einladung, sich selbst zu berühren. Ausgelöst von dieser Wut über die Berührung konnte sie im Nachgespräch aussprechen, dass sie einen Schutzmantel aus Fett um sich habe – Frau N. ist adipös – und dass sie glaube, minderwertig, unattraktiv und unbeholfen zu sein.

Ein erster Schritt in das Spüren hinein war gemacht und in den nächsten drei Gruppenstunden waren diese Grenzen ihr Thema. Sie war motiviert und angstfreier dabei. Sie probierte sich aus und begann auch ihren Ekel und ihre Wut, die regelmäßig in den Atemstunden berührt wurden, anzuerkennen und da sein zu lassen.

Da Frau N. einen guten Zugang zur Atemtherapie hatte, schlug ich im Team vor, sie mit Atemeinzelbehandlungen weiter zu unterstützen. Damit hoffte ich den Zugang zu ihrem Körperwissen weiter zu öffnen und die Verbindung von körperlich-seelischem und geistigem Geschehen zu ermöglichen.

Atembehandlungen gehen über den Zugang der Psychotherapie hinaus, die in der Hauptsache mit dem emotionalen Wirklichkeitsraum eines Klienten arbeitet. Der Schwerpunkt bei einer Atembehandlung und auch beim Üben mit dem Atem liegt auf dem Kontakt mit der Empfindung, während er in der normalen Psychotherapie, wie auch bei der Arbeit mit Methoden der Familienaufstellung auf dem über die Empfindung vermittelten Gefühl liegt. Atembehandlungen meinen den ganzen Menschen. In der Behandlung lasse ich den vor mir liegenden Menschen auf mich wirken und nehme wahr, wie der Mensch atmet: Wo ist Fülle? Wo ist Leere? Wo atmet Lebendigkeit? Wo ruft Unbelebtheit nach Wahrnehmung? Ich versuche, über die Atembewegung und über meine behandelnden Hände „die Sprache des Atems" zu erfassen. Der Mensch ist sein Atem. Wenn ich seinen Atem „verstehe", verstehe ich den Menschen (vgl. Rufer 1995, S. 171).

Verstehen kann dabei aber immer nur eine Annäherung sein an etwas, was sich mir mit jedem Atemzug neu und anders zeigt. Jeder Augenblick birgt die Möglichkeit des Wandels. Funktionales Wissen ist wichtig, reicht aber nur für eine Einordnung oder Beurteilung aus. Wenn mir eine flache, unrhythmische, eher stoßweise Atmung entgegen kommt, kann ich auf emotionale Irritation oder Anspannung schließen (vgl. Schmitt 2003, S. 428f). Danach kann dann ein Behandlungsziel sein, die Atmung zu rhythmisieren, zu vertiefen und räumlich zu erweitern. Mit einer solchen Behandlung kann ich bestimmte Bereiche dessen erreichen, was Atem auch ist, aber ich begegne so dem Menschen auch nur in Teilbereichen.

Das andere Wissen, mit dem ich in einer Atembehandlung den Klienten begleite, ist ein Erfahrungswissen, das mit jeder Atembehandlung wächst und sich wandelt. Als Behandlerin bin ich wach, bewusst, anwesend mit meiner Kraft, mit meinem Wissen und mit meinem Atem. So bin ich in Kontakt und so kann die Begegnung wachsen, die „verstehendes" und wissendes Begleiten ermöglicht. So kann auch in der Klientin das Vertrauen wachsen, Impulse anzunehmen, die sie unterstützen ihren Atem frei geschehen und antworten zu lassen (vgl. Richter 2006, S. 47ff).

In der ersten Einzelstunde war bei Frau N., so wie in der Gruppe, wieder die Ambivalenz da: Sie wollte und sie wollte nicht. Das war das Feld der Stunde. Wieder ging es um die Grenzen und darum, dass sie sich ernst nimmt und anfängt, sich zu trauen, ohne das Misstrauen wegzuschieben. Das Ziel für diese Behandlung war: Herantasten, was Berührung für sie bedeutet. Was ist eine gute Berührung? Was ist eine schlechte Berührung?

In der Atembehandlung wird keine Übertragungsbeziehung angestrebt, vielmehr wird gleichberechtigter Kontakt angeboten, der es ermöglichen soll, dass die Atemlehrerin nicht als heilend oder helfend idealisiert wird, sondern als begleitend, unterstützend, anregend und ermutigend wahrgenommen werden kann (vgl. Kemmann/Fischer 1995, S. 60). So besprach ich mit Frau N. zunächst das Setting. Frau N. entschied, sich auf die Behandlungsbank zu legen. Sie war sehr aufgeregt, was sie besonders im Magen wahrnehmen konnte. Sie legte sich auf den Rücken und ich legte meine Hände auf ihre Schienbeine. Das war zunächst der einzig mögliche Ort und ich ließ mich darauf ein, um ihr die Erfahrung des Willkommen-Seins, der Akzeptanz, des Aufgehoben- und Angenommen-Seins zu vermitteln. Das ist gerade im Erstkontakt besonders wichtig, damit die Patientin Vertrauen finden kann. In dieser ersten Phase der Atembehandlung stelle ich noch keine Anforderungen an den Kontakt, sondern versuche, ein „gutes Umfeld" zu sein, in dem die Patientin zu sich selbst finden kann (vgl. Kemmann/Fischer 1995, S. 67ff).

Frau N.`s Aufregung breitete sich aus: Vom Magen hinauf zum Herzklopfen und zu einem schellen, flachen Atem. Ich bot ihr an, ihre eigene Hand zur Beruhigung auf den Magen zu legen. Das konnte sie annehmen und in der Folge ebbte das Herzklopfen ab und ihr Atem wurde etwas tiefer und ruhiger. Ich legte meine Hand zur Unterstützung auf ihre, die auf dem Magen lag. Da kamen Traurigkeit und Tränen. Frau N. konnte damit in Kontakt bleiben, bis sich dieses Gefühl nach etwa zehn Minuten in einen ruhigen, gelassenen Atem hinein löste.

Psychotherapie: Die Angst umarmen, Gefühle in den Atem integrieren

In der Atembehandlung kann ich auf der Empfindungsebene bleiben und Wege öffnen, damit sich der Atem der Klientin von innen her befreien kann. Tauchen in einer Atembehandlung starke Gefühle auf, spüre ich das zum Beispiel an der sich verändernden Atemtiefe oder –dichte, an der Atemgeschwindigkeit, an der Ausbreitung und am Atemfluss. Ich bleibe solange es möglich ist und genommen werden kann in Kontakt mit der Atemschwingung der Klientin. Ich bleibe da und zeige der Klientin: Ich weiß und ich bin da. Ich gebe Halt und Grenze. Denn jede Festhaltung, die sich während einer Atembehandlung in heftigen Gefühlen löst oder zeigt, hatte ja einen Sinn, war einmal notwendig und führt, wenn sie sich löst zunächst zu einer großen Verunsicherung. Vor allem dann, wenn sich das Alte löst, ohne dass der Atem schon wirklich trägt, was am Anfang der Fall sein kann. Hier können massive Ängste auftreten. Wenn die Klientin sich nicht wieder oder weiter auf ihren Atem sammeln kann und vielleicht weint, dann kann ich ihr möglicherweise über die Füße Grund anbieten oder auch Halt durch ein Halten oder/und ich kann sie im Gespräch wieder an die Atemempfindung hinführen und nach ihr fragen. Die Gefühle können da sein und zu gleicher Zeit besteht die Möglichkeit, den Atem empfindend wahrzunehmen. Das Angebot in einer Atembehandlung ist, die Gefühle in die Empfindung zu integrieren, sie in den Atemfluss zu geben, wo sie sich wandeln können. Ruth Rufer hat für diese Verknüpfung von Empfindung mit dem Gefühl die Formel gefunden: Ich bin (Empfindung) vertrauend (Gefühl) im Kontakt (Gefühl in der Empfindung). (vgl. Rufer 1995, S. 171).

Während der nächsten Gruppenstunde konnte Frau N. bei sich bleiben und auch die Angebote, sich zu berühren, gut annehmen. In der zweiten Einzelsitzung erzählte sie freudestrahlend, dass sie sich selber an den Beinen besser berühren könne, dass es ihr sogar Freude gemacht habe, sich einzucremen. Das sei nicht automatisch gewesen, wie sonst. Als Kind habe sie Berührung nur über Schläge erfahren. Da habe sie sich sowieso überflüssig, ungewollt und ungeliebt gefühlt. Frau N. ist bei ihrer Mutter aufgewachsen, die ständig wechselnde Liebhaber gehabt hatte, ihren Vater kennt sie nicht.

Als die schmerzlichen Erinnerungen an die Schläge der Mutter kamen, bot ich ihr eine Intervention aus dem Familienstellen an. Denn in dieser Situation, da die Gefühle so übermächtig waren, erschien es mir sinnvoll zunächst mit diesen Gefühlen und den sie begleitenden Gedanken zu arbeiten. So bot ich ihr an, einen andern Standort zu finden bzw. in eine gelassenere Weite zu kommen, die dann im weiteren Verlauf vielleicht eine Sammlung auf Atem und Empfindung ermöglichen könnte.

Als sie zustimmte, bat ich sie, ihre Hände auf das Herz zu legen und sich dort zu spüren. Als sie in Kontakt mit sich war, ihren Atem und ihren Herzschlag spürte, ließ ich sie den Kopf senken und die Augen schließen und bat sie, sich vor ihrem inneren Auge ihre Mutter vorzustellen.

„Bei Aufstellungen in der Imagination läuft der Prozess vor dem inneren Auge der Klientin ab. Sie visualisiert das Geschehen und nimmt unter Anleitung der Therapeutin Veränderungen hin zu einem Lösungsbild vor." (vgl. Franke 2002, S. 41ff).

Die Mutter schaute sie nicht an. Ich frage Frau N., ob ich sie berühren dürfe. Als sie bejahte, legte ich meine Hand zur Unterstützung zwischen ihre Schulterblätter auf den hinteren Herzraum. Das tat ihr gut, stärkte sie und erlaubte ihr, die Angst vor ihrer Mutter zu fühlen. Sie konnte diesen Satz laut zur Mutter hin aussprechen: „Mama, ich habe Angst vor dir." Sie musste den Satz noch zweimal laut wiederholen, bis die Mutter in ihrer Vorstellung endlich zu ihr hinsah und ihr zuhörte. Dann konnte sie den nächsten Satz sagen: „Mama, ich schütze mich jetzt ein bisschen vor dir." Als die Mutter auch das verstanden hatte, konnte Frau N. sich in Gedanken zurückziehen an einen sicheren Ort. Dort spürte sie wieder ihre Hände auf ihrem Herzen, ihren Atem, der ruhig ging und die Berührung meiner Hand zwischen ihren Schulterblättern. Sie öffnete die Augen und konnte mit mir in Kontakt gehen und gleichzeitig bei sich bleiben.

Diese Intervention beruht darauf, Frau N. eine Metaposition anzubieten, von der aus sie ihre Mutter angstfreier sehen kann. An diesem geschützten Ort kann Frau N. sich kompetenter fühlen und nicht so ausgeliefert wie das innere Kind. Durch diese Stärkung wird es möglich, dass sie die Mutter anschauen und sich auch von der Mutter anschauen lassen kann (vgl. Franke 2002, S. 71ff). In der Metaposition kann die Mutter sie nicht schlagen und Frau N. kann spüren, was sie braucht, um hinzuschauen, zu fühlen und sich zugleich zu schützen.

In den folgenden zwei Gruppenstunden verfestigte sich diese neue Kontaktmöglichkeit. Sie hatte einen neuen Zugang und Umgang mit sich gefunden. In der nächsten Einzelstunde waren erstmals fünfunddreißig Minuten Behandlung möglich: Zu Anfang spürte sie Enge auf der Brust, ihr Atem war kurz, sehr oben und schnell. Sie konnte sich so annehmen und auch von mir berühren lassen. Verbal unterstützte ich sie, den Halt der Liege wahrzunehmen und sehr genau darauf zu achten, wann die Berührung angenehm und wann sie unangenehm sei. Ich ließ sie die ganze Zeit zugedeckt, damit sie geschützt war. Zunächst Abstreichen, um die Körpergrenzen deutlich zu machen. Da löste sich schon der erste befreiende Ausatem. Bei der anschließenden Behandlung der Füße konnte sie mehrmals spontan tief durchatmen. Bei der Behandlung von Nacken und Schultern stieg wieder Unruhe auf. Der Atem verdichtete sich, wurde schneller und sie spürte ein starkes Stechen in der linken Seite zum Bauchnabel hin. Sie konnte anwesend bleiben und dieses Stechen durchatmen. Im Nachruhen legte sie selbst die Hand auf die stechende Stelle. Nach der Behandlung fühlte sie sich, wie sie berichtete, ruhiger, gelassen und mehr bei sich.

In den folgenden Stunden berichtete sie immer wieder, dass sie ihre Stimmungen besser wahrnehmen und ihren Körper mehr annehmen könne und dass sie sich berühren könne, ohne Angst und Ablehnung.

Die Atemtherapie in der Klinik ist wie die anderen Kreativtherapien in das gesamte Therapiekonzept für jeden einzelnen Patienten mit eingebunden – auch für die Kinder. In der Klinik gibt es zurzeit vier Stationen. Zwei Mal die Woche bin ich auf jeder Station bei den multiprofessionellen Teambesprechungen dabei, stehe für Fragen zur Verfügung und berichte von den Atemstunden. Zugleich erfahre ich auch ärztliche Hintergründe und Krankengeschichten, die im Team von den Ärzten vorgestellt werden. Jederzeit ist es mir auch möglich, über bestimmte Patienten, die mir aufgefallen sind, bei den Ärzten Details nachzufragen. Im Team gibt es vor allem auch die Möglichkeit zu Gespräch und Austausch mit dem behandelnden Psychotherapeuten, sodass die therapeutischen Interventionen besprochen und abgestimmt werden können. Zugleich werden sie von der Stationsleitung kritisch hinterfragt und supervidiert bzw. für die große Supervision vorgeschlagen, wenn etwas problematisch ist.

Mit der Anmeldung eines neuen Patienten zur Atemtherapie, bekomme ich einen Bericht mündlich und schriftlich, über die Diagnose des Patienten, über seine Therapieziele und über wichtige lebensgeschichtliche Ereignisse. Während des Aufenthalts habe ich jederzeit Einblick in die Akten und bin im Austausch mit den Bezugs- und den Gruppentherapeuten. So kann ich in der Atemtherapie zum Beispiel mit bestimmten Angeboten auf bestimmte Problematiken bei Patienten eingehen, oder dem Bezugstherapeuten Hinweise auf Gespräche und Themen geben, die in der Atemstunde auftauchten. Die enge Zusammenarbeit der verschiednen professionellen Richtungen, insbesondere auch von Atemtherapie und Psychotherapie, hilft den Patienten in einem ganzheitlichen Feld, erste Schritte in etwas Neues zu wagen. Insbesondere auch dann, wenn beispielsweise eine Borderline Störung mit Spaltungstendenzen vorliegt, wie bei Frau H.

Borderline Störung: Unterstützung durch Sammlung auf die Atembewegung

Das erste Mal als Frau H. ihren Atem im Bauch spürte, ist ihr vor Schreck schlecht geworden, denn sie fühlte gleichzeitig, Wut und Aggression gepaart mit massiven Schuldgefühlen, die sich im Bauchraum angestaut hatten. Frau H. war als Kind bis zu ihrem fünfzehnten Lebensjahr etwa zehn Jahre lang von ihrem Vater sexuell missbraucht worden. Später, als ihr Vater auch ihre Schwester missbrauchte, hatte sie ihn schließlich angezeigt. Der Vater wurde verurteilt und kam ins Gefängnis. Frau H. war jetzt als Erwachsene am ganzen Körper angespannt und adipös. Sie litt auch sehr unter innerer Anspannung, an Minderwertigkeits- und Schuldgefühlen, an Unruhe und an einem Gefühl von Kraftlosigkeit. Sie konnte sich zudem kaum abgrenzen.

Ihre Einweisungsdiagnose lautete: Rezidivierende depressive Störung, Hypertonus und Adipositas mit Verdacht auf eine Borderline Störung. Im Gespräch mit der behandelnden Psychologin kamen wir überein, verhaltenstherapeutisch und atemtherapeutisch mit Frau H. an der Abgrenzungsproblematik zu arbeiten.

In der Gruppe bot ich mehrere Stunden immer wieder das Thema Grenzen an: Körpergrenzen durch Abklopfen und Streichen und Kontakt zum Boden und zum umgebenden Raum, Spüren des Eigenen im körperlichen Spüren der Atembewegung.

Frau H., die am Anfang starke Abwehr gegen die Atemtherapie hatte, verlor ihre negative Erwartungsangst mit jeder Stunde, in der sie sich abgegrenzt und kompetent in ihrer Lebendigkeit erleben konnte etwas mehr. Bis sie schließlich gerne kam und so viel Vertrauen hatte, dass sie sich auch weiter vor wagte, spürend in ihre inneren Räume hinein. Der Zugang zu ihrem Körper und ihren Gefühlen verbesserte sich deutlich. Da Frau H. im Laufe ihres Aufenthaltes auch mehr und mehr die Borderline Symptomatik mit starken Impulsdurchbrüchen und Gefühlsüberschwemmung zeigte, konnten wir in der Psychotherapie und in der Atemtherapie in gemeinsamer Absprache weiter parallel arbeiten. Es ging um den Umgang mit den Impulsdurchbrüchen: Um Ursachenerkennung, Kontrolle und Begrenzung.

Atemtherapeutisch arbeitete ich mit Frau H. am eigenen Maß. Die immer wieder aufkommende Wut konnte Frau H. im Laufe der zwölfwöchigen Therapie mehr und mehr reflektieren und bewusst benennen. Sie fand auch zunehmend Wege, die weggeschobenen Gefühle angemessen auszudrücken.

Ziel der Atemarbeit ist leib-seelisches Wachstum des Menschen und nicht in erster Linie Symptomfreiheit (vgl. Kemmann/Fischer 1995, S. 12ff). Diese kann eine Folge sein und sich aus einem eutonischen Zustand, der in der Arbeit mit dem Atem angestrebt wird, heraus entwickeln. Insofern kann die Atemtherapie unterstützend und präventiv wirken bei psychischen und psychosomatischen Störungen. Atemarbeit schult Hingabe, Achtsamkeit und Sammlungsfähigkeit auf verschiedenen Ebenen. Wenn es möglich ist, die Angebote in der Atemgruppe anzunehmen und sich dort vertraut zu fühlen, kann die Arbeit in die zweite Phase eintreten (vgl. Kemmann/Fischer 1995, S. 85ff: In die Schulung der Wahrnehmungs- und Empfindungsfähigkeit.) Hier geht es vor allem darum, schrittweise einen spürenden, nicht in erster Linie denkenden oder reflektierenden Zugang zu sich selbst, zu seinem Leib und Atem zu finden.

Gefühle fühlen und Atem empfinden: Eine körperlich seelische Erfahrung bei Trauer

Auf diesem klassischen atemtherapeutischen Erkenntnisweg, in dem Gefühle sich in/über den Atem zeigen und lösen können, konnte ich Herrn E. begleiten. Herr E. litt an einer Depression und hatte Angst davor, die Trauer um seine, vor einem halben Jahr, plötzlich verstorbene Frau zu fühlen. Er konnte nicht weinen. Herr E. nahm an 18 Gruppenstunden teil und öffnete sich im Verlauf nach und nach immer mehr seinen schmerzlichen Gefühlen und Empfindungen.

In der zweiten Stunde bot ich im Liegen an, den Boden zu spüren, und den Luftraum über sich mit den Händen zu erkunden und zu ertasten. Herr E. nahm diesen Raum als schmales Band wahr, eng und klein. Er sagte, außen herum sei das Leben, er aber wage nur dieses bisschen Luft zu atmen. Sein Atem sei flach und vorsichtig.

In den folgenden drei Stunden ging es um die Wahrnehmung der inneren Atemräume und Herr E. spürte zunächst, wie sein Atem nur den oberen Raum berührte. Er konnte erstmals weinen, was ihn sehr erleichterte. Nach und nach nahm er wahr, wie er den Atem anhielt, wenn Gefühle drohten und dass er nur schwer ausatmete und losließ. Im Verlauf der nächsten Stunden spürte er mehr Raum in sich und parallel dazu auch die Trauer, die er jetzt eher annehmen konnte. Er weinte jede Stunde und sagte, nach und nach sei es weiter geworden in ihm und der Raum um ihn herum sei wieder größer. Er spüre seinen Atem jetzt bis in den Bauch und er wisse jetzt auch, warum er so kurzatmig gewesen sei. Er habe Angst vor der Trauer gehabt, die er jetzt fühlen und ausdrücken könne.

Die Atemtherapie ist bei den Patienten in der Regel beliebt. Die meisten sehen sie zunächst als gute Möglichkeit der Entspannung oder des „Abschalten-Könnens". Für einige geht es tiefer und sie erkennen den Atem als Mittler ihrer Gefühle oder sogar als Anker im Sturm. Ich bekomme immer mal wieder Briefe von ehemaligen Patienten, besonders von Angstpatienten, die beschreiben, wie Dehnübungen und der dadurch angeregte und vertiefte Atem sogar in Paniksituationen nachhaltig geholfen und beruhigt hat. Besondere „Aha-Erlebnisse" löse ich auch immer wieder mit den Angeboten aus, sich zu lassen: Dass die Lösung geschieht und nicht gemacht werden muss, dass der Atem geschenkt wird und nicht geholt werden muss. Dieses Erleben öffnet für manche Patienten tatsächlich das Tor zum Hier-Sein. Manchen gibt es auch einen neuen Blick auf ihr Tun - und Lassen - und sie beginnen eine Ahnung davon zu bekommen, was es heißt, sich und ihr Leben, ihr Schicksal anzunehmen. So wie es ist, nicht wie es sein sollte.

Erfahrungen von über 200 Patienten gesammelt

Diesem Erfahrungsbericht liegen Daten von über 200 Patienten mit der Grunddiagnose Depression zugrunde, die ich in der Klinik atemtherapeutisch begleiten konnte. Dabei hat sich für mich gezeigt, dass sich die Atemtherapie in der beschriebenen Kombination und Weise eher eignet für Menschen mit Psychosomatosen und psychosomatischen Syndromen, die entweder psychogen oder psychisch überlagert sind. Auch für Menschen mit neurotischen und psychoreaktiven Erkrankungen wie Depressionen, Zwangserkrankungen, Phobien, Angstneurosen und Anpassungsstörungen konnten gute Erfolge verzeichnet werden. Weniger geeignet scheint die Atemarbeit zu sein bei Essstörungen, allergischen Erkrankungen oder auch bei Neurodermitis und bei Patienten mit chronischen Schmerzen.

Literatur

Franke, U.: Systemische Familienaufstellung. Eine Studie zu systemischer Verstrickung und unterbrochener Hinbewegung unter besonderer Berücksichtigung von Angstpatienten. 2. Aufl. Profil, München 1996.

Franke, U.: Wenn ich die Augen schließe, kann ich dich sehen. Familien-Stellen in der Einzeltherapie und -beratung. Ein Handbuch für die Praxis. Carl-Auer, Heidelberg 2002.

Franke-Gricksch, M.: Du gehörst zu uns. Carl Auer, Heidelberg 2001.

Kemmann-Huber, E./Fischer, K.: Der bewusste zugelassene Atem. Theorie und Praxis der Atemlehre. Urban & Fischer, München 1999.

Hellinger, B.: Ordnungen der Liebe. Ein Kurs-Buch von Bert Hellinger. 4. Auflage. Carl Auer, Heidelberg 1997.

Middendorf, I.: Der Erfahrbare Atem und seine Stellung zur Psychologie. In: Atem-Forum. Fachzeitschrift der BEAM. 4. Jahrgang 12/96. Berlin 1996.

Middendorf, I.: Der Erfahrbare Atem. Eine Atemlehre. Junfermann, Paderborn 1995.

Richter, H.: Atembefreiung und Entfaltung. In: Ab 40, Zeitschrift von für und über Frauen, 2/2001.

Richter, H.: Die ganz andere Praxis. Wegbegleitung im Atem. (Unveröffentlichtes Manuskript).

Richter, H./Mittelsten Scheid, D.: Vom Wesen des Atems. Herta Richter im Gespräch mit Dieter Mittelsten Scheid. Reichert, Wiesbaden 2006.

Rilke, R.M.: Worte die Verwandeln. Nießen, A. (Hrsg.): 4. Aufl. Herder, Freiburg 2002.

Rufer, R.: Lebendig im Atem. Selbsterfahrung und Therapie durch Atemarbeit. Walter, Düsseldorf 1995

Schmitt, J.L.: Atemheilkunst. 8. Aufl.Humata, Bern 2003.

Veening, C.: Das Bewirkende in der Atemarbeit. Vortrag vom Juni 1947. In: Waldmatter-Kreis, Texte zur Erinnerung an Cornelis Veening anlässlich seines 100sten Geburtstages am 15.1.1995. Die psychische Situation des jungen Künstlers. S. 34ff.

Veening, C.: Vortrag für Heilpraktiker im Jung-Institut, Mai 1950 (Unveröffentlichtes Manuskript).

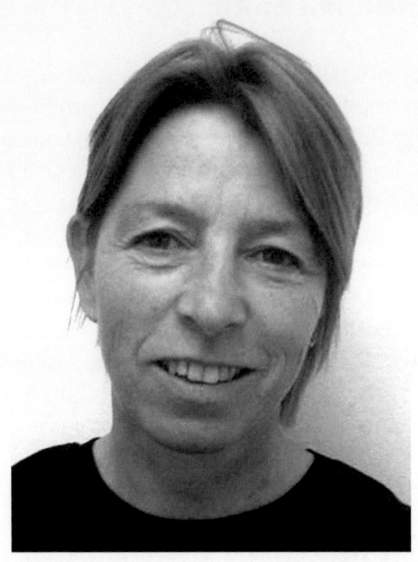

Autorin

Christine Meyne
Atemtherapeutin AFA
Heilpraktikerin für Psychotherapie (HP)
Diplom Journalistin

1981 - 1986 Psychologie- und Journalistikstudium
seit 1986 im Bayerischen Rundfunk,
20 Jahre Journalistin und Moderatorin
1998 Ausbildung zur Atemtherapeutin bei Herta Richter, Atemhaus München
1999 Ausbildung im Familienstellen
Von 2003 bis 2005 Arbeit in der psychosomatischen Klinik Simbach am Inn
seit Nov. 2005 in der privaten Herz- Kreislaufklinik Lauterbacher Mühle

Atem- und Körpertherapie bei Stotterern

Mein Weg zur Arbeit mit Stotterern

Ich habe nach einer dreijährigen Ganztagsausbildung zur Heilpraktikerin meine ebenfalls dreijährige Ausbildung zur Atem- und Körpertherapeutin am Middendorf Institut in Berlin 1992 abgeschlossen. Danach zog ich zurück in meine Heimatgegend im Raum Osnabrück, eröffnete dort eine Praxis und begann zwei Jahre später in der Rehabilitationsklinik für Kommunikationsstörungen Werscherberg in Bissendorf eine Teilzeittätigkeit als Atem- und Körpertherapeutin. Diese Reha–Klinik behandelt Sprachflussstörungen bei Kindern, Jugendlichen und Erwachsenen. Des Weiteren gibt es Behandlungsmöglichkeiten für Patienten mit Stimmstörungen verschiedener Genese und Patienten mit Hörsturz, Tinnitus und Hyperakusis. Außerdem gibt es Stationen für Cochlea Implantat (CI) Patienten, zumeist Kinder, sowie eine wachsende Mutter-Kind-Station.

Ich begann meine Tätigkeit mit dem Schwerpunkt auf der Stimm- und Stottererstation und arbeite auch stationsübergreifend mit Tinnituspatienten. Das Konzept der Klinik Werscherberg ist ganzheitlich orientiert. Neben den täglichen Angeboten der Logopädie/Sprachtherapie (in der Klinik wird ein speziell für Stotterer konzipiertes verhaltenstherapeutisch orientiertes Sprachprogramm auf der Grundlage von „Monterey" angeboten) werden Psychotherapie, Krankengymnastik, Sport-, Bewegungs- und die klassischen Entspannungstherapien wie Autogenes Training, Progressive Muskelentspannung sowie Qi Gong angeboten. Die Therapeuten tauschen sich regelmäßig über den Verlauf der Therapie aus, sodass die Behandlungen aufeinander bezogen und auf die individuellen Erfordernisse der Patienten abgestimmt werden können. Schwerpunkte der Klinik liegen auch im Bereich der Körperwahrnehmung, u.a. besonders geprägt durch das Angebot der Atem- und Körpertherapie, mit der ich in der Klinik 1994 beginnen konnte.

Diese Herausforderung wirkte sich im Laufe der Jahre sehr anregend auf meine berufliche Entwicklung aus, im Besonderen auf meine Tätigkeit mit den stotternden Patienten. In meiner ersten gruppentherapeutischen Begegnung mit jugendlichen Stotterern reagierte ich mit dem Festhalten meiner eigenen Atembewegung, während ich in der Vorstellungsrunde den Einzelnen zuhörte. Durch dieses direkte körperliche Übertragungsphänomen in meiner eigenen Atemreaktion wurde mein Engagement Atem- und Körpertherapie mit besonderem Schwerpunkt in der Behandlung von Sprachflussstörungen in der Reha-Klinik, sowie auch in meiner Privatpraxis geweckt.

In meinen Behandlungen mit Atem- und Körpertherapie biete ich sowohl den übenden, pädagogisch ausgerichteten Ansatz, den therapeutischen, sowie den atem- und körperpsychotherapeutische Ansatz in den Gruppen- und Einzeltherapien an.

Was ist Stottern?

Stottern ist eine Redeflussstörung, eine mehr oder weniger häufige Unterbrechung des Sprachablaufs, gekennzeichnet durch Wiederholungen von Lauten und Teilen eines Wortes. Während beim tonischen Stottern das Sprechen zeitweise völlig blockiert ist, werden beim klonischen Stottern Sprachelemente rasch aufeinander folgend wiederholt. Mischformen treten als tonisch-klonisches oder klonisch-tonisches Stottern auf. Es können auch Mitbewegungen in den Extremitäten oder im Kopfbereich, sowie Grimassierungen im Gesicht auftreten. Auch Poltern, überstürztes Sprechen, Verschlucken von Lauten, hastige und undeutliche Aussprache und/oder das Benutzen von Füllwörtern sind häufige Anteile von Sprachflussstörungen.

Bei vielen betroffenen Patienten, die zu ca. 80 % männlich sind, ist Stottern bereits in der frühen Kindheit aufgetreten. Es beginnt typischerweise zwischen dem 2. und 4. Lebensjahr und entwickelt sich dann im Unterschied zu vielen anderen Kindern, bei denen die Symptome wieder verschwinden, zu einer manifesten Redeflussstörung. Diese verstärkt sich situativ mit steigenden kommunikativen und individuell emotional stressigen Anforderungen. Häufig reduziert sich die Stottersymptomatik in emotional nicht belastenden Situationen. In der Regel tritt sie beim Singen, Sprechen beim Alleinsein oder im Kontakt mit Kindern oder Tieren nicht auf.

Ursachen

Zurzeit gibt es keine schlüssigen Erklärungen über die Ursache von Stottern. Es existieren lediglich diverse Erklärungsmodelle über neurologische Ansätze, sprachentwicklungsbedingte Faktoren, erblich bedingte Einflüsse, psychische Faktoren und sozialpsychologische Erklärungen. Schon allein die vielen Einflüsse auf den Sprechvorgang lassen eine multifaktorielle ursächliche Grundlage erkennen. Vielfältige sensomotorische Verbindungen, zentrale Areale des Großhirns, der Sprechapparat und vegetativ gesteuerte Prozesse sind miteinander verknüpft und sind somit am Sprechvorgang beteiligt.

Verschiedene wissenschaftliche Theorien gehen davon aus, dass eine veränderte Zusammenarbeit der rechten und linken Gehirnhälfte beim Stottern beteiligt ist. In Untersuchungen konnte nachgewiesen werden, dass weniger Aktivität in den sprachaktiven Bereichen der linken Gehirnhälfte und dafür mehr Aktivität in rechten Gehirnbereichen kompensatorisch auftrat. Diese Gehirnaktivitäten verbesserten sich nach einer Sprachtherapie zu Gunsten der linken Hemisphäre.

Psycho-physische Verknüpfungen von Atem und Sprache

Der Atem als unsere Sprechgrundlage hat eine zentrale Bedeutung. Über die rein funktionale Bedeutung der physischen Einflüsse hinaus ist der Atem direkt verbunden mit dem Fühlen, Denken und den Sinneswahrnehmungen. Die psycho-physischen Verbindungen bestehen über die drei „Steuerzentren" des Atems jeweils im ältesten Bereich des Gehirns, dem Hirnstamm, dem vegetativen Atemzentrum, dem Zwischenhirn, welches für das Limbische System für emotionale Atemreaktionen zuständig ist und dem kortikalen Atemzentrum in der Großhirnrinde. Über eine Vielzahl von Rezeptoren sind alle beteiligten Bereiche in Rückkopplungsprozesse mit dem Atemgeschehen verbunden.

Da der Einfluss des Gefühlserlebens über die Atembewegung eine erhebliche Wirkung auf den Sprachfluss hat, sind diese Zusammenhänge besonders wichtig in der Therapie der Stottersymptomatik. Gefühle sind ein Geschehen, an dem die ganze Person mit allen ihren Erfahrungen der körperlichen, psychischen und der Vorstellungsebene beteiligt ist. In dem Wort Emotion wird deutlich, dass sich Gefühle in körperlichen Bewegungen ausdrücken. Die oben angedeuteten neurophysiologischen Verknüpfungen machen den untrennbaren Zusammenhang zwischen Gefühls- und Atembewegung deutlich. Im Volksmund sagen wir: „Es verschlägt mir den Atem; vor Schreck den Atem anhalten; die Kehle zusammenschnüren; unsicher stammeln; sich vor Lachen den Bauch ausschütten; einen Weinkrampf bekommen" usw.

Dabei ist das Zwerchfell als unwillkürlich enervierter Hauptatemmuskel von zentraler Bedeutung in der emotionalen Äußerung! Direkte Verknüpfungen zwischen den Gefühlen, vegetativen Prozessen und Atembewegung liegen im vegetativen Atemzentrum, dem Limbischen System, dem Thalamus im Zwischenhirn und den motorischen Verknüpfungen der verschiedenen Gehirnareale. Der Thalamus filtert alle Wahrnehmungsqualitäten und verstärkt oder schwächt die wertende Informationsverarbeitung zwischen Kortex und den darunter liegenden unbewussten Gehirnregionen. Ebenso ist die Atembewegung, die ja nicht nur unwillkürlich, sondern auch willentlich vom kortikalen Atemzentrum gesteuert wird, Vermittler zwischen bewussten und unbewussten Vorgängen. Diese Tatsachen veranschaulichen, dass der ganze Mensch mit all seinen Anteilen vom Atem bewegt ist und sich diese in der Atembewegung ausdrücken.

Die beschriebenen Zusammenhänge sind für den Vorgang der verbalen und nonverbalen Kommunikation in einem natürlich gelassenen Selbstausdruck von grundlegender Bedeutung. Besondere Herausforderung ist für stotternde Menschen im Sprechausdruck, alle bewussten Sprachanteile mit den unbewussten Anteilen fließend in Einklang zu bringen. An den vorgenannten Ausführungen werden die Komplexität und das Erfordernis einer umfassenden und ganzheitlichen therapeutischen Behandlung deutlich. Die Art und Weise der Atembewegung spiegelt die momentane Gesamtbefindlichkeit der Person in ihrer Ganzheit wieder. Mit dem erfahrungsorientierten Ansatz eignet sich die Atem- und Körpertherapie nach Middendorf ganz besonders. Diese beruht darauf, Atembewegung im sich selbst erlebenden Körper natürlich entstehend wahrzunehmen, statt den Atem willentlich zu beeinflussen oder zu kontrollieren. Hier ist der Leib als beseelter Körper in seinen ganzheitlichen Bezügen zu verstehen, und zwar über den funktionellen Begriff des Körpers hinausgehend. Bewusst erfahren können bisher unbewusste Bereiche in den lebendigen Gesamtausdruck von Körper und Sprache einfließen und nutzbar werden.

Wahrnehmung psycho-physischer Fehlspannung

In der Praxis bedeutet dies, zunächst wieder eine Empfindungsgrundlage und Wahrnehmung zu schaffen für sensorisches und sensomotorisches Geschehen. In der Empfindung der Qualitäten von Atem- und Körperwahrnehmung ist noch keine emotionale Reaktion enthalten, sie ist damit wertfrei. Die Erfahrungsqualität des Atemgeschehens beinhaltet auch das emotional-mentale Erleben. Viele Stotterer haben durch die frustrierende Erfahrung im sprachlichen Ausdruck, Widerstände und Vermeidungen entwickelt, nicht nur im Sprachgebrauch, sondern besonders auch bezüglich der Wahrnehmung körperlichen Erlebens. Die stotternde Symptomatik zeigt sich mit Druck, Anspannung, Festhalten des Atem- und Bewegungsablaufes, insbesondere das Loslassen bzw. Festhalten der Ausatembewegung. Die innere Spannung äußert sich in der Gesamtspannung des nonverbalen Ausdrucks. Häufig ist die Atembewegung ausgehend vom stark angespannten Zwerchfellbereich in ihrer

Durchlässigkeit über die kinetischen Ketten, die Muskeln, Gelenke, Sehnen, Bänder, Membrane und Organe durch den ganzen Körper stark eingeschränkt. Besonders angespannt ist der Hals- und Kehlbereich. Die Atemmuskulatur des Kehlkopfes ist an das Zwerchfell gekoppelt. Der lockere Bewegungsausdruck im gesamten Bereich der Sprechmotorik ist stark eingeschränkt. Im individuellen Ausdrucksgeschehen sind mimischer und gestischer Bewegungsausdruck davon betroffen. Außer dem Zwerchfell, welches in seinen Ansätzen direkt mir der Wirbelsäule verbunden ist, sind alle Atemmuskeln Haltungsmuskulaturen. Durch sensorische Verknüpfungen ist die Aufrichtung direkt mit der Zwerchfellbewegung verbunden.

Häufige Fehlspannungen in der Körperhaltung sind Ausdruck des psychophysischen Spannungsungleichgewichts und damit direkt verbunden mit dem Atemgeschehen. Dadurch fehlt der wohlgespannte Stand im Gleichgewicht zwischen Schwerkraft und den Zug- und Aufrichtekräften. Dies ist der eutone Zustand zwischen dem Tragenlassen und der Atemkraft in der Aufrichtung, um präsent in Erscheinung zu treten, zu sich selbst zu stehen, den eigenen Standpunkt zu vertreten. Rückzug und Vermeidungsverhalten z.B. im Augenkontakt und auf sprachlicher Ebene mit Wortvermeidungen sind häufiger Ausdruck der Zurücknahme im Selbstausdruck. Dadurch werden die Beweglichkeit, der emotionale Selbstausdruck, die körperliche Selbstwahrnehmung und der lebendige Kontakt zum anderen und zu sich selbst stark eingeschränkt. Die Betroffenen können eine mehr oder weniger starke, häufig wenig bewusste und in Teilen negative Bewertung ihres Gesamtausdrucks und in Teilen ihres Selbstbildes haben, sodass Selbstwertprobleme im interaktiven Austausch und der sozialen Kommunikation auftreten.

Ausdruck und Kontakterleben in der Gruppe

In der atem- und körpertherapeutischen Gruppentherapie können die Patienten ihre Wahrnehmungs-, Ausdrucks- und Kontaktfähigkeit mit sich und anderen im Austausch intensivieren. Zu Beginn der Gruppe werden die Wahrnehmungsproblematik und der unbewusste Ausdruckskonflikt als Widerstand sichtbar. Dabei werden die inneren Widerstände zunächst nicht bewusst erlebt, sondern äußern sich vielfach passiv auf der körperlichen Ebene als lange eingenommene Gewohnheitshaltungen. Dies kann z.B. in einer äußerlich schlaff wirkenden oder auch in einer zurückgenommenen Körperhaltung als Ausdruck der reduzierten Präsenz wahrgenommen werden. Manchmal wird anfangs eine innere Ambivalenz als Motivationskonflikt deutlich, sich einerseits zu Gunsten eines stotterfreien Redeflusses auf die Übungsangebote einzulassen, andererseits werden die Erfahrungsangebote innerlich abgelehnt. Die Ablehnung äußert sich darin, dass die Übungen häufig aus der unbewussten Abwehr der eigenen peinlichen Gefühlserfahrungen als lächerlich oder peinlich hinstellt werden. Fast immer ist die Offenheit für körperliche Empfindungsfähigkeit durch die negative Bewertung in der persönlichen Erfahrungsqualität stark eingeschränkt.

Häufig geht es also zunächst darum, auf der bewussten Ebene für die Empfindung der natürlichen fließenden Atembewegung und deren Zusammenhänge im Atemrhythmus, Atem- und Sprachfluss Interesse zu wecken. Empfindungsorientierte Übungsangebote stärken zunächst die gesamte Körperwahrnehmung der funktionellen und körperlichen Zusammenhänge zu Gunsten einer bewussten Einflussnahme auf unbewusste Prozesse. Erste positive Erfahrungen durch Wahrnehmung und Loslassen in der Atembewegung öffnen die Wahrnehmung für innere unbewusste und spontane Abläufe. Sie ermöglichen dadurch auch neue leib-seelische Erfahrungsqualitäten. Häufig ist die Wahrnehmung außenorientiert und auf Vermeidung von Fehlern ausgerichtet. Mit der Sammlung auf die Atem- und Körpererfahrung wird die Wahrnehmung nach innen und auf sich selbst gerichtet. Erfahrungsangebote von Körperhaltungen und emotionalem Erleben verdeutlichen die direkten Zusammenhänge zwischen Haltung und Atembewegung.

Empfindungsorientierte Übungen in Partnerarbeit sind zunächst häufig eine Anforderung auf ungeübte und unvertraute Weise im Kontakt mit dem Anderen sich selbst wahrzunehmen. Sie sind besonders hilfreich um den unbewussten Bereich des Rückens und die Spannungsverhältnisse in Verbindung zum Atemgeschehen wahrzunehmen. Häufige Festhaltungen in der Rückseite drücken aus, dass durch Kraftaufwand versucht wird Halt in der Aufrichtung zu finden, anstatt sich in Bezug zum tragenden Boden und im Kontakt mit der inneren Wahrnehmung in einem flexiblen Gleichgewicht zu bewegen.

Bewegte Körperhaltung

In stehenden Übungen mit den Gelenken kann der häufig fehlende Bezug zum Boden und Festhaltungen in Verbindung mit den Spannungs- und Atemverhältnissen der Aufrichtung wahrgenommen werden. Mit dem Loslassen der Beingelenke kann mehr und mehr Gewicht an den tragenden Boden durchgelassen werden. Fließende Bewegungsabläufe, in denen der Atem in seinem eigenen Rhythmus fließen kann unterstützen die Wahrnehmung sowie die Atembewegung im Rücken und wirken lösend auf die

Gelenke. Dadurch entsteht mehr Durchlässigkeit in der Atembewegung und eine ausgleichende Wirkung auf die häufig hypertone Muskelspannung, die durch eine schlaffe Haltung kompensiert wird. In diesen Prozessen werden grundlegende Erfahrungen von Durchlässigkeit und Getragenheit gemacht. Dabei werden innere Erfahrungsqualitäten wie Halt, Sicherheit, Getragen-Sein und Grundvertrauen, sowie persönliche Bezüge in der Haltung zu und mit sich selbst bewusst und können verbal ausgetauscht werden. Die Erfahrungen von Rückhalt, sich unterstützen und sich tragenlassen, können mehr und mehr in anfordernde oder stressige Situationen übertragen und genutzt werden.

Selbsterfahrung im Atem- Bewegungs- und Sprachfluss

Mit dehnenden Übungen wird die Bildung von Atemraum zunächst besonders im unteren Körperraum gefördert. Fehlendes Vertrauen und übermäßiges Festhalten ist auch in der verstärkt auftretenden Brustatmung zu finden, die extrem ausgeführt eine paradoxe Zwerchfellatmung ergibt. Dabei wird das Zwerchfell stark gespannt und nach oben gezogen, statt sich in seiner natürlich gelassenen Bewegung auszubreiten. Dies bedeutet im Vergleich zu dem geringen Erfolg einen unverhältnismäßig hohen Arbeitseinsatz mit entsprechender Anspannung und spiegelt in individueller Weise das innere Erleben wieder. Dieses einschränkende Fehlverhalten in der unbewussten Atemführung und Kontrolle ist in individueller Weise Ausdruck inneren Erlebens vieler Stotterer.

Durch die bewusste Erfahrung, zunächst in den Gruppen und nach und nach in sprachlichen Situationen, kann die angestrengte Haltung zugunsten der natürlichen, vom Zwerchfell ausgehenden Atembewegung losgelassen werden. Besonders in den Einzelbehandlungen tauchen dabei häufig persönliche Zusammenhänge zu inneren Überforderungshaltungen und mangelndem Selbstvertrauen in bestimmten Bereichen auf.

Angebote mit Dehnung und Druck zwischen dem unteren Atemraum und zum Mundinnenraum stärken die Wahrnehmungsbezüge im Atem-, Bewegungs- und Sprechablauf. Versagenserfahrungen im Sprachgebrauch und im Umgang mit Vokalen und Konsonanten sind häufig auch im Atem- und Körpergedächtnis „einverleibt" und führen durch emotionale und mentale Vorstellungen bereits zu Fehlspannungen und Tonusveränderungen im Einatem. Im erfahrungsorientierten Umgang mit Vokalen kann die Wirkung auf die Atembewegung und die Empfindung des Vokalatemraumes körperlich erfahren werden.

Raumerfahrung und Tonuswechsel

Dehnende rhythmisierende und fließende Übungsangebote im Zwerchfell-bereich führen die Wahrnehmung wieder zur Körperempfindung, fördern die Bildung von Atemraum und damit die raumhafte Wahrnehmung des Körper-mittenbereiches. Weite und Raum in der inneren Erfahrung wirken sich öff-nend auf begrenzende Identifizierungen aus. Mit dem gelassenen Einatem entsteht Raum auch im Umgang mit den Versagensängsten. Anstatt eng zu werden, festzuhalten und zu verdrängen, können diese zugelassen und wahr-genommen, mit der Atembewegung losgelassen werden. Die Erfahrung von Raum ermöglicht gelassenen Spannungswechsel und tönenden Ausatem. In der fließenden Atembewegung kann sich Spannung ausgleichen. In impuls-haft lösenden und zentrierenden Wahrnehmungsangeboten im Umgang mit Konsonanten lernen die Patienten, Spannungen wahrzunehmen und in der Atembewegung loszulassen. Mit wachsendem Empfindungsbewusstsein wer-den dabei auch im Spannungswechsel des Atemrhythmus, die Zusammen-hänge zum Kehlbereich im Öffnen und Schließen der Muskulaturen erfahren.

Gruppenreflexion und Selbstverständnis

Durch den Austausch und die Reflexion in der Gruppe, können Zusammen-hänge zu den unterschiedlichen Kommunikationssituationen bewusst wer-den. Die wachsende Empfindungsfähigkeit stärkt die Erfahrungen mit sich selbst, das Selbstvertrauen und die Selbstverständlichkeit im Sprachausdruck. Raum und Weite im gelassenen Ausatem können in schmiegsamen, fließen-den Artikulationsbewegungen ausprobiert werden. Die psychischen und physische Atem-, Bewegungs- und Haltungsmuster können in diesem Pro-zess mehr und mehr erfahren, verändert und schrittweise zu mehr Beweglich-keit und Flexibilität ökonomisiert werden. Hierbei können Verknüpfungen zu gesamtpersönlichen Bezügen erfahren, im Austausch reflektiert und in den eigenen persönlichen Zusammenhang eingebunden werden.

Orientierung am individuellen Atemrhythmus

In der folgenden Phase kann Atem- und Körperwahrnehmung neu definiert und bewertet werden. Die neuen Erfahrungen, die wachsende Offenheit und das entstehende Vertrauen ermöglichen mehr und mehr Beweglichkeit und Flexibilität auf dem Weg, die natürliche Atembewegung auch in spontanen und anfordernden Gesprächssituationen zuzulassen. Übungsangebote, die von fließenden Bewegungen des Atemrhythmus bestimmt sind, stärken die Erfahrung des individuellen, gelassenen Atemrhythmus und fördern es, sich im Sprach- und Bewegungsablauf am Atemgeschehen orientieren zu können. Durch die Sammlungsfähigkeit im Zentrieren der Ausatembewegung nach innen entsteht Konzentration und Wahrnehmung nach innen und Zutrauen zu sich selbst.

Atem- und Sprachfluss im Selbstausdruck

Mit der wachsenden Empfindungsfähigkeit, den Erfahrungen von Atemraum und gelassener Atembewegung wird es möglich, Spannungsphänomene der Atembewegung in ihrem Bezug nach außen zu erfahren und im wohlgespannten Körperausdruck zu nutzen, anstatt diese durch Festhaltungen und Anspannung innen zu halten. Dabei können im vertrauten Gruppenrahmen Atemraum, Atemfluss und das gelassene rhythmische Zusammenspiel von Atembewegungs- und Sprachfluss erfahren und geübt werden.

Partnerübungen fördern sich nach außen zu beziehen und sich selbst im Ausdruck und im Beziehungskontakt zu erleben. Die Wahrnehmung der fließenden Atem- und Körperbewegung ist dabei die Grundlage, aus der Vertrauen zu sich selbst entsteht und das Loslassen der Kontrolle möglich ist. Auf dieser Basis wird Sprechen körperlich erlebt. Es ist selbstverständlicher und lebendiger im Selbstausdruck, im Kontakt und Austausch mit anderen.

In der Einzeltherapie kann intensiver auf die Atem- und Körperwahrnehmung in den individuellen Zusammenhängen zum verbalen und nonverbalen Ausdruck eingegangen werden. Für viele ist es durch den taktilen Kontakt über die Hand in der Einzelbehandlung häufig leichter, die Atembewegung zu spüren und die Art und Weise wahrzunehmen wie sie abläuft. In der Atemdiagnostik werden das Atemgeschehen, der Atemrhythmus und die Atemqualität visuell und taktil wahrgenommen. Anfangs ist der Atemrhythmus häufig kurz, schnell und eher oberflächlich in seinem Bewegungsablauf. Häufig kann sich angespannte Einatembewegung wenig ausbreiten und kaum Raum nehmen. Oft wird sie der kurzen angespannt-gehaltenen Ausatembewegung vorweggenommen. Dabei können Atempausen nicht entstehen. Dieses häufige Geschehen im Atem spiegelt den leistungsorientierten Umgang im sprachlichen Ausdrucksverhalten wider und verdeutlicht dabei die Enge, den Druck und den fehlenden Raum für die Wahrnehmung der eigenen inneren Erfordernisse, sowie das mangelnde Verständnis für sich selbst.

Fallgeschichte

Situationsbericht

Frau L. kommt auf Grund ihrer klonisch-tonischen (s. S. 1) Redeflussstörung, die typischerweise beim Telefonieren auftritt. Sie hat ein Vermeidungsverhalten im Umgang mit Wörtern, die mit Vokalen beginnen. Sie berichtet von Sprechängsten und Stressgefühlen mit Schweiß und Herzklopfen, die vor und in beruflich bedingten Situationen, in freien Reden vor Gruppen oder in emotional anfordernden Gesprächssituationen auftreten. In diesem Zusammenhang hat sie häufig sehr selbstkritische Gedanken und negative Erwartungen in ihrem Sprechverhalten zu bevorstehenden Situationen. Ihr Sprechtempo ist sehr hoch. Sie berichtet, dass dies allgemein in Familiengesprächen so war und dabei kaum zugehört wurde.

Somatische, atemorientierte Diagnose

Bei der Arbeit im Liegen fällt auf, dass die Atembewegung eher im Brustbereich schnell und angespannt ist. Die Einatembewegung breitet sich insbesondere in den Flanken und im Beckenraum kaum aus. Die Ausatembewegung ist kurz, abgehackt und mit Druck ausgeführt. Auch in den Schultern, die angespannt festgehalten sind, ist zunächst keine Atembewegung spürbar. Eine Pause ist kaum spürbar.

Behandlungsverlauf

Frau L. ist schnell in der Lage mit der Aufmerksamkeit in der Körperwahrnehmung und der Atembewegung anzukommen. Sie ist schnell präsent im Atemgeschehen. Sie kann sich gut auf die unterstützende Begleitung ihrer Atembewegung über meine Hand sammeln, wodurch diese langsamer und entspannter wird. Dehnende Angebote, besonders zunächst in den Flanken, vertiefen den Atem zusätzlich und schaffen Raum. In der anschließenden verbalen Reflektion hat sich das Sprechtempo ebenfalls verlangsamt. Die Erfahrung des entspannten Tempos im Atemrhythmus wird Grundlage des weiteren Behandlungsverlaufs.

Die folgenden Termine sind geprägt durch Bewegungs-, Dehnungs- und sammlungsorientierte Übungsangebote im Sitzen, Stehen oder Liegen. Dabei erlebt Frau L. immer wieder, dass die Wahrnehmung zu sich selbst und die Erfahrung, sich selbst Raum lassen zu können, entscheidende Veränderungen im Tempo des Atemrhythmus bewirken. Sie kann sich im anschließenden sprachlichen Ausdruck gut an ihrem entspannten gelassenen Atemrhythmus orientieren und fühlt sich dadurch sicher. Den Ausatem begleitende, zentrierende Angebote im Liegen lassen die Ausatembewegung länger, weicher und fließender werden. Die Erfahrung von Fließen und Loslassen in der Ausatembewegung erlebt Frau L. als Grundlage zu einem entspannten und gelassenen Sprachfluss. In diesem Prozess werden ihr persönliche Bezüge zu Perfektionsanspruch, leistungsorientiertem Denken, sowie Mangel an positiver Wahrnehmung bewusst. Im reflektierenden Austausch kann sie entsprechende, vormals unbewusste Übertragungen und Auslöser in der Kommunikation mit anderen erkennen.

Mit Sammlungs- und Druckpunktarbeiten kann sie sich unterstützen, auch im Kontakt mit anderen, immer wieder in die Wahrnehmung bei sich und ihrem Atemrhythmus anzukommen. Dabei helfen ihr die Erfahrungen von Atemraum in den Flanken und im Becken. Raumgebende Übungen im Mundbereich und im Beckenbereich, sowie der Umgang mit den Vokalen unterstützen die Tonspannung. Spürbewusst gelingt es ihr, Vokale wohlgespannt mit dem fließenden Atem auszuformulieren. Im weiteren Verlauf erfährt sie im Umgang besonders mit den Konsonanten „f" und „sch" fließende Kraft, Antrieb und Vitalität und kann besonders mit dem „L" innerlich im Zwerchfellbereich, im Beckenboden und Mundraum loslassen. Raumerfahrung, innere Beweglichkeit und Loslassen im spürbewussten Umgang mit Vokalen und Konsonanten sind neue Erfahrungen, durch die sie ihr vorheriges Wortvermeidungsverhalten verändern kann.

Die Gefühle von Hilflosigkeit im Spracherleben einzelner Worte verändern sich mit diesem spürbewussten, fließenden Umgang. Mit den positiven Erfahrungen entwickelt sie mehr Selbstvertrauen und kann in Übertragungssituationen auf andere die unangemessenen negativen Erwartungen in ihrer selbstkritischen Haltung erkennen und Schritt für Schritt zurücknehmen. In fließenden Bewegungsangeboten, orientiert an ihrem Atemrhythmus, erfährt sie mehr und mehr ihren stimmigen Atemrhythmus. In diesem Selbstverständnis traut sie sich, Gestik und Mimik einfließen zu lassen und sich in ihrem Selbstausdruck Raum zu lassen. Hierbei entsteht eine Präsenz die von spontan bewegter und weich fließender Ausdruckskraft geprägt ist. Diese Erfahrung ist begleitet von Selbstverständlichkeit, Leichtigkeit und Erstaunen. In den folgenden Terminen ist es immer wieder Thema, den Wechsel von der druckgeprägten Erwartungshaltung zur empfindungsbewussten Haltung im Umgang mit sich in die sprachlichen Alltagssituationen zu übertragen. Ein wichtiger Einstieg dabei ist die Erfahrung von Fließen sowie die entspannt aufgerichtete Körperhaltung, mit der sie die Erfahrung von Selbstsicherheit und Gelassenheit verbindet. Mit dieser Haltung zu sich selbst kann sie sich jetzt bewusst mit ihren aufnehmenden, einfühlenden und beeindruckbaren Wesenszügen verbinden. Vormals haben diese zu Unsicherheit, Hilflosigkeit und Kontrolle im Kontakt mit anderen geführt. Bewusst erfahren sind sie jetzt Grundlage, sich in fließender, gelassener und spontaner Weise im Sprechen Raum und Ausdruck zu geben.

Literatur

Bischof, S.: Psycho-physische Atemtherapie Middendorf. Augustin M./Schmiedel V. (Hrsg.): Praxisleitfaden Naturheilkunde Urban & Fischer, München 2003, S.90-96.

Gaschler, K.: Spiegelneurone. Die Entdeckung des Anderen. In: Gehirn und Geist. Spektrum der Wissenschaft. Ausgabe 10/2006, S.26.

Heyer-Grote, L.: Atemschulung als Element der Psychotherapie. Wissenschaftliche Buchgesellschaft, Darmstadt 1970.

Kemmann-Huber, E./Fischer, K.: Der bewusste zugelassene Atem. 1. Aufl. Urban & Fischer, München-Jena 1999.

Kempermann, G.: Neurogenese Kopfgeburten. In: Gehirn und Geist. Spektrum der Wissenschaft. Ausgabe 3/2006, S.28.

Marlock, G./Weiß, H.: Handbuch der Körperpsychotherapie. 1. Aufl. Schattauer, Stuttgart - New York 2006.

Middendorf, I.: Der Erfahrbare Atem. Junfermann, Paderborn 1984.

Neubeck, K.: Atem-Ich. Stroemfeld/Nexus, Frankfurt am Main 1992.

Neumann, K.: Wortstau im Gehirn. In: Gehirn und Geist. Spektrum der Wissenschaft. Ausgabe 2/2005, S.30.

Schmitt, L.: Atemheilkunst. Humata, Bern 1990.

Van Riper, C.: Die Behandlung des Stotterns. Demosthenes, Köln 2002.

Veening, C.: Texte aus Erinnerung an C. Veening anlässlich seines 100jährigen Geburtstages. Das Bewirkende. Vortrag für Heilpraktiker. Waldmatter Kreis. 1995.

Von Steinaecker, K. (Hrsg.): Der eigene und der fremde Körper. Übertragungsphänomene in der Atem- und Leibpädagogik. Kongressbericht. 1. Aufl. Berlin 1994.

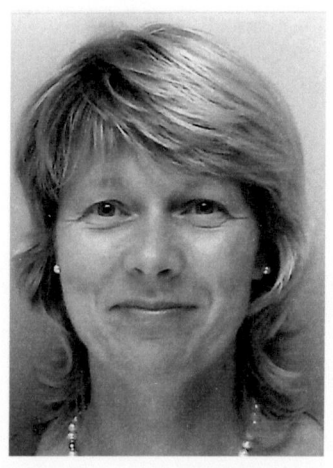

Autorin

Gabriele Penders-Heider,
Atem- und Körpertherapeutin AFA/BVA
Körperpsychotherapie ECP/DGK
Heilpraktikerin

Schwerpunkte Homöopathie, Hypnotherapie, NLP,
Meditation/ spirituelle Heilweisen
Freie Praxis in Osnabrück seit 1992
Mitarbeit in der Rehaklinik für Kommunikationsstörungen, Werscherberg
seit 1994 Dozentin an verschiedenen Volkshochschulen und
Erwachsenenbildungsträgern, sowie an einer Logopädieschule

Atemarbeit in der Behandlung und Begleitung bei Mammacarcinom und Lebermetastasen

1. Einführung

Die Atemtherapie für Krebskranke stellt einen wichtigen Teilbereich meiner Tätigkeit als Atemtherapeutin dar und wird zunehmend in Anspruch genommen.

Bei meiner langjährigen Arbeit als Arzthelferin und medizinische Laborantin in einem Akutkrankenhaus konnte ich oft mit Patienten sprechen, die mit der Diagnose „Krebs" erstmalig konfrontiert worden waren oder die bereits regelmäßig zu Krebsbehandlungen in die Klinik kamen.

Ziel der Atemtherapie:

• Psychische Bewältigung von schweren lebensbedrohlichen Erkrankungen

• Auffangen von Ängsten

• Begleitung bei therapeutischer Intervention / Chemotherapie

Die atemorientierte Körpertherapie bewirkt auf sanfte Weise körperliche, seelische und geistige Veränderungen, sie ist sehr verbindend und führt nach innen zu unserem Wesen, zum Gespräch mit uns selbst. So z. B. kann Atemtherapie auch bei fortgeschrittenen Krebserkrankungen die schulmedizinische Behandlung in ganzheitlicher Sicht unterstützen.

2. Fallbeispiel

Frau S. ist 46 Jahre alt, ca. 160 cm, übergewichtig.

• **Beruf:** Ärztin

• **Familienstand:** ledig

• **Diagnosen:** Überlastungssyndrom, depressive Störung, Mammacarcinom mit Lebermetastasen, Zustand nach Chemotherapie (Docetaxel), sowie laufende Herceptin- und antihormonelle Therapie (Arimidex), zusätzlich Zoladex

• **Behandlungsbeginn:** 2 Jahre nach Erstdiagnose

• **Behandlungsdauer:** 2 Jahre

Anamnese

Frau S. kommt erstmals in meine Praxis weil sie sich nach einer Tumortherapie sehr schwach fühle und nicht erholen könne; der lange Winter habe sie zusätzlich geschwächt. Die Klientin erzählt, sie lebe in einer Wohngemeinschaft und habe dort Schwierigkeiten. Sie fühle sich durch die Bemerkungen ihrer Mitbewohner oft sehr verletzt.

Sie selbst könne sich dem strengen Ablauf von Tagespflichten in der Wohngemeinschaft nicht voll unterziehen, da sie sich gesundheitlich dazu nicht in der Lage fühle. Die Mitbewohner hätten dafür kein Verständnis.

Sie habe um ein kleines Beet im Garten zur Bepflanzung und Betreuung gebeten, was ihr aber verweigert worden sei. Deshalb stehe sie vor der Entscheidung, ob sie die Gemeinschaft wieder verlassen und in ihre Heimatstadt zurückkehren solle.

Sie fragt: „Ein Neuanfang mit der Belastung einer schweren Erkrankung und einer schlechten Prognose?"

Ihre berufliche Laufbahn als Ärztin sei beendet, bedingt durch die Tumorerkrankung. Sie habe in einem Krankenhaus in der Chirurgie und anschließend in der Inneren Medizin gearbeitet. Es sei sehr viel Arbeit gewesen, die sie oft sehr belastet habe. Die beruflichen Anforderungen seien einfach zuviel gewesen. Sie habe jetzt einen Rentenantrag gestellt.

Eine kunsttherapeutische Begleitung sei abgeschlossen.
Eine psychoonkologische Begleitung laufe noch, ebenso eine Behandlung mit traditioneller chinesischer Medizin.

Fazit

• Die Klientin steht am Rande der Belastungsfähigkeit.

• Dort, wo sie jetzt ist, fühlt sie sich nicht mehr wohl und verstanden.

• Sie ist auf der Suche nach etwas, was ihre momentane seelische und körperliche Verfassung verbessern könnte.

Aufnahmebefund auf atem-körperorientierter Ebene

Es zeigt sich ein flacher, sehr schneller Atem ohne Atempause. Im Beckenbereich entsteht fast keine Atembewegung. Die Füße fallen im Liegen zu den Seiten nach außen und nach unten weg. Die Beinmuskulatur ist wenig tonisiert. Rücken und Schulterbereich sind sehr verspannt.

Methode/Arbeitsfeld

Erste atemorientierte körperliche Kontaktaufnahme

Ich fordere die Klientin auf, während der Behandlung ihre Sammlung, d.h. ihre Aufmerksamkeit unter meine Hand zu legen. Durch die gesammelte, fokussierte Aufmerksamkeit soll Empfindung entstehen. Die Klientin wird ihre Atembewegung wahrnehmen können. Dies führt zu einem „Bei-sich-Sein" und zur inneren Ruhe.

Fazit

• In den ersten Behandlungssequenzen gelingt dies nur schwerlich.

Arbeitsfeld: taktile Phase / Ich-Stärke

Mit dem Ausstreichen der Mitte beginne ich die Behandlung, ohne jede Forderung. Es geht um die Vermittlung von „hier bin ICH" und „hier steht ein Raum zur Verfügung, wo ICH so sein kann, wie ich bin."

Im weiteren Behandlungsverlauf versuche ich Vertrauen aufzubauen durch Haltegriffe.

Während der ersten Behandlungsstunden versuche ich die Mitte zu stabilisieren, indem ich in der Mitte die schnellen Atembewegungen nur begleite. Dehnungen sind bei dem schnellen Atemrhythmus nicht möglich. Begleitung der Atembewegung auch am Brustkorb, unter dem Schlüsselbein, im Beckenraum. Ausstreichen des Rückens, der Rippen, der hinteren Mitte.

Fazit

• Vorrangig soll die Klientin einfach nur ankommen, zur Ruhe kommen.

Arbeitsfeld: Erdung, Empfindung

Der Atemrhythmus bleibt in den ersten Stunden immer noch sehr schnell, ich arbeite oft noch außerhalb des Atemrhythmus. Dem schnellen flatterigen Atem, setze ich viel Arbeit an den Füßen und Beinen entgegen.

Fazit

* Meine Intention ist, Kontur zu schaffen durch Walken, Kneten, Massieren und Streichen. Manchmal kommt es zur Beruhigung des Atems.

* Empfindung in den Beinen und Füßen soll der Klientin das Gefühl von Erdung und Standfestigkeit geben.

* Kniegriffe sollen für Geborgenheit sorgen.

* Die Sammlungsfähigkeit der Klientin ist besser geworden.

* Ich mache viel Empfindungsarbeit.

* Manchmal kommt es zur Beruhigung des Atems.

* Die Klientin sagt, die Atembehandlung tue ihr gut.

Nach der 8. Sitzung passiert mir ein Terminfehler. Die Klientin hat vergeblich auf mich gewartet. Ich entschuldige mich bei ihr, erkläre, wie leid es mir tut, schlage eine zusätzliche Behandlungseinheit als Wiedergutmachung vor. Ich weiß nicht, wie mir dies passieren konnte. Sie nimmt die Entschuldigung an. Die Termine haben wir bis dahin immer von Mal zu Mal vereinbart. Jetzt will sie keinen neuen Termin ausmachen und es dauert auch ein paar Wochen, ehe sie sich wieder meldet.

Ich bin in Terminsachen sonst sehr zuverlässig. Warum ist mir dies passiert?
Dann frage ich mich, wie es meiner Klientin damit wohl ergeht.
Wie würde ich mich fühlen und verhalten? Ich wäre wütend und enttäuscht!
Und vielleicht traurig! Vielleicht ist Wut und Enttäuschung ein Arbeitsthema! Und Trauer!

(Bild Nr. 1, s. S. 175)

Arbeitsfeld: Wut / Enttäuschung / Trauer

Ich spreche sie beim nächsten Mal darauf an: „Als ich unseren Termin versäumt habe, waren Sie wohl sehr wütend auf mich und enttäuscht von mir!" Ihre Reaktion erstaunt mich. „Nein", sagt sie, dies wäre für sie nicht weiter schlimm gewesen.

Ich lasse die Äußerung so stehen.

Atem- und körpertherapeutisch arbeite ich am ganzen Körper, vermehrt im Beckenraum. Da hauptsächlich Brustatmung stattfindet, versuche ich die Atembewegung ins Becken zu locken, biete die Möglichkeit der Bauchatmung an.

Nach unserem Gespräch und der Behandlung berichtet die Klientin, gewisse Bemerkungen ihrer Mitmenschen würden eine alte, tiefe Wunde aufreißen. Dies sei ihr auch schon im Berufsleben so ergangen. Sie empfindet diese Bemerkungen als körperlichen Schmerz, wie einen „Magenschwinger" mit Ausstrahlung in die linke Seite. Bemerkenswert ist, dass die Klientin zu keinem Zeitpunkt detaillierter über diese Problematik spricht.

Meine Aufforderung, sich nochmals in die Situation zu versetzen, sich die alte Wunde zu vergegenwärtigen, hinzuspüren, ins Gefühl zu gehen, die Traurigkeit und Verletzlichkeit und auch die Wut oder Enttäuschung zu spüren, also sich emotional zu öffnen, kann die Klientin primär nicht umsetzen. Sie versucht es rational zu verarbeiten.

Ich schlage ihr vor, sich nochmals mit dem Gefühl in die beschriebene Situation zu begeben und es malend auszudrücken. Sie könne das, weil die Zeit jetzt nicht mehr ausreiche, auch daheim versuchen und das Bild zur nächsten Stunde mitbringen, um es zu besprechen.

Meine Intention: Den Fokus auf das Gefühl legen, um die Beziehung zu sich selbst herzustellen. Den Anschluss an das Gefühl herstellen.

Dieses Angebot nimmt die Klientin an. Sie malt ein Bild, auf dem nur wenig Helles zu sehen ist, überwiegend ist es schwarz (Bild Nr. 2, s. S. 175). Bei der Bild-Besprechung schließt sie das Gefühl aber wieder aus. Auf einem anderen Bild sieht man neben schwarzen Anteilen auch sehr helle Farben (Bild Nr. 3, s. S. 175).

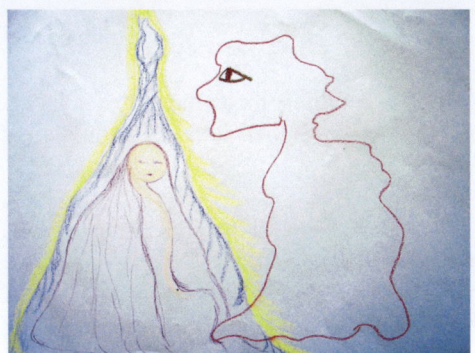

(Bild Nr. 1)

(Bild Nr. 2)

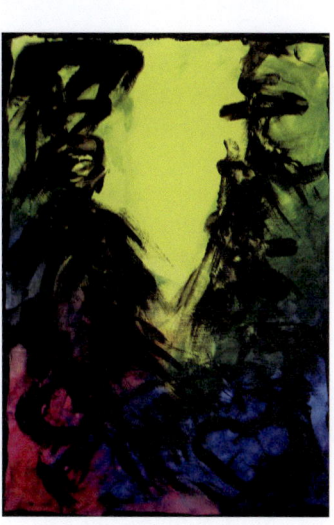

(Bild Nr. 3)

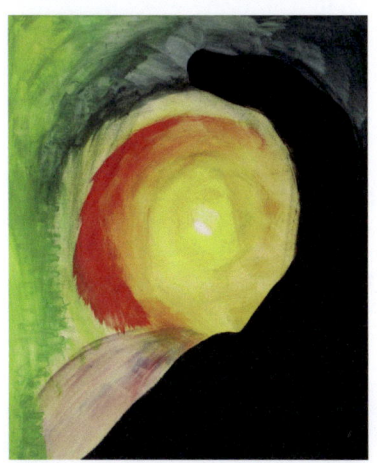

Atem und Bewegung

In den folgenden Stunden erfolgt die Behandlung nicht nur auf der Liege. Ich nehme Atem- und Bewegungsübungen im Stehen und auf dem Hocker mit ins Programm.

Von Seiten der Klientin besteht ein Bedarf nach Ruhe und Entspannung, nach Loslassen und Führung, nach Berührung. Damit es kein absolutes Fallenlassen wird, und auch kein „sich Überlassen", nehme ich Atem- und Bewegungsübungen auf dem Hocker dazu. Hier ist die Klientin ohne meine führende Hand auf sich selbst gestellt.

Ich achte auf die unterschiedliche Tagesverfassung der Klientin, sodass ihr die Übungen nicht zuviel werden. Ich frage auch nach, wie sie sich fühlt. Sie soll ihre Befindlichkeit ausdrücken und ernst nehmen.

Ein halbes Jahr nach Behandlungsbeginn erzählt die Klientin, sie sei wieder zur Untersuchung in der Klinik gewesen; die Tumormarker seien niedrig. Ich freue mich mit ihr. Außerdem berichtet sie, sie hätte jetzt Kraft und Energie für einen Umzug. Sie findet in der folgenden Zeit eine neue Wohnung und verlässt somit die Wohngemeinschaft.

In den nächsten Monaten arbeite ich mit ihr, wie folgt:

* Kontakt zu sich selbst bahnen, mittels Atembewegung und Körperempfindung
* Mitte stabilisieren / Ich-Kraft entwickeln und stärken
* Lockern und Lösen der Schulter- und Rückenpartie
* Tragenlassen von Armen und Beinen
* Gelenks- und Bewegungsspiel
* Förderung der Atembewegung im Beckenraum und im Übergang zur Leiste
* Raum und Bewegung schaffen im Brust- und Beckenbereich

Fazit

* Nach einem Jahr nimmt sich der Atem mehr Raum, der Atemrhythmus hat sich verändert, es entsteht mit der Zeit auch eine Atempause.

* Lösung in Form von Gähnen kommt, und ich fordere sie auf, es zuzulassen und nicht zu unterdrücken.

- Die Klientin ist insgesamt stabiler geworden. Im Rahmen der Atem- und Bewegungsübungen kann sie ihren Stand nun selbst registrieren, die Beine stehen sehr eng beieinander. Sie ändert dies in ein hüftbreites Stehen und hat damit einen besseren, sichereren Stand.

Atem zulassen

Im weiteren Behandlungsverlauf erkläre ich: Sich für den Einatem öffnen und weichmachen, ihn als Geschenk empfangen und den Ausatem herausbegleiten, leer werden und warten bis der neue Einatem sich wieder Raum nimmt.

Atem zulassen! Dies gelingt nicht immer. Hier fragt die Klientin manchmal nach, ob sie es richtig mache. Und so holt sie manchmal noch den Einatem, der Ausatem wird oft vorzeitig abgebrochen. Eine Atempause entsteht, die Klientin bemerkt dies selbst. In den nächsten Stunden bleibt sie in der Atempause hängen.

Das ist nicht meine Intention. Was soll ich anbieten, damit sich dies verändert?

Nachdem sie sich kräftiger fühlt, lasse ich sie auf dem Trampolin springen. Hier sind nicht nur das Zwerchfell und die Atmung angesprochen, sondern auch der Spaß an der Bewegung und das Gefühl für Leichtigkeit und sichere Landung.

Ob es das Springen ist, ihr Mut und ihre Freude darüber? Ihre Überraschung über die sichere Landung? Die Sicherheit nimmt mit jedem Sprung zu. Jedenfalls hängt sie ab diesem Zeitpunkt nicht mehr in der Atempause. Vielleicht hat sich durch die Bewegung die Stimmungslage verändert...

Nach einem weiteren Monat berichtet die Klientin: Eine OP stehe bevor. Sie spricht mit mir über ihre Ängste, es könnte sich um ein Rezidiv handeln.

Nach dem Eingriff und problemloser Wund- und Heilungszeit kommt die Klientin wieder in meine Praxis. Der Eingriff: Segmentresektion und axilläres Lymphknotensampling. Histologisch: tumorfreies Gewebe mit Fibrose, verdächtig auf regressive Tumorveränderungen, kein vitales Tumorgewebe.

Sie ist erleichtert über den verhältnismäßig guten OP-Befund.

Nach einem Jahr Atemtherapie – 40 Behandlungseinheiten

Die Klientin ist jetzt mit Unterbrechungen seit ca. 1 Jahr in atemtherapeutischer Behandlung. Was hat sich verändert?

Ich wende Spannungsgriffe im oberen Raum an: meine rechte Hand drückt sanft auf den seitlichen Brustkorb, mit der linken Hand ziehe ich gleichzeitig den Oberarm der Klientin etwas zur Seite. Früher ist die Klientin mit ihrem Atem dem Druck der Hand ausgewichen. Jetzt ist die Einatembewegung auch an dieser Stelle spürbar, sie weicht nicht mehr aus.

Mit Vokalraumarbeit (vgl. Middendorf 1995, S. 60) möchte ich die Wahrnehmung von Körperbegrenzung und Körperwand fördern, die Abgrenzung von Innen- und Außenraum erleichtern. Vokalraumarbeit erzeugt durch Resonanz heilsame Schwingungen im Körper.

Bei der Hyperventilation wird die Klientin aufgefordert, ihre Aufmerksamkeit den Körperwänden zu widmen, dort lokal eine hechelnde Atembewegung zu produzieren (vgl. Fischer 1999, S. 174). So wird ihr die Wahrnehmung der Körperkontur erleichtert. Dadurch kann sie Abgrenzung erfahren.

Fazit

• Die Klientin berichtet, sie spüre ihren Körper jetzt besser. Sie merke selbst, dass sie jetzt einen längeren Ausatem habe.

• Der Atem nimmt sich jetzt mehr Raum. Der Atemrhythmus hat sich verändert. Nach dem Ausatem stellt sich nun eine Atempause ein.

• Die Verspannungen im Schulter- und Rückenbereich haben sich weitgehend gelöst. Die Gelenke sind lockerer und beweglicher geworden, der Atem gelassener.

• Der Tonus in der Beinmuskulatur hat sich zwar verbessert, aber die Füße fallen immer noch nach unten und außen weg.

• Durch die Vokalraumarbeit wohl angeregt, erzählt die Klientin, dass sie gerne in einem Gospelchor mitsingen würde. Ob sie sich das zutrauen könne, ist ihre Frage. Ich bestärke sie in ihrem Vorhaben. Sie nimmt Kontakt zu einem Chor auf und wird aufgenommen.

Widerstandsübung

Im weiteren Behandlungsverlauf möchte ich mit einer Widerstandsübung die Eigenverantwortung fördern. Hier soll die Klientin durch provozierende Atemgriffe spüren lernen, wann das Maß des Einatems voll ist, und dann mit der Kraft des Ausatems eine wegschiebende Widerstandsbewegung vollführen. Diese Abgrenzungsübung vermittelt Vertrauen in die eigene Kraft.

Die Klientin ist am Anfang sehr zaghaft und berichtet, sie habe Angst, mich zu verletzen. Ich erwidere, dass ich selber auf mich aufpassen könne und sie die Kraft ihres Ausatems voll einsetzen kann. Nach wiederholtem Üben überwindet sie ihre Angst und es kommt zum fließenden Bewegungsablauf im Miteinander.

Atem und Wort

Bei der Atemarbeit im Hals- und Kopfbereich berichtet Frau S. über ihr Erschrecken, wenn sie in den Spiegel schaut und ihren kahlen Kopf sieht. Der zunächst nachgewachsene Flaum sei wieder ausgefallen. Sie sei traurig über den Verlust ihrer schönen Haare, sie erzählt von ihren Haaren, die ich nie gesehen habe. Sie kann ihre Trauer und auch Tränen zulassen.

In der darauf folgenden Zeit kommt die Klientin besonders schön angezogen und dezent geschminkt. Ihre Augen strahlen, sie strahlt. Ich sage ihr dies auch.

Nun ist in der Atembehandlung das Wort dazugekommen (vgl. Bischof 2007) und während einer der nächsten Behandlungsstunden erzählt die Klientin von ihrer Mutter, die häufig zu Besuch käme. Die Mutter zeige ihre Trauer über die Erkrankung der Tochter. Frau S. sagt, sie fühle sich dann überfordert, auch noch die Mutter trösten zu müssen. Die Besuche der Mutter seien ihr zuviel. Sie sei verärgert.

Atemtherapie hilft, eigene Bedürfnisse zu erkennen und zu äußern.
* „Nein - sagen" mit dem Ausatem.
* Beckenraumarbeit - um Ärger, Wut und Trauer zuzulassen.

Im weiteren Behandlungsverlauf stellt sich Freude an der Bewegung ein.

Dann steht wieder eine Operation bevor. Die Klientin hat entschieden, vorher noch in Urlaub zu fahren. Nach ihrem Urlaub kommt sie noch einmal zur Behandlung, nach der Operation nicht mehr.

Ergebnis

Nach einer 2-jährigen Behandlungsdauer ist der Atem wesentlich ruhiger geworden und er nimmt sich mehr Raum. Eine Atempause ist vorhanden, in der die Klientin nicht mehr hängen bleibt.

Körperempfindung und Körperwahrnehmung werden erfahren. Während sich im ersten Jahr der Behandlung die Kommunikation fast ausschließlich nonverbal, als Hand-Atem-Gespräch, vollzieht, kommt im letzten Jahr zur Empfindungsebene die Gefühlsebene hinzu, Gefühle können nun auch verbal ausgedrückt werden.

Die eigenen Bedürfnisse werden jetzt besser erkannt. Die Mutter-Tochter-Beziehung ist klarer geworden. Frau S. erkennt ihr Bedürfnis nach Ruhe und kann das auch einfordern. Sie bittet ihre Mutter um Unterstützung und Hilfe, wenn sie diese benötigt. Freude haben beide an gemeinsamen Konzertbesuchen.

Die Klientin hat eine Wohnung mit Gartenanteil bezogen. Sie singt im Gospelchor. Sie malt weiterhin, die schwarze Farbe dominiert nicht mehr

(Bild Nr. 4 und Nr. 5, s. S. 182).

Nach der Operation (Mammacarcinom-Rezidiv, 4 Jahre nach Erstdiagnose) kommt die Klientin nicht mehr zur Behandlung.

An dieser Stelle gebe ich ihr das Wort. Hier ein Auszug aus einem Brief an mich:

„Als ich mich zur Therapie entschloss, ... ich fühlte mich nicht richtig in meinem Körper, d.h. ich spürte meinen Körper nicht richtig, die Hände waren pelzig, mein Körperbild durch die Chemotherapie stark verändert..."

„...Ich war gerade auf der Suche nach etwas, was mein Körpergefühl, das schon bei der Depression sehr gelitten hatte, verbessern könnte, und sehnte mich nach innerem Frieden..."

„Einen festen Stand entwickeln, das kam mir sehr entgegen..."

„Die Therapie hat das erreicht. Im Tagebuch steht am 1. August: Heute ist irgendwie ein Neubeginn. Ich fühle mich sehr gut. Die Zeit ist momentan sehr dicht. Es passieren viele Dinge, die wunderbar ineinander greifen, und ich erkenne Vieles. Endlich zeichne ich, tone ich, atme ich..."

„Ich kann die Therapie schwer in Worte fassen...Es war ein Erleben, was sich aufgebaut hat...Auf jeden Fall hat sie Welten bewegt."

Bei einem späteren, aussertherapeutischen Treffen erzählt sie mir, dass sie derzeit therapeutisch reite und viel Freude mit dem Pferd habe. Sie habe wieder mehrere Chemotherapien hinter sich, eine Bestrahlung sei noch geplant.

Einen Monat später bekomme ich eine Einladung zu ihrem ersten öffentlichen Auftritt mit dem Gospelchor. Sie malt auch weiterhin Bilder

(Bild Nr. 6, s. S. 182).

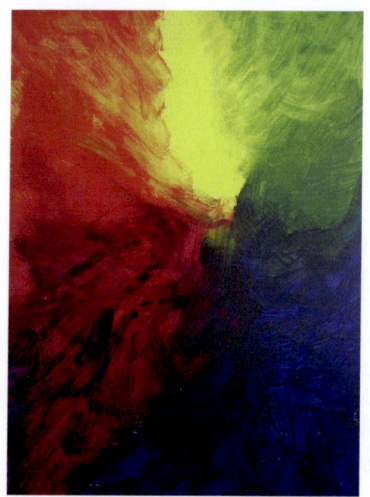

(Bild Nr. 4)

(Bild Nr. 5)

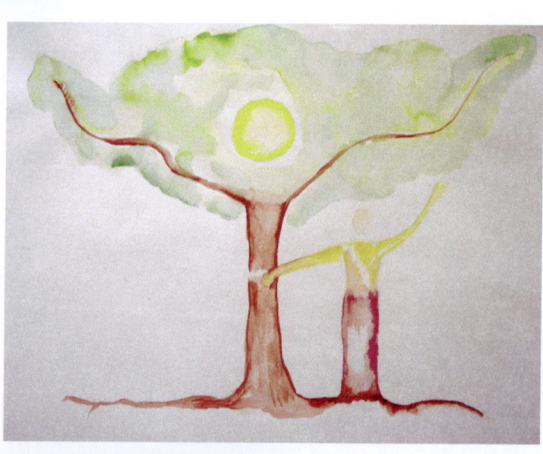

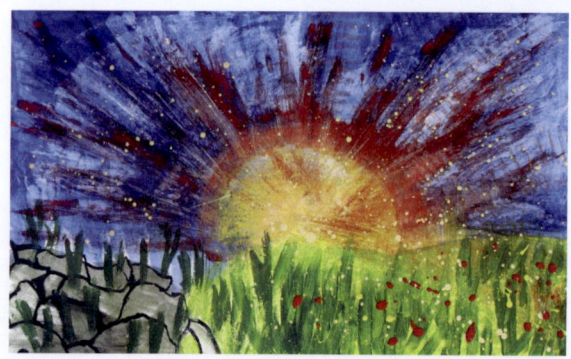

(Bild Nr. 6)

3. Atemtherapie für Krebskranke

Der Bereich der Psycho-Onkologie ist oft defizitär vertreten. Viele Patienten reagieren verunsichert auf die Diagnose „Krebs", manche benötigen eine seelische Stabilisierung. Die Möglichkeiten hierfür waren und sind in einem Akutkrankenhaus eingeschränkt.

Typische psychische Reaktionsmuster Krebskranker auf den

* „Schicksalsschlag Krebs" und auf

* körperliche und seelische Nebenwirkungen der Behandlung, insbesondere Chemo- und Strahlentherapie

sind:

* „Rückzug", auch körperlich, z.b. reduzierte Bewegung und Beweglichkeit

* Einschränkung des Aktionsradius im Alltag

* Rückzug im sozialen Sinn (Freunde, Verwandte)

Theoretischer Ansatz

Hilfestellung durch Atemtherapie zur teilweisen Wiedererlangung rückgebildeter, bzw. zurückgenommener Fähigkeiten und Stabilisierung des erschütterten (lädierten) Selbstvertrauens:

* Durch Atem- und Entspannungsübungen: Ruhe und Rückzug nach Innen, wodurch Kraftressourcen mobilisiert werden, die in den Alltag mitgenommen werden können.

* Mittels Atem- und Bewegungsübungen: Ausrichtung der Aufmerksamkeit auf die Körperwahrnehmung und Empfindung, Anbindung an die Gefühle. Annahme von Gefühlen wie Trauer oder auch Auflösung dieser Gefühle. Zulassen von Tränen, Lösung körperlicher und seelischer Spannung. Für einen neuen Gefühlszustand entsteht Raum und Gelassenheit, um den nächsten Moment wieder bewusst zu leben.

- Verbesserung des Allgemeinbefindens und Freude an der Bewegung.

- Im begrenzten Rahmen auch Verbesserung des Umgangs mit Schmerzen. Indem der Fokus auf den Atem gelegt wird, kann Erleichterung der Schmerzempfindung entstehen.

Indikationen

Patienten, die durch den Krebs und die Krebsbehandlung zwar beeinträchtigt sind, die aber noch über aktivierbare körperliche und seelische Reserven bzw. Ressourcen verfügen. Patienten, die gewillt sind, sich dem therapeutischen Prinzip der Atemtherapie zu öffnen.

Kontraindikation / Grenze des Ansatzes

Fehlende Vertrauensbasis, der Patient "kann sich nicht öffnen". Der Patient ist tatsächlich zu krank und zu schwach, da der Krebs schon zu weit fortgeschritten ist. Hier allerdings verweise ich auf Kollegen/innen, die Atemtherapie in der Hospizarbeit anbieten.

Literatur

Middendorf I. : Der Erfahrbare Atem, eine Atemlehre. Junfermann, Paderborn 1995.
Fischer K./Kemmann-Huber, E. : Der bewusste zugelassene Atem. Theorie und Praxis der Atemlehre. Urban & Fischer, München 1999.
Bischof S. : Atem und Wort. Studienmaterial. Online in Internet: URL: http://www.atempsychotherapie.de/main.php?page=600&lg=d [Stand: 2.2.2007]

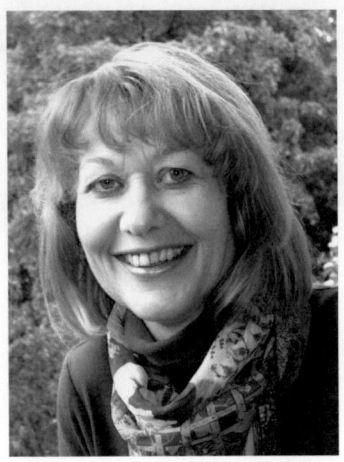

Autorin

Margrit Balthasar
Atemtherapeutin/-pädagogin Dipl. AFA
Therapeutin für heilkundliche Psychotherapie / HPG
Seit 2001 in eigener Praxis in München

Palliative Atemtherapie

Palliative Atemtherapie

PAT

Der Anfang

Dass die Methode der Atemtherapie für Schwerkranke und Sterbende hilfreich ist, wurde in der Palliativstation der Barmherzigen Brüder in München eher „zufällig" entdeckt. Ich hospitierte dort im Sommer 1996 als Hospizhelferin und Pflegeaushilfe. Dem Team war meine Berufstätigkeit als Atemtherapeutin bekannt. So war es natürlich, dass sie mir die Patienten mit Atembeschwerden zuteilten und mich zu Patienten in akuter Atemnot, schwer kontrollierbaren Schmerzen und Unruhezustände dazuholten. Es war mir möglich ihnen beizustehen und zu erkennen, was sie (in Ergänzung zu den Medikamenten) brauchen, um wieder zur Ruhe zu kommen. Von da an lernte ich Schritt für Schritt, was Schwerkranke und Sterbende zur Linderung ihrer Nöte brauchen.

Meine Lehrmeister waren und sind bis heute die Patienten selbst.

Jeder der geht
Belehrt uns ein wenig über uns selber.
Kostbarster Unterricht an den Sterbebetten

Nur einmal sterben sie für uns,
Nie wieder.
Was wüssten wir je
Ohne sie?

Hilde Domin (vgl. Domin 1962)

Die Wirkung meiner atemtherapeutischen Interventionen blieb dem Team nicht verborgen. Ich wurde um Mitarbeit im interdisziplinären Team gebeten. Damit war die Palliativstation „St. Johannes von Gott" am Krankenhaus der Barmherzigen Brüder, die bundesweit erste Einrichtung, die ihr Team um eine freiberufliche Atemtherapeutin und Heilpraktikerin erweiterte.

Inzwischen arbeite ich dort im 11. Jahr. Seit der Eröffnung des Johanneshospiz im September 2004 betreue ich auch die Patienten dort. Heute sind in allen Palliativstationen und Hospizen in München, im Münchner Umland und bundesweit 30-40 Atemtherapeutinnen tätig und anerkannt. Vor vier Jahren habe ich mit drei Atemtherapeutinnen der Münchner Palliativeinrichtungen einen Arbeitskreis gegründet. Wir treffen uns regelmäßig zum Austausch, Forschungsarbeit und gegenseitiger Unterstützung.

Um die Ausrichtung und Nähe meiner Arbeit zur Palliativmedizin und zur Palliativpflege aufzuzeigen, bezeichne ich sie seit 2003 als „**Palliative Atemtherapie**". Palliare (lateinisch) bedeutet wörtlich: „Den Mantel um jemanden legen", das heißt im übertragenen Sinn: „Jemanden umhüllen und seine Beschwerden lindern."

Die Hospizbewegung ist ein lebendiger Organismus, der sich ständig weiterentwickelt. Anfänglich schien es mir ein „Zufall" zu sein, dass die Atemtherapie in der Hospizarbeit „entdeckt" wurde. Heute sehe ich, dass die Zeit reif war für den ersten Schritt in eine Öffnung und ich war zufällig am rechten Ort.

Die Entwicklung der Hospizbewegung

Vor 100 Jahren lag die Lebenserwartung ungefähr bei 50 Jahren, die Kindersterblichkeit war sehr hoch. Heute übersteigt in den reichen Ländern die Lebenserwartung fast 80 Jahre und sie steigt immer weiter.

Geboren und gestorben wurde früher zu Hause. Das war bei Weitem nicht so ideal wie es klingt. Die Ärzte waren hilflos, sie hatten nur wenige Möglichkeiten, um die Leiden zu behandeln. Die Qualen der Schwerkranken linderte oft nur der Tod.

Im zwanzigsten Jahrhundert entwickelte die Naturwissenschaft mit den Fortschritten der modernen Medizin die Idee, dass wir, wenn alle Krankheiten endlich besiegt wären, gesund leben könnten. Aus dieser Sichtweise wurde Sterben und Tod zur Niederlage. In den Krankenhäusern war kein Platz mehr für die Sterbenden. Sie wurden auf den Tod nicht vorbereitet und die häufig starken Schmerzen wurden nicht wahrgenommen. Zuletzt wurden sie abgeschoben und in Kammern vergessen, bis „alles vorbei war".

Diese menschenverachtende Entwicklung führte zum Protest: In den fünfziger Jahren des vorigen Jahrhunderts begannen Pionierinnen anders zu denken und zu handeln. Frau Dr. **Cicely Saunders**, (geb. 1918, gest. 2005) wird die Hospizidee zugeschrieben. Sie hatte während ihrer Berufstätigkeit als Krankenschwester, Sozialarbeiterin und Ärztin immer wieder die oben beschriebenen Zustände schmerzlich erfahren müssen. 1967 eröffnete sie das Christopher's Hospice in London, um ihre Idee in die Tat umzusetzen:

You matter because you are you
and you matter to the end of your life.
We will do all we can
not only to help you die peacefully,
but also to live until you die.

Die Menschen sind wichtig,
weil sie eben SIE sind,
SIE sind bis zum letzten Augenblick
Ihres Lebens wichtig
Und wir werden alles tun,
damit sie nicht nur in Frieden sterben,
sondern bis zuletzt leben können.

Cicely Saunders (vgl. Church Times Archive 2005)

Damit begann die moderne Hospizbewegung, deren Aspekte unter dem Begriff Palliativ Care zusammengefasst sind. Palliativ Care heißt Behandlung, Pflege und Begleitung von Patienten, deren Krankheiten nicht mehr auf eine kurative Behandlung ansprechen. Ihr Ziel ist, den Patienten und seinen Angehörigen größtmögliche Lebensqualität zu bieten.

Dr. Elisabeth Kübler-Ross, (geb. 1926, gest. 2004) brachte diese neue Ära der Medizin nach Amerika und von dort kam die Bewegung wieder nach Europa. An der weltweiten Entwicklung hat das starke Engagement der Weltgesundheitsorganisation und der Laienhelfer entscheidend beigetragen. In fast allen Ländern der Erde gibt es Palliativstationen, stationäre Hospize und ambulante Hospizvereine. Ihre Anzahl steigt kontinuierlich: 1996 gab es weltweit 30 Hospize und 28 Palliativstationen, 2004 waren es bereits 116 Hospize und 92 Palliativstationen.

Die Einrichtungen der Hospizbewegung

Eine **Palliativstation** ist immer an ein Krankenhaus angeschlossen. Aufnahmekriterien sind behandlungsbedürftige Zustände bei der Bewältigung von Schmerzen, Atemnot, Übelkeit, unstillbarem Erbrechen, sowie die Linderung psychisch-seelischer, sozialer und geistig-spiritueller Probleme und Nöte. Rein pflegerische oder soziale Indikationen sind kein Grund zur Aufnahme. Aufgenommen werden Patienten im letzten Stadium einer unheilbaren Krankheit wie bösartige Tumorkrankheiten, Aids oder Amyotrophe Lateralsklerose (ALS). Die Krankenkassen übernehmen alle anfallenden Kosten. Die Verweildauer ist begrenzt; wenn sich das Befinden der Patienten durch die Symptomkontrolle und palliativmedizinische Pflege wieder stabilisiert, können sie nach Hause, in eine Pflegeeinrichtung oder in ein Hospiz entlassen werden. Verschlechtert sich der Zustand, werden sie auf der Station in ihrem Sterben begleitet.

Ein **stationäres Hospiz** ist eine Einrichtung, in denen Schwerkranke und Sterbende (mit ähnlichen Indikationen) in der Regel bis zu ihrem Tod bleiben können. Die Aufnahmekriterien für das Hospiz sind ähnlich wie auf der Palliativstation, doch diese Patienten brauchen keine Krankenhausbetreuung (kontinuierliche Anwesenheit der Ärzte.) Ihre Versorgung zu Hause oder im Pflegeheim ist jedoch nicht möglich. Die medizinische Begleitung übernehmen Hausärzte. Hospize sind unabhängig von der Institution Krankenhaus und haben unterschiedliche Träger. Die Kosten für einen Aufenthalt werden z. Zt. nicht voll von den Kassen übernommen; es existieren Mischfinanzierungen.

Die Palliativstation „St. Johannes von Gott", ist an das Krankenhaus der Barmherzigen Brüder angeschlossen und wurde 1991 (als erste und größte Einrichtung in Bayern) eröffnet. Sie hat 26 Betten. Das Johanneshospiz, dessen Träger auch das Krankenhaus der Barmherzigen Brüder ist, wurde 2004 eröffnet. Es hat 12 Betten. Häufig können die von der Palliativstation entlassenen Patienten im Hospiz aufgenommen werden.

Das **ambulante Hospiz** ist ein Zusammenschluss engagierter Menschen, die Schwerkranke und Sterbende zu Hause begleiten. Sie sind in der Regel als Verein organisiert und werden von sozialen Einrichtungen oder durch Spenden finanziert.

Methodik der Palliativen Atemtherapie und Fallbeispiele

Die Palliative Atemtherapie (PAT) ist auf die besonderen Bedürfnisse von Schwerkranken und Sterbenden in Palliativeinrichtungen orientiert. Ihr Anliegen ist, die vielfältigen Nöte und Anliegen der Patienten zu erkennen und durch die Behandlung zu lindern. Die Palliative Atemtherapie ist eine Therapie ohne therapeutischen Anspruch, jedoch reich an Möglichkeiten der Erfahrung, Begegnung und Erkenntnis. Sie kommuniziert durch die Sprache der Berührung und das Erleben des Atems. Das ist oft das Einzige, das dem Menschen am Lebensende bleibt. Indem ich mich in das innere Feld des Patienten einlasse, werde ich Bezugsperson für seine aktuellen, besonderen Bedürfnisse. Diese sind häufig: Sehnsucht nach Nähe und Geborgenheit, Halt, Trost, Ruhe und Frieden, Wünsche, die oft nicht ausgedrückt werden können, jedoch im Sterbeprozess eine große Dringlichkeit zeigen.

Dazu das **Fallbeispiel** des verstorbenen Herrn B., der mir wegen seiner verborgenen Sehnsucht nach Berührung und Halt sehr in Erinnerung geblieben ist.

Herr B. hat ein Lungenkarzinom. Er ist ein starker Raucher und von erschreckender Magerkeit. Nur mit äußerster Anstrengung bekommt er genug Luft und braucht permanent Sauerstoff. Immer wieder hat er Atemnotattacken. Er wirkt zermürbt und lehnt fast alle Erleichterungen ab. „Lasst mich in Ruhe, ich habe keine Lust mehr, mir steht es bis hier", sagte er. Durch „glückliche Umstände" sind wir in Kontakt gekommen. Ich war bei seinem Zimmernachbarn, als er wegen einem Hustenanfall in heftige Atemnot geriet. Es war mir möglich ihm zu helfen. Seither „darf" ich immer seinen Rücken berühren.

An diesem Tag scheint er zu schlafen, ich trete leise an sein Bett. Obwohl ich keinen Laut von mir gebe, öffnet er sogleich die Augen, flüstert: „Massage" und dreht sich so, „dass ich gut hinkomme". An seinem Thorax ist nichts Weiches mehr, um so mehr scheint er die Sanftheit des Streichens, die leichte Druckeinwirkung, das Gehalten Werden, den berührenden Kontakt zu genießen, denn er brummt und nickt, wenn es sich gerade richtig anfühlt. Ganz „nebenbei" entsteht die ausgleichende Wirkung auf seinen Atem, er atmet ruhiger und tiefer, der Ausatem wird länger.

Ich behandelte ihn einige Male, auch als er sterbend war und sich sprachlich nicht mehr äußern konnte, fühlte ich, dass er mein Dasein wollte.

Erste und letzte Berührungen

Die achtsame Berührung ist wesentlich in der Atemtherapie. Berühren und berührt Werden gehören zu unseren ersten elementarsten Kontakterfahrungen. Die dabei empfundene emotionale Zuwendung knüpft an frühe Erinnerungsmuster, in denen der Hautkontakt mit Liebe und Geborgenheit gleichgesetzt war. Das aktiviert die Lebenskräfte und das ungeteilte „Ja" zu sich selbst. Gerade berührungsscheue Menschen, oft Aids -Patienten und Alleinstehende oder sehr betagte Menschen sind geradezu hungrig nach Berührung.

Ich verbinde die Atemberührung mit dem gesprochenen Wort, auch Lauten und Tönen. Dies hilft den häufig schwachen Patienten, mit sich im Kontakt zu bleiben.

Das Erleben, was die Patienten sagen

Ganz individuell erleben und äußern sich die Patienten in der Behandlung: *„Ich fühle mich gut, angenehm, leichter, schwerer, entspannt, geborgen..."* *„Ich fühle mich rund, ich fühle mein Bein wieder..." „Ich kann meinen Atem spüren!" „Der Atem ist tiefer, leichter, weniger anstrengend, ich fühle mich wie in Gottes Hand, so möchte ich sterben".*

Ein Herr mittleren Alters, den ich vor zwei Tagen in seinem Stuhl sitzend behandelte, schien diese Berührung besonders intensiv aufzunehmen. Am Ende der kurzen Behandlung sagte er: „So will ich nun sitzen bleiben, bis Sie wieder kommen." Er meinte am Mittwoch, zwei Tage später!

Das Sterben

Palliative Atemtherapie begleitet auch das Sterben. Sie begleitet den Übergang vom gehaltenen Einatem zum lösenden, aufsteigenden Ausatem und seinem natürlichen Versiegen im Raum der Atempause. Gemeinsames Atmen und die frei gebende Berührung ist Verbindung und Entbindung gleichzeitig. So weit als möglich beziehe ich die Angehörigen auch in diesem letzten Schritt mit ein. Sie lernen, wie notwendig die innere Ruhe und das Gewahrsein des eigenen Atems ist. Durch bejahendes Mitatmen können sie ihre Lieben unterstützen und fühlen sich dadurch weniger hilflos. Ihr Dasein ist eine intime Begleitung des Sterbens und letztes Geben.

Die Patienten

Die Patienten, die in die Palliativstation oder ins Hospiz eingewiesen werden, sind von Krankheiten wie Krebs, Aids, oder ALS betroffen, deren Verlauf (wenn nicht ein Wunder geschieht) in absehbarer Zeit zum Tode führt. Sie haben zumeist schon eine lange Leidensgeschichte hinter sich, viele Krankenhausaufenthalte mit zahlreichen Therapien, Operationen, Diagnosen, Hoffnungen und Verlusten. Ihre Erkrankung hat ihre körperlich- biologischen Grundbedürfnisse nach Nahrung, Bewegung, Sexualität, Ruhe und Entspannung massiv verändert. Der natürliche Lebenssinn, der in gesunden Zeiten im Hintergrund steht, ist in höchster Alarmbereitschaft. Es treten viele Ängste und Unsicherheiten auf.

Ihre Beschwerden

Die schweren Erkrankungen unserer Patienten rufen trotz bestmöglichen medizinischen und pflegerischen Bemühungen viele Nöte und Beschwerden hervor. In meiner Tätigkeit begegne ich Atemnot, Schmerzen, Übelkeit, Erbrechen, starkem Husten und Schleimbildung, Verspannungen, Bewegungseinschränkungen. Blockaden und Versteifungen durch langes Liegen kommen fast immer dazu. Menschen mit Tumorerkrankungen können durch extreme Anschwellungen oder Magerkeit, offene Wunden und Amputationen entstellt sein. Störungen der Körperwahrnehmung und des Bewusstseins sind häufig. Der erkrankte Körperteil wird aus der Selbstwahrnehmung ausgeblendet und verachtet, oder im Gegenteil, er wird dauernd beobachtet und geschont.

Die Angehörigen

Fast alle Patienten bringen ihr Beziehungssystem, ihre Angehörigen und Freunde mit, die das Team und mich mit der Vielfalt menschlichen Verhaltens, menschlicher Gefühle und Leidenschaften, sowie allen nur denkbaren Beziehungsmustern konfrontieren. Es ist nicht schwer zu sehen, in welcher Not auch sie sind. Darum beziehe ich sie so weit wie möglich in die Behandlung mit ein.

Was die Patienten bewegt

„Wie geht es weiter mit mir, da es mir immer schlechter geht?"

„Ich habe Angst um meine Tochter, Sohn etc., sie können es nicht verkraften."

„Nachts kann ich nicht mehr schlafen, da kommt die Angst."

„Ich will bald sterben, denn ich belaste meine Familie nur noch."

Ihr Bedürfnis nach Bindung, Zugehörigkeit, die Verbindung mit dem natürlichen Umfeld, Familie und/oder Freundeskreis, das Bedürfnis zu lieben und geliebt zu werden ist erschwert. „Dass ich für die kleinsten alltäglichen Verrichtungen Hilfe brauche ist schrecklich, lasst mich doch sterben", sagen sie. Ebenso ist ihr gesundes Selbstvertrauen häufig angegriffen. Sie fragen: „Ich habe immer gesund gelebt, warum ich, das ist ungerecht! Was habe ich falsch gemacht, dass ich das durchmachen muss?"

Auch ihre Teilhabe an der Welt, der Wunsch nach Wissen, Verstehen und nach Neuem lässt durch Schwächung der Sinnesorgane und des Denkens nach. Das Schlafbedürfnis kann zur chronischen Müdigkeit werden.

„Viele Wege führen zum Atem"

Atemtherapie ist unseren Patienten zumeist fremd, sie können sich nichts darunter vorstellen und sind erst einmal dementsprechend skeptisch. Doch es bietet sich fast immer ein Anknüpfungspunkt.

Frau Dr. R. schickt mich zu einer 80-jährigen, neuen Patientin. Ihr Aufnahmegrund war Atemnot bei Bronchialkarzinom. Nur widerwillig ist Frau H. für eine Behandlung bereit, da sie sich „nur" durch ihre geschwollenen Beine beeinträchtigt fühlte. (Ihr keuchender, unregelmäßiger Atem schien ihr nichts auszumachen.) So beginne ich mit ihrem Einverständnis mit der sanften Palliativen Lymphdrainage der Beine. Wider Erwarten empfindet sie dies angenehm und entspannend. Dass sie Vertrauen fasst, sehe ich daran, dass sie ab und zu die Augen schließt. Bald „darf" ich mich ihrem Atem zuwenden. Ich gleite mit meinen Händen unter ihren Rücken, der sehr fest und gehalten ist. Ich bin überrascht, wie schnell sich die Patientin einlassen kann. Ihr Atem wird leichter und tritt tiefer in den Beckenraum ein, auch im Rücken entsteht mehr Raum und Weite. Ich atme mit ihr, wobei ich den Ausatem hörbar betone. Als ich ihren Kopf behandle, atmet sie einige Male spontan tief durch und lächelt. Frau H. wirkt gelöst.

*Im Zwiegespräch nach der Ruhephase beschreibt Frau H. staunend ihre Er-
fahrung, die sie bis ins Geistige hinein ganz ergriffen hat. Sie freut sich auf die
nächste Behandlung.*

Behandlungsweisen

Wie in diesem Beispiel deutlich wird, entwickelte sich die Atembehandlung
bei Frau H. über den Weg der körperlichen Linderung, die essentiell ist. Erst
im entspannten Körper findet der Atem Raum und kann fließen. Krankheits-
fixierungen können sich vorübergehend lockern.

Dabei müssen die Patienten nichts tun, im Gegenteil: Durch Stützen, Halten,
Tragen, Wiegen werden sie eingeladen sich zu entspannen und zu lösen. Das
ist zuweilen ein langer Weg. Sanfte bis kräftige Berührungsimpulse, Strei-
chungen, geführte Bewegungen, Wahrnehmungsreisen sind zusätzlich hilfreich. Daraus ergeben sich dann (vielleicht) weitere Behandlungen mit diesem Patienten. Der Behandlung folgt, wenn möglich, ein kurzes Gespräch
über das Erlebte und die augenblicklichen Empfindungen. Die gewohnten
Aussagen „angenehm" oder „gut" hinterfrage ich wenn möglich tiefer, sodass auch erweiterte, seelische- geistige Erfahrungen Raum haben. Selbst bei
chronischen Schmerzen können schmerzfreie Lücken, Ausnahmen und sog.
„Wohlschmerzen" entdeckt werden. Meine Beobachtungen und Erfahrungen
in der Behandlung dokumentiere ich auf dem Patientenblatt.

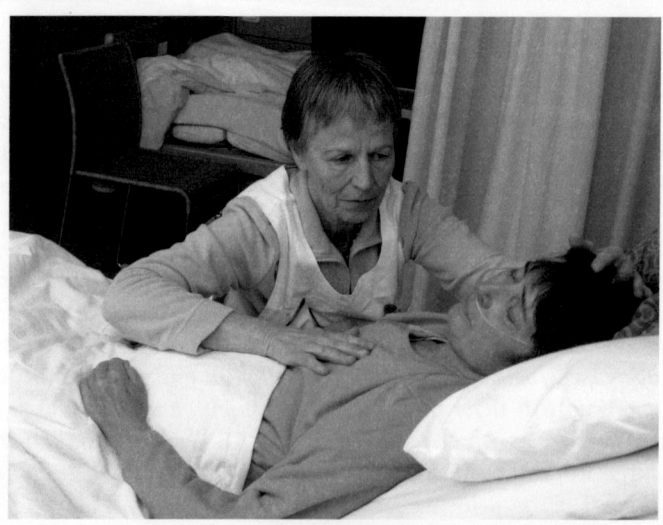

Erweiterungen

Die Palliative Atemtherapie kann gut mit anderen medizinischen oder therapeutischen Behandlungsweisen kombiniert werden. Meine zusätzlichen Möglichkeiten sind u.a. physiotherapeutische Techniken, Entspannungs- und Wahrnehmungsübungen, klassische Massage und Atemmassage, Fußreflexzonen- und Esalenmassage (aus der Körperarbeit der Humanistischen Psychologie), Palliative Lymphdrainage, Übungen des Chi-Gong (aus der chinesischen Medizin), Feldenkrais, das therapeutische Gespräch, systemische Familientherapie und Meditation.

Meine Patienten haben mir immer wieder gezeigt, dass sie über die Krankheit hinaus Bereiche des Wohlseins und der Lebendigkeit kennen, nur manchmal nicht mehr wissen, wie sie dahin kommen. So auch Frau M. Hier die Beschreibung meiner letzten Begegnung mit ihr:

„Leben bis zuletzt"

Frau M. kam nach einem Aufenthalt zu Hause zum zweiten Mal zu uns. Ich hatte sie damals regelmäßig behandelt und wir hatten eine intensive Zeit miteinander.

Sie hatte erneut starke Schmerzen im Halswirbelbereich, der in den Schädel hineinragende Dens Axis war auf Grund von Knochenmetastasen in sich zusammengebrochen. Wegen der unmittelbaren Gefahr einer Querschnittslähmung war ihre Halswirbelsäule in einer festen Halskrause fixiert. Frau M. lag, jede Bewegung vermeidend, schmerzlich angespannt im Bett, doch sie freute sich über meinen Besuch.

Als ich bei ihr Platz genommen hatte, äußerte sie sich erstmals in einem großen, mich verwirrenden Redeschwall. Ich verstand, „dass man einen Menschen wie sie doch nicht in der Fußgängerzone so liegen lassen könnte". Was wollte sie mir damit sagen? Zuerst bat ich ihren Mann, uns etwas allein zu lassen.

Ich fragte Frau M. nach ihrem Atem. Sie berührte ihr Sonnengeflecht und sagte: „Da ist es verklemmt". Sie ließ sich mit wacher geistiger Präsenz auf die vertraute Behandlung ein. Ihr Atem antwortete unmittelbar mit vertieftem lösendem Ausatem, die Zwerchfellaktivität wurde stärker und damit die Bauchatmung angeregt. Offensichtlich erweckten meine sanften, ganzkörperlichen

Ausstreichungen und der neu belebte Atem den von der Angst überdeckten Wunsch nach Bewegung. Ihr inneres Bild konnte ich nun verstehen, sie wünschte sich so sehr aufzustehen, sich bewegen zu können!

Überaus vorsichtig begann ich ihre Bewegungsimpulse aufzunehmen und diese zu erweitern. Zu unserem großen Erstaunen waren die geführten Bewegungen nicht schmerzhaft, im Gegenteil, sie machten der Patientin viel Freude. Ich führte ihre Arme und ließ sie „fliegen wie ein Adler". Nach den Armen hatte sie den Wunsch, auch die Beine zu bewegen, „wie die Ballerina", sagte sie, und hob ein Bein anmutig zur Decke. Ich wollte sie bremsen, doch sie ließ es nicht zu. Frau M.'s Beine waren schließlich müde, doch nicht ihre Bewegungslust. Im Atemrhythmus öffnete und schloss sie die angewinkelten Beine, rollte das Becken sanft vor und zurück.

Nachdem ihre spontanen Bewegungen verebbten, kehrte ich nochmals zum Atem zurück und ließ meine Hände sehr flach unter ihren Rücken gleiten. Es war ihr nicht nur angenehm, fast gierig wollte sie meine Hände im ganzen Rücken spüren. Dabei vertiefte sich ihr Atem bis in den Bauch und das Becken. Ich bewegte sacht und doch belebend meine Finger im Umfeld der Wirbelsäule, auf die sie an einem Punkt unterhalb der Schulterblätter mit lustvollem Lachen, das ihren ganzen Körper ins Vibrieren brachte, reagierte. Beschämt sagte sie: „Ich bin doch so krank, da kann ich doch nicht lachen", doch dieses Gefühl verging unter unserem gemeinsamen Gelächter. Für diesen glücklichen Moment holte ich schnell ihren Mann herein.

Indem Frau M.'s Atem tiefer wurde, geschah mehr als die Anregung des Zwerchfells und die ökonomischere Bauchatmung. Durch die freie Aufmerksamkeit auf die an sich unbewusste Atmung kann die Atemfunktion qualitativ verändert werden oder genauer zu der umfassenderen Qualität des Atems erhoben und als solche bewusst erfahren werden. Die mit dem Atem schon immer verwobenen Gefühle tauchen aus Erinnerungen und festgehaltenen Körperstrukturen auf.

Wirklichkeit darf wieder gefühlt werden. Am Ende befreite sich Frau M. von ihrer Scham und von der Allmacht der gewohnten Gedanken. Glücklich erzählte sie ihrem Mann, dass sie sich wieder bewegen konnte.

In den folgenden Tagen verschlechterte sich der Allgemeinzustand von Frau M. Sie war fast nicht mehr ansprechbar und lag durch Medikamente sediert, doch schmerzfrei, bewegungslos auf dem Rücken. Nach drei Tagen starb sie ruhig im Beisein ihres Mannes, der Tochter, der Ärztin und einer Schwester. Die Familie war erleichtert, dass ihr noch Schlimmeres erspart geblieben war.

Möglichkeiten und Grenzen der Palliativen Atemtherapie (Indikationen)

Die Erfahrung in der Palliativstation und im Hospiz hat gezeigt, dass die Palliative Atemtherapie für alle unsere Patienten (mit individuellen Ausnahmen) wohltuend und verträglich ist. Nebenwirkungen sind nicht bekannt. Sie hat ein breites Anwendungsspektrum, besonders indiziert ist sie jedoch für Patienten mit Atemproblemen, Atemnot und Atemnotattacken, Husten, starker Schleimbildung, bei Schmerzen, Unruhe und Angst. Darüber hinaus erleichtert sie Übelkeit, Lymphstauungen, Verspannungen, Liegeschmerzen und Bewegungseinschränkungen.

Wenn die Belange des Körpers gelindert sind, entstehen „Inseln des Wohlgefühls" (Aussage eines Patienten). Dies zu entdecken ist für schwerkranke Menschen sehr erleichternd. Sie erfahren sich damit nicht mehr als ausschließlich schwach und hinfällig, sondern angenehm berührt. Palliative Atemtherapie ist auch mit bewusstseinsgetrübten, sterbenden Menschen möglich. Sie kann zu einer deutlichen Entspannung und Beruhigung führen.

Weniger geeignet ist die Methode der Palliativen Atemtherapie für sehr berührungsempfindliche Menschen mit bestimmten neurasthenischen Schmerzzuständen und für Menschen, die traumatische Erfahrungen gemacht haben. Aus diesem Grund beachte ich sorgfältig Signale der Ambivalenz und Überforderung (auch bei mir selbst) und respektiere immer auch ein Nein zur Behandlung, sei es aus dem Bedürfnis nach Rückzug, dem Wunsch nach Alleinsein oder Schlaf oder einfach weil der Mensch sich an diesem Tag oder zu dieser Stunde für die Begegnung nicht öffnen will.

Palliative Atemtherapie bei akuter Atemnot

Innerhalb der vielen Herausforderungen in meiner Arbeit ist der Umgang mit akuter Atemnot ein besonderer Anspruch. „Jeder zweite Patient leidet in seiner letzten Lebenszeit unter Atemnot, deren Gründe sehr unterschiedlich sind. Die Angst vor dem ‚Ersticken' ist neben der Angst vor Schmerzen die größte Angst der Schwerkranken und Sterbenden", sagt Dr. Thomas Binsack, der Chefarzt der Palliativstation. Bei diesen Menschen ist die Palliative Atemtherapie besonders angezeigt, da sie die medikamentösen und pflegerischen Bemühungen wirkungsvoll unterstützt.

Atemnot ist die subjektive Empfindung zu wenig Luft zu bekommen. (Sie ist rein objektiv nicht zu definieren). Sie wird als quälend und Angst auslösend empfunden. Jeder Atemzug ist mit der Sorge um "genug Luft" verbunden, jeder Atemzug ein Kampf. Forcierte Atmung ist erschöpfend und bedeutet auch den Verlust des natürlichen Atemrhythmus, der normalerweise Sicherheit und Stütze ist. Die Belastung wird umso größer, je schwächer der Kranke ist. Diese Effekte sind mit Angst verknüpft (lat. angustia= Enge), welche ihrerseits akute Attacken von Atemnot auslösen kann.

Der Patient im akuten Atemnotanfall hat das Gefühl, trotz größter Anstrengung zu wenig Luft zu bekommen. Häufig ist er auf ein Hindernis wie z.B. Schleim, den er nicht aushusten kann, fixiert. Mit Einbeziehung der ganzen Atemhilfsmuskulatur des oberen Rumpfes versucht er mehr Luft hereinzubekommen, auszuatmen scheint reine Zeitverschwendung zu sein. Er hat Angst zu ersticken, und es ist diese Angst, die ihn immer weiter in die (Atem-) Enge treibt. Der Atemnotpatient **hat** nicht Angst, sondern er __ist__ Angst und er will nichts Anderes, als aus dieser Situation ausbrechen. Er hat ein ausgeprägtes Ichgefühl und wenig Unterscheidungsfähigkeit nach außen. Es gelten nur Maßnahmen, die "für ihn sind, ihm helfen". Verbale Angebote werden oft handgreiflich abgelehnt. Die Atmosphäre ist mit Angst aufgeladen, die sich auf die Umgebung überträgt. Diese Phänomene schaukeln die Spannung oft noch weiter auf. Ich achte auf ein gut durchlüftetes Zimmer, störungsfreie Atmosphäre, sowie auf meinen eigenen Atem. Um der Angst zu begegnen brauche ich innere Ruhe, Klarheit und Geistesgegenwart. Mitzugehen ist ebenso wichtig, wie bei mir selbst zu bleiben.

Neben der medikamentösen Behandlung haben sich folgende Unterstützungsangebote im Umgang mit schwerer Atemnot bewährt:

- Weniger Tun, sondern da sein
- Sicherer Kontakt mit eindeutiger Berührung und Grenzsetzung
- Den Patienten nicht verlassen, Hilfe holen vom Team
- Sprache, Bewegungen und den Atem bewusst verlangsamen
- Klare Anweisungen geben
- Fragen vermeiden, nur „Ja–Nein–Fragen", um längeres Sprechen zu vermeiden
- Die Atemführung übernehmen, z.B. laut mitatmen
- Den Ausatem betonen – später auch den Einatem
- Zum Stöhnen, Klagen, Laut-Sein anregen
- Augenkontakt suchen und halten

- Atempausen betonen und wertschätzen
- Veränderungen wahrnehmen und anerkennen
- Für weitere Entspannung sorgen
- Für weitere Atemberuhigung sorgen

Meine Arbeitssituation

Teamarbeit

(Da ich mich als Frau in der weiblichen Form Therapeutin nenne, werde ich es im weiteren Text so beibehalten. Bei Patienten, Pflegenden, Ärzten oder anderer Berufsgruppen benutze ich die männliche Form, doch die Weibliche ist immer mitgedacht).

Um das Konzept für Palliativ Care umzusetzen, braucht es die Zusammenarbeit von Menschen mit unterschiedlichen Berufen. Die Integration der Palliativen Atemtherapie in das Team hat trotzdem eine Zeit gedauert. Heute hat sie ihren Platz gefunden. Wir arbeiten eng zusammen, um den uns anvertrauten Menschen bestmöglichst gerecht zu werden. Neben der Unterstützung der Einzelnen gilt mein Blick und mein Interesse auch dem Ganzen der Station.

Das Team besteht aus Kernteam und dem erweiterten Team. Das Kernteam der Pflegenden und Ärzte steht den Patienten Tag und Nacht zur Seite. Sie werden durch die Arbeit des erweiterten Teams, das aus Atem-, Kunst- und Musiktherapie besteht, sowie von den Vertretern der Sozialpädagogik, der Seelsorge und ehrenamtlichen Hospizhelfern mit jeweils eigener Gewichtung ergänzt und unterstützt. In manchen Einrichtungen sind auch Psychologen, Logopäden, Physio-und Ergotherapeuten tätig.

Meine Verbindung zum Pflegeteam ist eine gute Voraussetzung für meine Arbeit. Während meines Praktikum lernte ich nicht nur die praktischen Grundlagen der Pflege kennen, sondern auch meine Liebe zu ihr, denn: In der achtsamen Berührung haben Atemtherapie und Pflege gemeinsame Wurzeln.

Hilfreich für meine Arbeit sind mir außerdem Teamsupervision, gemeinsame Rituale und Feiern, sowie die kritische und wertschätzende Kommunikation untereinander. Letztendlich ist es ein tiefes Erlebnis, meine individuelle Arbeit in einer Gemeinschaft zu tun, deren Einzelmenschen in die gleiche Richtung schauen. Wir im Team bewegen uns in einem gemeinsamen Feld, in dessen

Zentrum Menschen sind, die uns voran ihren letzten Weg gehen. Wir können sie auf diesem Weg begleiten, doch am Ende bleiben wir zurück. Auf einer tieferen Ebene verbindet uns der Tod, dieses geheimnisvolle Tor, durch das wir eines Tages auch selbst gehen werden.

Palliative Atemtherapie im klinischen Umfeld

Wenn im klinischen Umfeld von Atemtherapie gesprochen wird, ist zumeist die klinische, ärztliche Atemtherapie gemeint, die sich mit den Krankheiten und Funktionsstörungen von Lunge und Stimmapparat befassen. (Physiotherapeutisch können vor allem die körperlichen Beschwerden bei Störungen der Atmung behandelt werden). Die Palliative Atemtherapie hingegen nutzt den Atem als Medium zur Verbindung von Körper, Seele und Geist. Sie basiert auf einem alten „Atemwissen", das in vielen alten Kulturen bekannt war und spricht den Menschen in seiner Ganzheit, in seinem Wesen an.

Erstkontakt

Anders als in der klassischen Atemtherapie kommen die Patienten nicht zu mir sondern ich mache mich auf den Weg, um sie aufzusuchen. Dem Erstkontakt kommt somit eine hohe Bedeutung zu. In der ersten Begegnung ist der Aufbau einer Vertrauensebene wichtig. Wenn ich den Atem anspreche, wird mein Ansinnen zumeist leicht verstanden und auch angenommen, obwohl ihnen Atemtherapie fremd ist und sie sich nichts darunter vorstellen können. Sie fürchten sogar häufig, es wäre anstrengend oder gar schmerzhaft.

Diese erste Begegnung mit den Patienten wird mir in der Regel durch das Team vermittelt, d.h. ich werde zu diesen oder jenen Patienten „geschickt". Den eher verunsicherten und ängstlichen Patienten tut es gut, wenn meine Behandlung vom Arzt „verordnet" ist. Manchmal wird mir auch jemand „ans Herz gelegt", andere erwarten mich schon, oder ich „finde" sie. Zufälle gibt es und Notfälle. Es gilt mit allem was ist mitzufließen. Durch die auf den Atem bezogene Berührung gehe ich auf ihre Bedürfnisse ein, auch wenn sie nicht in der Lage sind, diese zu artikulieren. An der Stationsübergabe der Ärzte und des Pflegeteams nehme ich einmal wöchentlich teil. Dort höre ich, wie es den Patienten in ihrem aktuellen Prozess geht, wer neu aufgenommen und verstorben ist. Die Übergabe gibt mir wertvolle Informationen und hilft mir in den Fluss des Tagesgeschehens auf Station einzutauchen.

Im Hier und Jetzt

Die Krankheitsprozesse der Patienten, sind unberechenbar, heftig und stark wechselnd, ich weiß nie was mich erwartet. Sehr selten, es sei denn die Kranken, wie Frau M., kommen wiederholt in die Palliativstation, umfasst der Behandlungsprozess mehr als sechs Behandlungen. Doch auch das ist ungewiss. Auch wenn im Hospiz die Aufenthaltszeit länger ist, ist jede Behandlung einmalig, jede Behandlung kann die Letzte sein.

Ein Arbeitstag

Die Überschriften der einzelnen Beispiele benennen die Themen, die im Verlauf der Behandlungen deutlich wurden.

Lernen

Frau G. wird mir als eine aufgeschlossene Patientin geschildert. Sie soll wegen leichten Atembeschwerden Palliative Atemtherapie erhalten. Anders als erwartet erlebe ich die Patientin jedoch in ausgesprochen abwehrender Haltung gegenüber „berührender" Behandlung. Ganz bereit das Zimmer auch wieder zu verlassen, plaudere ich eine Weile mit der lebhaften Patientin, bis sich die Atmosphäre fühlbar entspannt. „Nebenbei" bemerke ich ihre hochgezogenen Schultern, die sie als sehr schmerzhaft beklagt.

Über die Brücke der wohltuenden Schulterentspannung durch Atemmassage lässt sie sich rasch tief auf meine Berührung ein und findet zu einem harmonisch – runden Atem. Schließlich ergreift sie meine Hände und presst sie bewegt auf ihre Brust.

Im Nachgespräch sagt Frau G., dass sie Berührung erstmals angenehm erleben konnte. „Ich lerne nie aus", sagt sie.

„Halte mich"

Frau F. treffe ich auf der Terrasse im Rollstuhl sitzend. Wegen sehr heftigen Rückenschmerzen hatte sie gerade ein Medikament erhalten, noch atmet sie flach und ängstlich. So lange, bis die Schmerzlinderung einsetzt, meistens nach 10-15 Minuten, bleibe ich bei ihr. Ruhiges Dasein, Berührung, Halt und die Unterstützung des lösenden Ausatems ist immer eine erste Hilfe bei Schmerzen.

„Ich will etwas tun"

Frau O., eine querschnittgelähmte Patientin, ist heute ohne Schmerzen und voller Unternehmungslust. Sie will sogleich „etwas tun" und sich für die Atembehandlung hinlegen. Im Gegensatz zum Wollen der Patientin geht es in der Behandlung jedoch erst einmal um das Lassen und Lösen des Oberkörpers und um die Befreiung des Atems aus übermäßiger Willensanspannung. Daran anschließend erfolgt die integrierende Behandlung der Beine, passive und zumindest gedanklich aktive Bewegungsübungen der gelähmten Beine. Frau O. ist mit ganzer Hingabe dabei. Ihre Gelöstheit breitet sich im Zimmer aus. Wir alle, auch eine Angehörige und die Patientin im Nachbarbett genießen diese Atmosphäre... Frau O. geht wieder nach Hause, wo sie von einer Kollegin Atemtherapie erhält.

Als sie ein drittes Mal wegen Schmerzen und Atemnot auf die Palliativstation kommen musste, verliert sie ihre sorgsam gehütete Kraft und Gelassenheit, mit der sie ihr bisheriges Leben als Querschnittsgelähmte gemeistert hatte. Sie geht durch schwierige Zeiten, niemand kann ihr wirklich helfen, bis der Tod sie erlöst.

Herzensdinge

Die Bettnachbarin, eine sanfte, duldsame Frau, die mir von Schwester I. „ans Herz gelegt" wurde, nimmt die Behandlung freudig an und schmiegt sich voller Vertrauen ganz in sie hinein. Ich lege ihre eigenen Hände auf ihr Herz und sie schläft mit einem kleinen Lächeln ein.

Mangel

Ich finde Herrn K. im Schneidersitz auf seinem Bett. Sein Rücken ist rund, die Brust eingefallen. Er erzählt mir, wie erfahren er in allen Therapien der Welt ist und dass ihm alles, auch die Atemtherapie nichts bringt. Ich setze mich zu ihm um zuzuhören und berühre nebenbei tastend seinen angespannten unteren Rücken. Er sagt nicht nein dazu. Meine Berührung lässt ihn zunehmend mehr nach Innen horchen und er beginnt wahrzunehmen, wie wohl ihm Berührung tut und wie lange er sie entbehrt hat. Jede Stunde einmal möchte er das, sagt er, und ganz nebenbei, dass er dies erst ein oder zweimal in seinem Leben erfahren habe...

Diese kurze Begegnung war der Beginn eines langen Behandlungsprozesses.

„Ich brauche Luft"

Frau S., eine junge Patientin, schaut mich mit großen Augen flehentlich an. „Atemtherapie, ja, das brauche ich", sagt sie atemlos flüsternd, „ich bekomme keine Luft". Der Not gehorchend wende ich mich ohne Umschweife ihrem angstvoll in der oberen Brust gehaltenen Atem zu und führe ihn mehr in die Tiefe. Frau S. lässt sich vertrauensvoll ein, wir sind ein gutes Team. Nach einiger Zeit beginnt sich die Verklammerung des Atems im seufzenden „ah" zu lösen. Der Atemrhythmus wird zunehmend stabiler, in der Frequenz ruhiger und tiefer. Die Krise ist vorbei, Frau S. lächelt fein.

Den Gefühlen Raum geben

Frau M. wird mir von Schwester U. anempfohlen. Aus ihrer Intuition heraus meint sie, eine Behandlung würde dieser jüngeren Patientin mit exulcerierendem Mammakarcinom gut tun. Tatsächlich ist sie gerne bereit, sie kennt die Atemtherapie aus einer Rehabilitationsklinik, schon damals hat sie ihr gut getan. Wir sind rasch in einem offenen, vertrauten Kontakt, der es Frau M. ermöglicht, etwas von ihrer enormen körperlichen und psychischen Belastung mit einem lauten Ton auszuatmen, ja hinaus zu schreien. Wir schreien zusammen, (sie ist allein im Zimmer) bis es genug ist. Frau M. wirkte erschöpft, doch erleichtert.

Mit diesen sieben Behandlungen, die zwischen 10 und 30 Minuten dauern, schließe ich meinen Arbeitstag ab. Meine Arbeitszeit kann ich flexibel handhaben, auf der Palliativstation arbeite ich ca. 10 Stunden, im Hospiz ca. 8 Stunden wöchentlich, auf drei und zwei Tage verteilt. Je nach Bedarf sind es manchmal mehr oder weniger Stunden.

Wie die Arbeit gelingt

Die Einfühlung in den schwerkranken oder sterbenden Menschen ist mir besonders wichtig. Auf ihren Atem lauschen, empathisch mit ihnen sein. Es gibt nichts zu tun. Das kann durchaus bedeuten mitzuweinen oder Begeisterung fühlen, Abgründe sehen oder vom „Licht" ergriffen sein. Wenn die Begegnung gelingt, wird mir die innere Befindlichkeit des Menschen deutlich und ich halte sie erst einmal mit ihm aus. Vielleicht finde ich auch eine Antwort auf das, was mir der Patient durch seinen Atem, seine Symbol- und Körpersprache mitteilen will. Mit Hilfe des Atems und der Berührung

kann ich, wenn es sein soll, Linderung bewirken, doch das, was im weitesten
Sinne heilt, ist das Geschenk der Liebe im Sinne der bedingungslosen
Akzeptanz dessen was ist.

Innere Bilder

Im Laufe der Zeit entwickelten sich verschiedene innere Bilder für meine
Palliative Atemarbeit. Das erste Bild war eine Brücke. Dann folgte das Kreuz,
das sich sehr körperlich anfühlte. Das Kreuz transformierte sich zum „Atem-
kreuz". Das Mandala schließlich war ein Geschenk einer Atemfreundin.
Anfang dieses Jahres kam die doppelte Spirale, die weiter vorne als Logo
erscheint, zu mir. Sie dreht sich gegengleich, die Äußere bewegt sich nach
oben und die Innere kommt von oben herunter. Ich sehe darin das Bemühen
des Menschen, die ursprüngliche Anlage seines Daseins, das höhere Ich zu
verwirklichen, sich aufzurichten aus der Erdenschwere der materiellen Welt.
Was sich innen einsenkt ist höhere göttliche Substanz, die Substanz des
Ewigen. Die Aufrichtung ist Lebensarbeit, die Einsenkung der geistigen Kraft
ist eine göttliche Gabe.

Abschließend möchte ich noch von meinem Lebensweg berichten, der mich
zu dieser Arbeit geführt hat.

Mein Weg zur Palliativen Atemtherapie

Wenn ich heute am Ende meines 63. Jahres in meinen Lebensbogen zurück-
schaue, sehe ich, dass mein erster bewusster Kontakt mit dem Atem schon
lange zurückliegt, nämlich in der Zeit der Schwangerschaft mit meiner Tochter. Ich nahm an einer atemtherapeutischen Geburtsvorbereitung teil. Wir
Frauen eroberten uns in dieser Zeit die „natürliche Geburt" und unser eigenes Leben tatkräftig zurück. Die folgenden Jahre waren bewegt und manchmal auch ein wenig atemlos. Meine Freundin nahm mich zu Herta Richters
Atemgruppe in die Kirche mit. 1980 begann ich die Atemausbildung bei ihr.
Meine berufliche Entwicklung war von dem frühen Wunsch mit Menschen
zu arbeiten bestimmt. Mit 18 Jahren erlernte ich den Beruf der Masseurin.
Nach Jahren der Erfahrung in diesem Beruf und einem kurzen Ausflug in die
Touristik stieg ich in den pädagogischen Bereich um und wurde Erzieherin.
Nach der Geburt meiner Tochter 1973 begegnete ich den integrativen ganz-
heitlichen Methoden der humanistischen Psychologie, sowie der östlichen
Spiritualität, die sich mit der Atemarbeit wunderbar verbinden ließen. Ich

entwickelte meine eigene selbstständige Arbeit als freiberufliche Atem,- Massage- und Körpertherapeutin. In letzter Ausbildung erlernte ich noch die Familientherapie und eröffnete alsbald eine Praxis als Heilpraktikerin mit den oben angedeuteten Schwerpunkten.

Mit 45 Jahren wurde ich sehr persönlich mit der Endlichkeit des Lebens konfrontiert. Eltern und Freunde starben oder verließen mich. Durch meine Freundin, die ich in ihrer letzten Lebenszeit täglich behandelte, durfte ich erfahren, dass Atemtherapie auch eine Begleitung im Sterben ist. Diese Erfahrung gab meinem Leben noch einmal eine neue Richtung. Ich lernte die Hospizbewegung kennen und besuchte einen Hospizhelferkurs. Im Praxiseinsatz auf der Palliativstation (früher Hospiz) der Barmherzigen Brüder lernte ich Leben und Sterben aus allernächster Nähe kennen.

Abschluss

Gute Voraussetzung für jegliche atemtherapeutische Arbeit ist die allgemeine Lebens- und Berufserfahrung, im Besonderen natürlich die eigene Atemerfahrung und Atempraxis. Für meine erweiterte atemtherapeutische Arbeit in den Palliativeinrichtungen ist alles, was ich je gelernt habe, alle therapeutischen Erfahrungen bis hin zu handwerklichen Fähigkeiten und Fremdsprachen nützlich, denn sie können kreativ in meine Arbeit mit Patienten und auf der Station mit einfließen. Weitere gute Voraussetzungen habe ich mit meinen beiden Teams und den Einrichtungen, in denen Mitmenschlichkeit und Spiritualität gelebt werden können. Absolut notwendig für die Arbeit mit Schwerkranken und Sterbenden ist die Bereitschaft, sich mit der eigenen Endlichkeit auseinander zu setzen. Jede echte Anteilnahme am Sterben eines Menschen stellt Fragen an das eigene Weltbild, Menschenbild und Gottesbild. Darauf Antworten zu finden ist eine Arbeit, die niemals aufhört, im Gegenteil, wir vertiefen sie seit Jahren in einem stationsinternen philosophischen Arbeitskreis.

Jeder, der stirbt, geht einen ganz eigenen Weg. Ich erlebe das Sterben häufig als einen Weg schmerzlich intensiver Reifung, den ich als Atembegleiterin mitzugehen habe, auf welcher Ebene das auch immer sein mag.

Und plötzlich ist es uns vergönnt
Ganz leicht zu werden

So leicht
Dass uns das Frühlingswehen
mit sich nimmt
uns neu zu stimmen

Renate Loebner (vgl. Loebner/Meyer 2001)

Literatur

Domin, H.: Nur eine Rose als Stütze. Unterricht. Fischer, Frankfurt a.M. 1962.
Loebner, R./Meyer Ch.: Leidvoll und wunderbar. Fouqué, Egelsbach bei Frankfurt a.M. 2001.
Saunders C.: Obituary Gazette 22 Juli. 2005. Church Times Archive. Online in Internet:
    URL: http://www.churchtimes.co.uk/content.asp?id=15116 [Stand 24.09.2007]

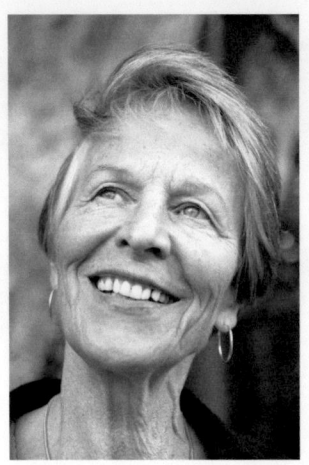

Autorin

Ira Summer
Atemtherapeutin, Ausbildung bei Herta Richter 1980,
Heilpraktikerin/ Familientherapeutin
seit 1988 freiberuflich in eigener Praxis in München
seit 1996 freie Mitarbeit in der Palliativstation und im Hospiz der
Barmherzigen Brüder München

Zähneknirschen, Kieferspannung? –
Spannungsausgleich durch Eutonie Gerda Alexander

Zähneknirschen und Stimmbänderschwäche

Als junge Frau habe ich mit den Zähnen geknirscht. Verspannungen im Rücken, Nacken- und Schulterbereich, mangelnde Artikulation und falsche Atmung, Stimmbänderschwächen führten mich in meinem Sprechberuf als Lehrerin zur Eutonie. Mir ist heute klar, dass das frühere Zähneknirschen und die späteren Stimmbändererkrankungen zusammenhängen.

Durch diese Erfahrungen ist das Verständnis für das Lebensgefühl, das mit dem Zähneknirschen verbunden sein kann, bei mir gewachsen. Massiv beeinträchtigt haben mich die Fehlspannungen meiner Stimmbänder, die mich zeitweise berufsunfähig gemacht haben. Es war mir wichtig, an der weiteren Entwicklung meiner Persönlichkeit und an neuen Ausdrucksformen zu arbeiten.

Knirschen und Pressen

Im Jahr 2002 nahm ich erstmalig das Thema „Zähneknirschen, Kieferspannung? - Wohlspannung rund um Kiefer, Mund und Zähne" in mein Kursangebot auf. Ein kleiner Artikel im Stadtteilwochenblatt (vgl. Bramfelder Wochenblatt 2002) brachte mir eine Flut von Anfragen und verriet, wie verbreitet das Problem und wie groß der Leidensdruck vieler Menschen ist. Wie aus der Presse zu entnehmen ist, knirscht jeder 12. Bundesbürger (vgl. taz extra 2004) mit den Zähnen. Ein Jahr später ist in einem anderen Artikel zu lesen, dass schon jeder 5. Bundesbürger (vgl. Hamburger Abendblatt 2005) betroffen ist.

Betroffen sind auffällig viele Männer, die unter beruflichem Stress und familiärer Verantwortung stehen. In oben erwähntem Artikel (vgl. taz extra 2004) heißt es, dass mehr Frauen betroffen seien, da sie eher dazu erzogen würden, ihre Aggressionen zu unterdrücken. Häufig werden diese Menschen durch den oder die PartnerIn darauf aufmerksam gemacht, dass sie mit den Zähnen knirschen, weil sich die Partner nachts gestört fühlen.

Auch Zahnärzte machen auf das Problem aufmerksam. Sie sehen am Abrieb der Zähne, dass ein Patient knirscht bzw. am Zustand des Zahnfleisches und des Kiefers, dass er häufig die Zähne aufeinander presst. Durch beständig großen Druck auf die Zähne kann es zu Zahnwurzelentzündungen und Zahnverlust kommen. Eine Klientin sagte mir, dass sie sich im wahrsten Sinne des Wortes „fast alle Zähne ausgebissen habe."

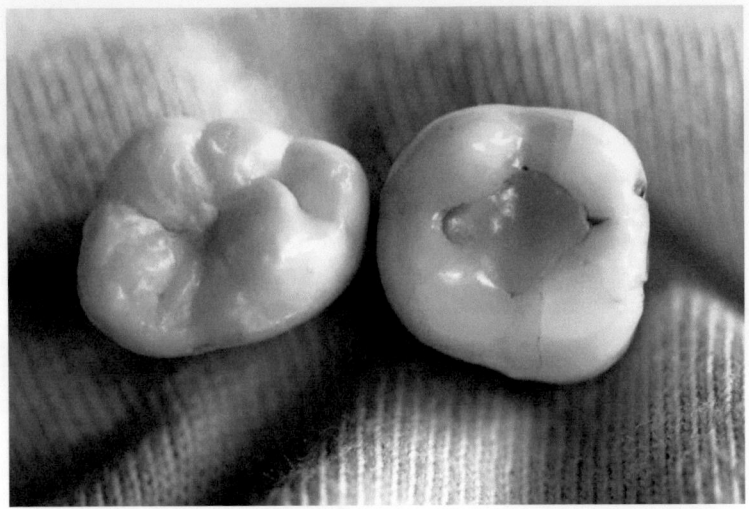

Links im Bild: Backenzahn mit einer gesunden, gut ausgeprägten Kaufläche.
Rechts im Bild : Backenzahn, mit Füllung und deutlich sichtbar durch Zähneknirschen abgeschliffene Kauflächen am unteren Rand

Aufbissschienen – das Für und Wider

In der Schulmedizin wird das Zähneknirschen als Bruxismus bezeichnet. Im Zusammenhang mit Kopf- Nacken- und/oder Schulterschmerzen sprechen die Zahnärzte von CMD (Craniomandibuläre Dysfunktion). Viele KlientInnen haben schon eine oder mehrere sogenannte Knirschschienen oder Aufbissschienen vom Zahnarzt angefertigt bekommen, um den Druck auf die Kiefergelenke abzumildern bzw. das Knirschen zu unterlassen. Eine Aufbissschiene verhindert das weitere Abschleifen der Kauflächen. Zahnärzte sagen, dass sich durch die Aufbissschiene die Spannungen in der Kaumuskulatur lösen würden. Sicher verändert sich die Spannung auch kurzfristig. Sobald sich die PatientInnen jedoch daran gewöhnt haben, beißen sie häufig genauso stark zu wie zuvor. Nach meiner Erfahrung begrenzen die Knirschschienen nur den weiteren Schaden an den Zähnen und helfen nicht grundlegend das Problem des Knirschens oder Pressens zu lösen. Nicht wenige KlientInnen berichten, dass sie die Schiene stört und sie deswegen meist in der Nacht-tischschublade liegt. Auch gibt es KlientInnen, die schon mehrere Knirsch-schienen durchgebissen und keine Entlastung gefunden haben.

Häufig stimmt der Biss nicht und die Zahnärzte versuchen, diesen durch Schlei-fen einzupassen. Es werden umfangreiche Leistungen erbracht, um eine indi-viduelle Aufbissschiene nach einem Abdruck zu fertigen und den Biss durch Schleifen zu korrigieren. Meines Erachtens sind es nicht die Zähne, die nicht zueinander passen, sondern es sind die Fehlspannungen, die die Position des Kiefers und damit die Zahnstellungen verändern.

Offensichtlich wird viel zu wenig danach gefragt, warum ein(e) PatientIn knirscht bzw. eine Fehlstellung der Zähne vorhanden ist. Hier denke ich auch an die Korrekturen der Kiefer und Zähne durch Zahnspangen, die schon fast bei der Mehrheit der Kinder und Jugendlichen vorgenommen werden. Es wird vermessen und in Form gebracht und die Zähne werden in die optimale Stellung gedrückt. Ich frage mich, welche langfristigen Auswirkungen diese Korrek-turen im Kindes- und Jugendalter auf die Spannungsverhältnisse im Kopf und die gesamte Körperspannung im späteren Leben als Erwachsener haben.

Beim ersten Telefonkontakt höre ich an der Stimme, dass sich die KlientIn-nen schlecht artikulieren und ihren Mund beim Sprechen kaum bewegen. Beim persönlichen Kontakt kann ich sehen und fühlen, wie unbeweglich und fest sie in der gesamten Mimik sind. Häufig ähneln sich die Geschichten und die KlientInnen sind froh, sich in einer Gruppe wiederzufinden, der es ähnlich geht. Alle wissen aus eigener Erfahrung, dass das Zähneknirschen oder Pressen nicht nur ein körperliches Problem ist, sondern dass es auch seelische Ursachen hat.

Bei vielen TeilnehmerInnen kommt Trauer zum Ausdruck, wenn sie über ihre Erlebnisse sprechen. Einige reagieren mit Humor auf ihre Situation. Alle sind motiviert, eigenverantwortlich für sich zu sorgen. Es gehören jedoch Geduld und häufiges Üben dazu und die Bereitschaft sowie die Möglichkeit, etwas zu verändern.

Viele KlientInnen wachen morgens mit Schmerzen auf. Sie haben das Gefühl, den Mund nicht öffnen zu können. Der Mund fühlt sich wie „eingerostet" an. Die Zunge sitzt fest und unbeweglich im Mund, klebt häufig am Gaumen. Das Festhalten des Kiefers führt zu Spannungskopfschmerzen. Immer wieder berichten KlientInnen, dass sie das Gefühl haben eine „feste Kappe" auf dem Kopf zu haben.

Weitverbreitet ist ein Knacken, wenn der Kiefer morgens zuerst wieder bewegt wird. Durch den Druck, der bis zu 400 kg/cm2 betragen kann, entsteht Verschleiß im Kiefergelenk. Die Gelenkflächen gleiten beim Öffnen und Schließen des Mundes nicht mehr ungehindert aneinander. Die Schmerzen erstrecken sich über den Nacken und die Schultern. Die KlientInnen klagen über gestörten Schlaf und dass sie morgens „wie gerädert" aufwachen.

Persönlichkeitsstruktur und Selbstzerstörung

Die Zähneknirscher und –presser leben häufig nach der Devise „Zähne zusammenbeißen und durch". Das wird von den KlientInnen im Scherz gesagt und hatte in ihrer Erziehung meist einen hohen Stellenwert. Sie stecken Stress nicht locker weg, sondern stellen sich dem Problem und beißen sich durch, mühevoll, anstrengend, ausdauernd, stur, wenig flexibel, verbissen, zerknirscht.

Der Hamburger Zahnarzt Dr. Rudolf Völker sprach im April 2005 in einem Vortrag darüber, was der Volksmund zum Thema Zähne sagt: *„Jemandem die Zähne zeigen! Wir verdauen auch die geistige Kost mit den Zähnen: An einem großen Problem haben wir ‚ganz schön zu kauen' oder wir ‚knirschen ohnmächtig mit den Zähnen.' ‚Wir beißen uns durchs Leben' und wenn es ganz schlimm kommt, können wir uns sogar ‚die Zähne daran ausbeißen!' Und die Hölle? Da ist ein ‚Heulen und Zähneklappern', sagt man"* und weiter sagt er: *„Also da ist ja eine Überforderung zu sehen. Wir knirschen mit den Zähnen, wir raufen uns die Haare, wir kauen an unseren Nägeln. Im Grunde richten wir da unsere Ohnmacht gegenüber dem außen nach innen mit allen Kräften, die uns noch zur Verfügung stehen – oder präziser gesagt: Wir richten sie gegen unseren Körper. Wir fühlen uns platt gemacht und machen unsere Zähne platt."* (vgl. Völker 2005).

Zähneknirschen und/oder Kieferpressen sind mit Fehlspannungen verbunden, die tief in der Persönlichkeit verankert sind. Es sind Ausdrucksformen von zu hoher Körperspannung und körperlich-seelischer Unausgeglichenheit. Die Betroffenen haben es frühzeitig gelernt, nicht locker zu lassen, sondern „Biss" bei den zu bewältigenden Aufgaben zu zeigen. Menschen, die in der Kindheit und Jugend nicht die Chance hatten, zu lernen, dass Loslassen manchmal hilfreicher ist als sich zu verbeißen. Ihnen ist mehr die Ruhe und Gelassenheit zu wünschen, die Distanz zum anstehenden Problem, die manches einfacher machen würde.

Das Knirschen und Pressen dient der Spannungsabfuhr, die sich jedoch gegen sich selbst richtet und zur Selbstzerstörung führt. Betroffene haben häufig nicht gelernt, sich zu äußern. Sie halten den Ärger (oder die Wut), den sie empfinden, die Angst nicht zu genügen, zurück. Der Ehrgeiz, etwas zu beweisen, treibt sie an und ist eine verzweifelte Selbstbehauptung. Sie schlucken die Gefühle herunter, ziehen den Mund saugend zusammen und halten die Zunge fest. Auffällig ist, dass viele einen sehr festen Gesichtsausdruck, schmale Lippen und eine gepresste Stimme haben. Im Unterbewusstsein arbeiten die zurückgehaltenen Gefühle nachts weiter.

Eutonie ist mehr als nur Entspannung

Spannungsausgleich hilft, Spannungen zu lösen und Wohlbefinden zu erleben. Wenn sich körperliche Spannungen lösen, können sich auch seelische und geistige Spannungen lösen. Die KlientInnen haben die Chance, neue Bewegungsmöglichkeiten zu entdecken und ihre Persönlichkeit weiter zu entwickeln. Eutonie GA arbeitet nicht am Symptom, sondern immer mit dem ganzen Menschen.

Viele ahnen, dass sie mehr brauchen als nur eine Symptombehandlung, wünschen sich natürlich eine „schnelle Lösung." Ich mache im Gespräch mit den KursteilnehmerInnen klar, dass es zunächst darum geht, Schmerzen im Kiefer, Kopf, Nacken und in den Schultern zu lösen, dass sie aber nicht erwarten können, dass sich nach einem Kurs alles ändert. Ich sage auch, dass Geduld und Übung erforderlich sind und sie einen längeren Lernprozess durchleben können, wenn sie eine nachhaltige Veränderung erreichen möchten.

Eutonie arbeitet mit Prinzipien wie Berührung, Druck, Körperinnenraum, Kontakt, Bewegung und Transport. Dazu sagt Prof. Dr. Helmut Milz* in einem Vortrag: „*Wenn der Tonus in einer Lage zu lange fixiert bleibt, dann ist die Reagierfähigkeit des Menschen dauerhaft eingeschränkt. Dem kann durch behutsame Stimulierung der Haut entgegengewirkt werden. Sie machen das Volumen der Körperoberfläche und der Körperräume wieder spürbar. Spannungslösende Atemübungen, sowie die Verdeutlichung der tragenden, Halt gebenden Knochenstrukturen können das sympathische Erregungsniveau ebenfalls verändern. Damit wird die Gamma-Aktivität wieder dynamisch gestaltet. Die Empfindsamkeit für feinere Spannungsunterschiede wird gesteigert und neue Bewegungsqualitäten werden möglich.*" (vgl. Milz 2004).

*Prof. Dr. Helmut Milz ist Facharzt für Psychosomatische Medizin, Psychotherapie und Allgemeinmedizin, Honorarprofessor an der Universität Bremen, langjähriger Berater der Weltgesundheitsorganisation im Bereich der Gesundheitsförderung und Berater der Pädagogischen Arbeitsstelle des Deutschen Volkshochschulverbandes.

Berührung – sich wohlfühlen in der eigenen Haut

Eutonie leitet dazu an, die körperlichen Strukturen wie Haut, Muskeln, Sehnen, Knochen und Gelenke wahrzunehmen. Die Haut als Schutz und Grenze zwischen innen und außen wird durch Berührung sensibilisiert. Die Wahrnehmung der Haut ist die Voraussetzung für die Wahrnehmung des Körperinnenraumes sowie des Außenraumes und für die Fähigkeit zum Kontakt und zur Abgrenzung.

Für die Berührung der Haut werden die Hände oder z.b. Bambusstäbe, Kastanien, Bälle oder Kirschkernsäckchen eingesetzt. Jedes Material berührt uns auf eine besondere Art und sensibilisiert die Haut und die tieferen Gewebeschichten. Berührung regt den Stoffwechsel und die Durchblutung an. Sie bewirkt eine Tonusregulierung, die zum Stressabbau beiträgt. Achtsame Berührung hat weitgehende psychische Auswirkungen. Der Mensch kommt zu sich selbst, fasst Vertrauen und fühlt sich in seiner Beziehungsfähigkeit gestärkt. Er lernt, sich besser abzugrenzen.

Druck – klärend und wohltuend

Druck lenkt die Wahrnehmung in tiefere Schichten unseres Körperinnenraumes. Er dient der Wahrnehmung von Muskeln, Knochen und Gelenken. Druck zeigt uns die Beschaffenheit des Gewebes, ob sich etwa ein Muskel fest oder weich anfühlt. Durch Druck können wir die Form und Stabilität der Knochen erfahren.

Druck kann durch Gewicht z.B. durch Auflegen der Hände oder eines Sandsäckchens erzeugt werden. Oder er entsteht durch ein unter den Körper gelegtes Material, was durch die Haut an den Muskeln und Knochen spürbar wird.

Wohldosierter Druck kann Fehlspannungen lösen, die sich durch verhärtetes Gewebe oder Bewegungseinschränkungen bemerkbar machen. Durch die Anregung der Tiefensensibilität wird der Mensch in seinem Innersten gestärkt, gewinnt Vertrauen zu sich selbst und kann lernen, loszulassen. Es können sich auch seelische Spannungen lösen und durch heftige Emotionen zum Ausdruck kommen.

Kontakt – verbindet und stärkt

Wir sprechen von Kontakt, wenn der Mensch seine Wahrnehmung über seine Körpergrenzen hinaus ausdehnt in ein Material, in den Raum, die Zeit oder zu anderen Menschen hin. Das kann z.b. über eine Berührung aus den Fußsohlen in den Boden erfolgen oder durch den Raum, wie beim Blickkontakt. Voraussetzung für einen eutonischen Kontakt ist die Wahrnehmung des Körperinnenraumes und seiner Grenze. Der Wahrnehmungsraum erweitert sich dadurch über die Körpergrenzen hinaus. Der Mensch kann eine Beziehung zu seiner sozialen, räumlichen, materiellen und zeitlichen Umwelt aufbauen ohne sich selbst dabei zu verlieren. Er weitet dadurch seine Gefühls- und Erlebniswelt aus, ist sich seiner selbst bewusst und kann Verantwortung für sein Tun übernehmen. Er kann sich bewusst einstellen und seine Umwelt gestalten.

Kontakt ist besonders hilfreich bei zu hoher Spannung, Krämpfen, Engegefühl, Unbeweglichkeit, Durchblutungsstörungen und Energiestau. Kontakt hat lösende Wirkung, leitet Spannungen ab, weitet die Körperräume und sorgt für eine bessere Durchblutung. Erstarrte Strukturen, mangelnde Bereitschaft zur Anpassung, festgefahrene Verhaltensmuster können sich auflösen zu Gunsten neuer Erfahrungen und Bewegungen. Es kommen Energien in Fluss und der Mensch wird flexibler.

Innenraum – weitet und befreit

Den Körperinnenraum zu fühlen, ist für viele Menschen vorerst gar nicht vorstellbar. Meist haben sie nur Erfahrung mit dem Innenraum, wenn sich darin Schmerzen ausbreiten wie beispielsweise bei Bauchschmerzen. Innenraum ist alles, was von der Haut umhüllt ist. Das Abtasten der Körperformen z.B. die Form des Hinterkopfes und die Wahrnehmung von Abständen z.B. dem Abstand vom linken Kiefergelenk zum rechten Kiefergelenk oder das Ertasten von Gewebeschichten führt uns in die Tiefe unseres Innenraumes.

Durch das Gefühl für den Innenraum, nehmen wir uns in unserer dreidimensionalen Ausdehnung wahr. Wir nehmen den Raum ein, der uns zusteht. Statt eines Engegefühls kann sich ein Gefühl der Befreiung einstellen. Die Körperräume werden besser durchblutet, Gelenke werden beweglicher und freier.

Transport – Kraft und Selbstvertrauen

Die Erfahrung des „Transports" wird erst durch Berührung, Druck und Innenraumgefühl möglich. Den Begriff „Transport" wählte Gerda Alexander für den guten, ökonomischen Kraftfluss, der sich über die Knochen ausbreitet. Die Form des Knochens wird ertastet und das Zusammenspiel der Gelenke erforscht. Durch Anleitung von zu zeichnenden Bewegungen werden neue Bewegungsmöglichkeiten entdeckt und geübt, Knochenbewusstsein entwickelt sich.

Entscheidend für die Wahrnehmung der Knochen ist die den Knochen fest anliegende Knochenhaut. Ihre innere Schicht ist mit sensiblen Nervenfasern ausgestattet, die die Wahrnehmung der Knochen von ihrer Form her ermöglichen (vgl. Milz 2004). Ein aufgerichteter Mensch kann „Transport" erfahren. Die Lotlinie verläuft durch die Beingelenke, durch die Wirbelkörpermitte der Lenden- und der Halswirbelsäule bis zum Scheitel. Die Knochen mit ihrer tragenden und stabilisierenden bzw. schützenden Funktion und die Statik des Skelettes werden im Transport in ihrem Zusammenwirken spürbar.

Der bewusste Krafteinsatz gegen den Widerstand des Bodens und das bewusste Loslassen führen zur ökonomischen Bewegung und zum Transport. Die Wahrnehmung der Schwerkraft und der Widerstandskraft des Bodens sind entscheidende Erfahrungen. „Transport" ist mit Leichtigkeit und guter Spannung verbunden.

Ein aufgerichteter Mensch lässt sich von seinen Knochen tragen, gibt unnötige Haltearbeit auf und bewegt sich im labilen Gleichgewicht schwingend um seine Mitte. „Transport" hat eine stark lösende Wirkung. Der Mensch erfährt sich in seiner eigenen Kraft. Das stärkt sein Selbstvertrauen. „Transport" ist hilfreich bei festgehaltenen Gelenken und allen Gelenkschädigungen und sollte zur Lösung des Hals-Kopf-Gelenkes geübt werden. Dann können sich auch die Kiefergelenke lösen.

Lernen mit dem Körper – Lernen mit allen Sinnen

Zunächst lade ich die TeilnehmerInnen zum Ankommen auf der Matte ein und leite zum „Sich-vom-Boden-tragen-lassen" an.

Dann bekommen die TeilnehmerInnen eine vorgewärmte, getrocknete Kastanie in die Hände. Sie betasten die Form, Oberfläche und Temperatur. Meine Anleitung ist eine Lenkung der Wahrnehmung. Sie ist nicht mit Suggestion verbunden, sondern an den tatsächlich möglichen Wahrnehmungen orientiert.

Die TeilnehmerInnen legen die Kastanie auf die Stirn zwischen die Augenbrauen. Sie nehmen die Kastanie aus der kleinen Berührungsfläche heraus wahr. Sie greifen zur Kastanie und berühren die eine Hälfte der Stirn mit kreisenden oder streichenden Bewegungen ohne oder mit geringem Druck bis zum Haaransatz. Ich fordere dazu auf, der Berührung auf der Haut, der Form der Stirn und der Temperatur nachzuspüren. Die Berührung geht weiter über die Schläfe, das Jochbein zur Nase hin, über die Wange, um den Mund herum, zum Unterkiefer und schließlich zum Kiefergelenk. Je nach Druck werden die äußere Form des Gesichtes oder die Muskeln, Gesichtsschädelknochen, Zähne und Mundschleimhaut spürbar. Am Kiefergelenk werden die Fingerkuppen zum Tasten des Gelenkes eingesetzt. Dabei öffnet und schließt sich der Kiefer, um die Bewegungen, die Größe und Lage des Kiefergelenkes zu entdecken.

Es gibt Gelegenheit sich im Gespräch über die unterschiedlichen Wahrnehmungen in beiden Gesichtshälften auszutauschen. Die meisten empfinden in der behandelten Hälfte Wärme, Weichheit und mehr Raum in der Mundhöhle. Die bessere Durchblutung hat oft einen vermehrten Speichelfluss zur Folge. Die Bewegungen des Unterkiefers sind leichter möglich. Die Wangen- oder die Augenpartie fühlen sich großflächiger an. Die Gesichtsschädelknochen, die darüber liegende Haut und Muskeln üben auf viele TeilnehmerInnen eine große Faszination aus.

Die TeilnehmerInnen erhalten eine zweite Kastanie. Beide Kastanien legen sie an verschiedenen Stellen an die Kiefergelenke, nehmen dort die Berührung wahr und geben schließlich einen wohldosierten Druck auf beide Gelenke gleichzeitig. Es folgt ein Wechsel von Druckgeben und Lösen. Dabei wird die Aufmerksamkeit ganz nach innen bzw. nach außen gelenkt. Der Druck breitet sich je nach Richtung bzw. Stärke des Druckes über die Schädel- und Gesichtsschädelknochen aus. In der Tiefe können sich Spannungen lösen und für Befreiung der Kopfräume sorgen. Verhärtungen in der Kiefermuskulatur lassen nach und lassen die Räume um das Kiefergelenk weiter werden. Die Durchblutung wird angeregt und der Bewegungsspielraum im Gelenk wird größer. Erstaunt äußern sich die TeilnehmerInnen über die Weite und Freiheit im Kopf und die Weichheit in den Kiefergelenksbewegungen. Ihre geistig-seelische Befindlichkeit verändert sich und sie erleben auch darin ein Loslassen.

Die Beweglichkeit des Unterkiefers wird durch Bewegungen der Kinnspitze weiter gefördert. Dazu legen die TeilnehmerInnen eine Kastanie auf die Kinnspitze und balancieren diese darauf aus. Von da aus setzen sie zeichnende Bewegungen an, öffnen dabei den Unterkiefer, verschieben ihn nach rechts und links bzw. vorne und hinten. Es ergeben sich sanfte und weiche Bewegungen, die immer mutiger und größer ausgeführt werden.

Eine andere Möglichkeit, den Kiefer gelöst zu bewegen, liegt in der passiven Bewegung des Kiefers durch die Hände. Die Handflächen schieben den Kiefer nach rechts und links. Auch ein Ausstreichen der Wangenpartie und des Kiefers zur Kinnspitze hin ist hilfreich.

Da die Schulter- und Nackenmuskulatur häufig fest ist, arbeite ich daran weiter. Die TeilnehmerInnen reiben sich mit heißen Kirschkernsäckchen eine Schulter ab, nehmen die Berührung auf der Haut, die Form der Schulter, die Weichheit oder Festigkeit der Muskulatur und der Knochen wahr. Die Knochen werden mit dem Kirschkernsäckchen beklopft, um die Form und Größe genauer zu fühlen. Zum Nachspüren lenke ich die Aufmerksamkeit zu den Auflageflächen, zur Form, zum Raum der Schultern und zur Temperatur. Es werden deutliche Unterschiede zwischen beiden Schultern wahrgenommen. Auch ein unterschiedliches Gefühl für Schwere oder Leichtigkeit ist möglich. Der Nacken und der Kopf fühlen sich freier und beweglicher an.

Dann wird das Kirschkernsäckchen unter das Schulterblatt gelegt und der Druck des harten Materials wirkt ein. Wichtig ist hier der Kontakt in das Material und in den tragenden Boden. Beim Nachspüren fühlen sich die Übenden an den Schultern und am Nacken entlastet. Sie spüren auch häufig, wie viel schmerzhafte Spannungen noch in den Schultern sitzen. Danach wird die andere Schulter genauso sorgfältig und mit Aufmerksamkeit behandelt.

Durch rollende und durch nickende Bewegungen werden die Beschaffenheit der Auflage und die Rundung des Hinterkopfes abgetastet. Liegt der Kopf ruhig am Boden, erfährt er die Härte des Bodens und kann sie aufnehmen. Die TeilnehmerInnen legen sich ein Kirschkernsäckchen unter den Kopf. Meist empfinden die TeilnehmerInnen den Druck als sehr heftig. Er lässt bald nach und wird durch den Schädel hindurch aufgenommen. Der Druck des Kirschkernsäckchens kann bis in den Mundraum und in die Gesichtsräume hineinwirken. Die Spannungen werden an den Boden abgegeben.

Ich lenke die Aufmerksamkeit in den Mundraum. Die Zunge ertastet die Zähne des Ober- und Unterkiefers, den Gaumen und den Rachen. Der Mund wird inzwischen von allen als angenehm weich und beweglich wahrgenommen.

Wichtig ist die Beweglichkeit der Zunge und der Artikulationsmuskulatur. Es schließen sich Zungen- und Lippenübungen an. So kann die Zunge die Lippen genüsslich abschlecken und die Zartheit der Lippen ertasten.

Lautgebende Spiele mit der Zunge wirken genauso lösend wie das aufmerksame Herausstrecken der Zunge. Ein Aushauchen des Atems in die gewölbte Hand und ein Aufplustern der Wangen bei geschlossenen Lippen weiten den Mundraum. Grimassieren mit Mund, Nase und Augen löst nicht nur die Gesichtsmuskulatur sondern auch eventuell vorhandene Hemmungen. Nicht vornehme Zurückhaltung sondern Ausdruck ist angesagt! Und Spaß macht es obendrein, wenn die Sinnlichkeit des Mundes und der Lippen geweckt werden.

Klientenerfahrungen – Oder: Sich selber etwas Gutes tun

Fast ausnahmslos finden die KlientInnen, dass die Übungen eine sehr wohltuende Wirkung haben. Fast ist etwas Ungläubigkeit damit verbunden, weil sich viele seit langer Zeit nicht mehr so „entspannt" fühlten. Die TeilnehmerInnen haben gute Laune und Glanz in den Augen. Insgesamt herrscht eine gelöste, heitere Atmosphäre, wenn die KlientInnen meine Praxis verlassen, während anfangs eher eine gedrückte und angespannte Stimmung, aber auch Neugierde da war.

Ihnen ist klar, dass sie die Übungen weiterbetreiben sollten, um einen nachhaltigen Erfolg zu haben. Nach einigen Wochen frage ich telefonisch nach, welche Erfahrungen sie mit den Übungen machen. Natürlich sind nicht alle so diszipliniert und motiviert, dass sie die Übungen selber für sich praktizieren können. Diejenigen, die das regelmäßig tun, stellen eine Veränderung und Besserung fest. Einige machen bestimmte Übungen regelmäßig, die ihnen im Kurs besonders wohlgetan haben. Andere üben nach Bedarf. Die Umsetzung fällt vielen Betroffenen angesichts ihrer Persönlichkeitsstruktur eher schwer, so dass ein regelmäßiger Kurs eine gute Unterstützung darstellt.

Es gibt KlientInnen, die regelmäßig in fortlaufende Kurse kommen. Sie haben erkannt, dass sie insgesamt zu angespannt sind und ihre Lebensweise nach und nach verändern wollen. Bei ihnen tritt das Thema Zähneknirschen eher in den Hintergrund, weil sie immer mehr entdecken, wo unnötige Spannungen sitzen und dass es vielfältige Zusammenhänge körperlicher und seelischer Art gibt. Sie befinden sich in einem Veränderungsprozess.

Die Zähne selbst abgefeilt

Ein Klient (56 Jahre, Gymnasiallehrer), der unter Anleitung seines Zahnarztes sich die Zähne selber gefeilt hat, um einen passenden Biss zu finden, unterließ dies im Laufe des Kurses, weil ganz andere Themen in den Vordergrund rückten. Er empfand seinen Biss nicht mehr als unpassend. Er schrieb mir Folgendes:

„Ich stieß auf die Eutonie auf der Suche nach Möglichkeiten, meine Kieferspannungen erträglicher zu gestalten. Ich hatte mich noch nicht damit abgefunden, mit ihnen leben zu müssen. Sie äußerten sich in nächtlichem Zähneknirschen und -pressen und führten, besonders in stressbeladenen Lebensphasen, tagsüber zu migräneartigen Kopfschmerzen, Sehstörungen und Nackenverspannungen. Eine vom Zahnarzt angefertigte Aufbissschiene brachte keine Linderung. Eine genaue Gebissvermessung mit anschließendem, vorsichtigem Einschleifen führte zwar in eine komfortablere Kieferlage, konnte aber gegen die teilweise extremen Kiefergelenkbelastungen mit begleitenden Spannungskopfschmerzen nicht viel bewirken.

Schon nach wenigen Eutonie-Einzelbehandlungen stellten sich jedoch erste Erfolge ein, die sich, gemessen an der wenig spektakulären Methode, erstaunlich effektiv und nachhaltig zeigten. Die Selbstwahrnehmung wurde, gerade durch die Gemächlichkeit der Methode Gerda Alexanders, intensiviert und führte zu anderen Bereichen meines Körpers, die offenbar ebenfalls in Mitleidenschaft gezogen worden waren und nun deutliche Reaktionen zeigten. Die linke Hüfte, das rechte Knie und der Darm meldeten sich zunächst stärker, um sich nach einigen Wochen allmählich zu entspannen. Diese Bereiche hatten zwar immer wieder jahrelange Beschwerden bereitet, wurden von mir aber nicht so direkt miteinander in Verbindung gebracht. Ebenso erstaunlich war das Phänomen, dass während der Behandlung frühkindliche Bilder auftauchten, die als ursächlich für die miteinander verbundenen Symptome erkannt werden konnten. Inzwischen hatten sich ein intensiveres Durchschlafen und eine bessere Verdauung eingestellt.

Kein Wunder, dass auch die Gefühle wie Lebenslust, Zuversichtlichkeit und Mut wieder mehr Raum einnehmen konnten. So hat meine Lebensqualität durch die Eutonie-Einzelstunden erfreulich zugenommen."

Die nächtlichen Kieferspannungen haben sich nicht ganz aufgelöst, deswegen übt der Klient zu Hause weiter, um die Spannungen nach und nach zu lösen.

In einer Patienteninformation des Deutschen Grünen Kreuzes las ich unter der Überschrift: „Wenn's knirscht und knackt" folgenden Text: *„Kopfschmerzen, Schwindel, Verspannungen in Rücken und Nacken – was haben diese Leiden mit Zähnen und Zahnarzt zu tun? Ursache für diese Symptome können Fehlstellungen der Zähne, fehlende Zähne oder fehlerhafte Füllungen und Zahnkronen sein. Die medizinische Bezeichnung dafür heißt Craniomandibuläre Dysfunktion, kurz CMD. Ebenso können Funktionsstörungen der Kiefergelenke und der Kiefer- und Kaumuskulatur CMD verursachen. In diesem Zusammenhang sind Angewohnheiten wie Lippenpressen, Wangensaugen, das Kauen auf Stiften, Nuckeln oder das oft stressbedingte Zusammenbeißen der Zähne häufige Auslöser. Oftmals verursachen sie Verspannungen der Kaumuskulatur und Schmerzen, die sich auf andere Körperregionen wie Nackenmuskulatur, Rücken und Becken übertragen können."* (vgl. Grünes Kreuz 2006). Es folgt darauf ein Hinweis für die Patienten, ihren Zahnarzt anzusprechen.

Sehr erfreulich ist die Sichtweise auf Zusammenhänge zwischen Zahn- und Mundbereich und anderen Körperregionen. Aus meiner Sicht ist die Problematik aber häufig so vielschichtig, dass der Zahnarzt allein keine Lösung anbieten kann. Außerdem kann die Ursache auch in einer Fehlstellung der Wirbelsäule liegen und der festgehaltene Kiefer ist dann die Folge.

ZahnärztInnen als Kooperationspartner

Viele Zahnärzte sind der Überzeugung, dass sich das Problem des Knirschens mit Aufbissschienen lösen lasse. Einen Zahnarzt habe ich jedoch kennen gelernt, der seinen PatientInnen eine Massage anbietet und damit zufriedenstellende Ergebnisse erzielt.

Der Zahnarzt Dr. Rudolf Völker sagte in seinem Vortrag zusammenfassend: *„ ... dass Aufbissschienen sehr wohl eine Wirkung haben, die schmerzlindernd ist, die den Substanzverlust stoppt und also in der Regel durchaus eine Hilfe symptomatischer Art ist. Aber es ist wohl kaum ein natürlicher Zustand, mit so einer Zahnrücke ins Bett zu gehen und die meisten Menschen sehen daher auch zu, dass sie von dieser wieder wegkommen. Das tut man, in dem man die Symptome ignoriert (was weder bei der eigenen Zahnsubstanz noch bei den teuren Restaurationen wirklich empfehlenswert ist) oder in dem man sich wirklich den Wurzeln des Problems stellt: Dem destruktiven Umgang mit sich selbst!"* (vgl. Völker 2005).

In einem Fall schickte mir ein Zahnarzt eine Klientin, die von ihrer Körperhaltung rechts und links ungleich aufgerichtet war. Ihre Zähne waren an beiden Seiten sehr unterschiedlich groß ausgeprägt. An einem Gebissabdruck zeigte die belastete Seite auffällig kleinere Zähne und engere Zahnstellungen als die andere Seite. Die Kieferhälfte war entsprechend klein ausgeformt. Nach meiner Einschätzung hatten die Zähne durch dauernd hohen Druck keinen Raum, sich größer zu entwickeln. Die Behandlung durch den Zahnarzt war sehr schwierig, weil die Patientin mit seinen Maßnahmen mehrfach nicht zurechtkam und danach Kopfschmerzen bekam. Der Zahnarzt hatte das Problem sehr wohl erkannt und wollte seine Behandlung zunächst aussetzen. Die Klientin kam lange in einen fortlaufenden Kurs zu mir, hat an der Lösung der Kiefermuskulatur und an ihrer Aufrichtung gearbeitet. Sie kam zunehmend besser mit Ihrem Biss zurecht.

In einem anderen Fall zeigte sich eine Zahnärztin an meiner Arbeit sehr interessiert und schickte ihre beiden Zahnarzthelferinnen in meinen Kurs. Beide Zahnarzthelferinnen waren überzeugt, dass das Angebot für viele PatientInnen angebracht sei. Sie selber fanden die Eutonieerfahrung sehr wohltuend, weil sie während der Behandlungen den Spannungen der PatientInnen ausgesetzt sind und hier eine Möglichkeit fanden, Spannungen zu lösen.

Aussicht – wo geht es lang?

Offensichtlich ist Zähneknirschen und Pressen ein Verhalten, das mit Leib und Seele betrieben wird. Es ist sinnvoll ganzheitliche Methoden in die Behandlung mit einzubeziehen. Eutonie GA ist ein körperpädagogisches-therapeutisches Angebot für Menschen, die Schritt für Schritt und in ihrem eigenen Tempo Änderungen in ihrem Verhalten erfahren möchten. Bei der Problematik und Persönlichkeitsstruktur der Menschen, die unter ihrem Knirschen und Pressen leiden, ist eine so behutsame Arbeitsweise wie die Eutonie besonders hilfreich. Sie eröffnet einen Weg, auf dem die KlientInnen neue Verhaltensmöglichkeiten entdecken und neue Verhaltensmuster entwickeln können. Nicht jeder hat die Möglichkeit, sich schlagartig aus belastenden Verhältnissen zu befeien. Dann ist der Ausblick auf eine allmähliche Veränderung hilfreich, die sich in kleinen Schritten vollzieht, die der Klient gut gehen kann. Darüber hinaus kann auch eine psychotherapeutische Begleitung angezeigt sein.

Die geringe Information vieler Zahnärzte über alternative oder komplementäre Behandlungsmöglichkeiten und ihre schulmedizinische Sichtweise engt sie in den Behandlungen ein. Es wird zu wenig der ganze Mensch in den Blick genommen und am Symptom behandelt. Deswegen habe ich mich an die Zahnärztekammer mit einem Fortbildungsangebot für Zahnärzte gewandt. Die eigene leibliche Erfahrung für die Zahnärzte wäre eine gute Voraussetzung, um ihre Einstellung und Sichtweise zu ändern und PatientInnen alternative Behandlungsmöglichkeiten zu empfehlen. Für mich läge die Chance darin, mehr Kenntnis und Verständnis für die zahnärztliche Sicht und eine verbesserte Kooperation mit ihnen zu entwickeln.

An die Gesundheitspolitik stelle ich die Forderung, nicht nur die Finanzierung des Gesundheitswesens zu diskutieren, sondern Inhalte der medizinischen Versorgung auf den Prüfstand zu stellen und den Maßnahmenkatalog um ganzheitliche Behandlungsmethoden zu erweitern. Damit würde die Gesundheitspolitik den Menschen gerechter. Kosten könnten gesenkt werden, wenn der Präventionsgedanke mehr in den Blickpunkt rücken würde. Der Mensch mit all seinen Schwächen und Stärken sollte im Mittelpunkt unserer Bemühungen stehen. Und das heißt auch, ihn zu befähigen, sich selbst zu helfen.

Die PatientInnen und KlientInnen möchte ich ermutigen, bei den Kassen, bei den Ärzten und bei den Politikern ganzheitliche Methoden einzufordern.

Literatur

Alexander, G.: Eutonie - Ein Weg der körperlichen Selbsterfahrung. 9. Aufl. Kösel, München 1999.

Kjellrup, M.: Bewußt mit dem Körper leben - Spannungsausgleich durch Eutonie. 8. Aufl. Ehrenwirth, München 2002.

Milz, Prof. Dr. H.: Eutonie – ein spannendes Vermächtnis. Vortrag zum 30. Jubiläum der Vlamse Eutonie Stichting. Lierse 2004, S. 17f. (Unveröffentlichtes Manuskript.)

Steinmüller, W./Schaefer, K. /Fortwängler, M.: Gesundheit - Lernen - Kreativität Alexander-Technik. Eutonie Gerda Alexander und Feldenkrais als Methoden zur Gestaltung somatopsychischer Lernprozesse. Huber, Bern 2001.

Völker, Dr. R.: Hilfe für Zerknirschte! Vortrag. Hamburg 2005. (Unveröffentlichtes Manuskript).

N.N.: Zähneknirschen, Kieferspannung? - Wohlspannung rund um Kiefer, Mund und Zähne. In: Bramfelder Wochenblatt. 13.2.2002.

N.N.: In: taz extra: gesundheit. taz hamburg. 15./16.5.2004, S. 29.

N.N.: In: Hamburger Abendblatt. 13.8.2005.

N.N.: Wenn`s knirscht und knackt. Gesunde Zähne. Gesunder Mund in jedem Alter. Information für Patienten des Deutschen Grünen Kreuzes. Marburg 2006, S. 21.

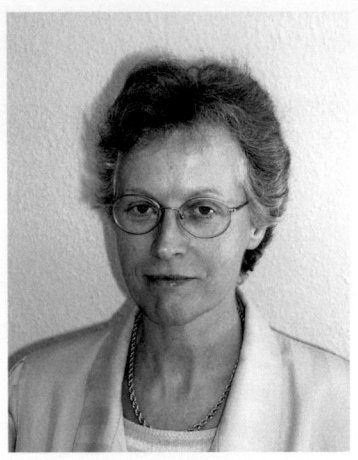

Autorin

Karin Coch, Jahrgang 1949
Eutoniepädagogin/ -therapeutin Dipl. GA, AFA/ BVA
Klientenzentrierte Gesprächsführung nach Rogers
langjährige Erfahrung als Lehrerin
seit 1997 eigene Praxis in Hamburg
Lehrerinnenfortbildung Hamburg, Lehrtätigkeit in Volkshochschulen

Atmen für die Augen

So steht es um unsere Augen

Dank unserer Sinnesorgane können wir überhaupt unsere Umgebung wahrnehmen, erkennen und erleben. Sie schützen uns in unserem täglichen Leben vor den verschiedensten Gefahren. Was wären wir, wenn wir nicht mehr hören, sehen, riechen, schmecken und fühlen könnten! Unter allen Sinnesorganen gebührt den Augen ein besonderer Platz. Nehmen doch die meisten Menschen rund 70 – 80 % aller Sinneswahrnehmungen über die Augen auf. Demzufolge sollte uns die Erhaltung der Sehkraft und der Funktionstüchtigkeit unserer Augen ein wichtiges Anliegen sein.

Es ist heute so selbstverständlich geworden, Fehlsichtigkeiten durch Brillen oder Kontaktlinsen auszugleichen. Zum Glück gibt es diese Sehhilfen. (Der Einfachheit halber wird in diesem Artikel nur der Ausdruck Brille gebraucht. Gemeint sind damit aber immer sowohl Brillen wie auch Kontaktlinsen.) Für viele Menschen ist mit der Brille sozusagen die Welt wieder in Ordnung. Schließlich sehen sie mit der Brille wieder gut. Sie denken gar nicht daran, dass eine Kurz- oder Weitsichtigkeit - genauso wie andere körperliche Beeinträchtigungen - behandelt und mit entsprechenden Übungen oft gebessert oder gar zum Verschwinden gebracht werden könnten. Genauso wie ein gebrochenes Bein, eine Entzündung oder andere Erkrankungen behandelt und geheilt werden. Warum sollte, wenn die Sehkraft beeinträchtigt ist, jemand ohne Aussicht auf Besserung bis an sein Lebensende Brillen tragen und tagtäglich von diesen Brillen abhängig sein müssen? Es ist schlicht und einfach unlogisch.

Wenn jemand nicht gehen kann, so ist der Rollstuhl für ihn eine wertvolle Hilfe, wieder beweglicher zu werden. Das ist wunderbar. Aber so praktisch und hilfreich der Rollstuhl im täglichen Leben sein mag – er trägt absolut nicht dazu bei, um die Beinmuskulatur wieder zu stärken und zu kräftigen. Der Rollstuhl hilft in keiner Weise, das eigene selbständige Gehen wieder zu fördern. Genauso ist die Brille eine wunderbare Hilfe, um wieder klar und scharf zu sehen. Und genauso wenig vermag im Allgemeinen die Brille den ursächlichen Sehfehler des Auges zu beheben noch zu vermindern.

Die verstärkten Anforderungen an die Augen am Arbeitsplatz stellen eine immer größer werdende Belastung dar. Immer mehr Menschen arbeiten mit

dem Computer und verbringen einen beträchtlichen Teil der Freizeit ebenfalls am PC, mit Fernsehen oder Lesen. Die Tätigkeiten mit extremen Anstreng-
ungen der Augen nehmen sowohl beruflich wie auch in der Freizeit immer
mehr zu. Vielleicht ist die enorme Zunahme an Fehlsichtigkeit auch ein gesell-
schaftlich-soziales Problem unserer Zeit, ein Ausdruck unserer modernen
Leistungsgesellschaft, die immer mehr und noch mehr Anstrengung und
Leistung verlangt, unter anderem auch von den Augen.

Eine Brille zu tragen, ist heute ganz „normal" geworden. Die modische Gestaltung verleiht dem Brillenträger noch einen besonderen Chic. Nachdenklich
stimmt vor allem, dass die Fehlsichtigkeit extrem hohe Zuwachsraten hat. Im
Jahr 2002 waren bereits 64 % der Schweizer Bevölkerung auf eine Brille
angewiesen. Eine rückläufige Entwicklung ist nicht bekannt. Wir können
also eigentlich von einem epidemischen Ausmaß der Sehstörungen sprechen.
Was wäre, wenn diese rund 2/3 Brillenträger der Schweizer Bevölkerung
plötzlich ohne die Krücke ihrer Brille leben müssten? Die meisten stehen
noch im Berufsleben. Wie wären sie in der Lage, ihr tägliches Leben, sei es
beruflich oder privat, zu bewältigen?

**Gemäß der schweizerischen Gesundheitsbefragung des Bundesamtes für
Statistik wird in folgendem Ausmaß eine Sehhilfe benötigt:**

Tragen einer Brille/Kontaktlinsen in % der Wohnbevölkerung		1992	2002	Veränderung innerhalb dieser 10 Jahre
	Männer	54,6%	58,6%	+ 7,3%
	Frauen	62,5%	68,1%	+ 9,0%
Insgesamt	15-24-jährig	37,7%	39,6%	+ 5,0%
	25-34-jährig	39,2%	45,1%	+ 15,1%
	35-44-jährig	38,6%	43,2%	+ 11,9%
	45-54-jährig	70,3%	74,2%	+ 5,5%
	55-64-jährig	88,3%	90,2%	+ 2,2%
	65-74-jährig	90,4%	91,5%	+ 1,2%
	74+ -jährig	88,5%	90,4%	+ 2,2%
	Städtisches Gebiet	59,6%	65,1%	+ 9,2%
	Ländliches Gebiet	56,7%	59,3%	+ 4,9%
	Total	58,7%	63,5%	+ 8,2%

(vgl. Bundesamt für Statistik 2002)

Laut einer Statistik von 1992 (spätere Daten nicht vorhanden) wird die
Brille aus folgendem Grund benötigt:

		In die Nähe sehen (lesen, schreiben)	In die Weite sehen (Auto fahren)	Anderes
	Männer	50,7%	43,5%	5,8%
	Frauen	50,0%	44,4%	5,6%
Insgesamt	15-24-jährig	23,3%	70,0%	6,7%
	25-34-jährig	22,0%	69,8%	8,2%
	35-44-jährig	31,9%	58,9%	9,2%
	45-54-jährig	60,2%	36,3%	3,5%
	55-64-jährig	63,5%	32,8%	3,7%
	65-74-jährig	62,1%	33,6%	4,3%
	75-84-jährig	62,3%	29,8%	7,9%
	85+ -jährig	61,0%	27,4%	11,6%
	Total	50,4%	43,9 %	5,7 %

(vgl. Bundesamt für Statistik 2002)

Weit über 90 % der Brillenträger leiden also unter Kurz- oder Weitsichtigkeit,
wobei je nach Alter die eine oder andere Störung mehr vertreten ist. Gerade
diese beiden Fehlsichtigkeiten sprechen auf Augentrainingsübungen gut an.
Sie werden mit den Atemübungen ergänzt und intensiviert. Aus eigener Erfahrung und aus den Rückmeldungen zahlreicher Kursbesucher erlebe ich
immer wieder, dass eine Besserung der Kurz- oder Weitsichtigkeit oder das
Vermeiden einer Verschlechterung möglich ist, und vor allem auch eine
erneuerte seelisch-geistige Sicht und Wahrnehmung.

Die Atemtherapie, der Erfahrbare Atem nach Prof. Ilse Middendorf, bewirkt
unter anderem ein freieres, körperliches Raumerleben, mehr Körperbewusstsein, bessere Durchblutung, vermehrte Sauerstoffversorgung, Lockerung, Entspannung und leichtere Beweglichkeit der Muskeln. Bei den Augenmuskeln
funktioniert das in gleicher Weise.

Psychosomatik

Unter Psychosomatik verstehen wir das Wechselspiel zwischen unserem seelischen Erleben und der Manifestation im Körper. Sehr deutlich wird diese
Wechselwirkung im Gebrauch unserer Sprache. Nicht umsonst nennen wir
die Augen das Tor zur Seele. Jemand hat Einblick oder Ausblick, Einsichten,
Ansichten oder Aussichten. Etwas ist aus den Augen, aus dem Sinn, oder
rückt wieder ins Blickfeld. Es gibt Dinge, die sind so wichtig, dass wir sie
hüten wie unseren Augapfel. Wir können kurzsichtig handeln oder mit Weit-
blick, nach etwas schielen, ein Auge auf jemanden oder etwas werfen. Die
Liebe auf den ersten Blick hat auch schon mancher erlebt. Das Sprichwort
sagt, die Augen lügen nie und können sich nicht verstellen. Unser Handeln
soll so sein, dass jeder seinem Partner oder sich selber in die Augen schau-
en kann... Die Beispiele lassen sich noch lange fortsetzen.

Gemäß dem Augenarzt Dr. Roberto Kaplan gibt es in Problemsituationen
zwei verschiedene psychosomatische Reaktionen, die je nach Mensch und
Situation verschieden sein können: Jemand zieht sich eher nach innen
zurück, konzentriert sich auf einen engeren Bereich und kann so körperlich
kurzsichtig werden. Ein anderer, der mehr nach außen gerichtet und vom
Nahe gelegenen eher abgelenkt ist, kann so weitsichtig werden. Ausführlich
ist darüber nachzulesen in seinem Buch "Bewusster sehen" (vgl. Kaplan
2005).

Interessant ist, dass Augenprobleme in manchen Perioden und Lebensaltern
gehäuft auftreten, wie zum Beispiel beim Eintritt in die Schule, zu Anfang
oder Ende der Pubertät, beim Eintritt ins Berufsleben oder beim Antritt einer
besonderen Aufgabe. Oft erfolgt ein Einbruch der Sehkraft mit etwa 50 Jahren um die Zeit der „Wechseljahre" oder „Midlife Crisis", sei es Mann oder
Frau. In vielen Fällen zeigt sich deutlich die Verknüpfung mit bestimmten
Lebenskrisen, deren Bewältigung sich mit einer geänderten, gestörten oder
erschwerten Seh- und Sichtweise manifestiert.

Viele Menschen beobachten selbst, dass sie schlechter sehen in Stresssituationen, wenn sie zuviel zu tun haben oder aus irgendwelchen anderen
Gründen belastet sind. Die Lebensumstände haben einen großen Einfluss auf
unsere Gesundheit im Allgemeinen und stehen insbesondere im Zusammenhang mit unserer Sehkraft. Nur wenige Menschen werden mit einem
Sehfehler geboren – die Sehschwäche ist eine erworbene Belastung oder
Krankheit, gegen die wir vorbeugen und aktiv vieles tun können, damit sie
wieder verschwindet oder zumindest nicht weiter voranschreitet.

Eine interessante Aufgabe für jeden Brillenträger ist es, sich einmal folgende Fragen zu stellen und zu beantworten:

1. *Was ist mein (Augen-)Problem?*
   Was sehe ich gut?
   Was sehe ich nicht gut?
   Worüber sehe ich gerne hinweg?
   Was will ich lieber nicht anschauen?

2. *Seit wann habe ich dieses (Augen-)Problem?*
   Wann trat es erstmals auf?
   Wann gab es eine deutliche Verschlechterung?
   Welche Lebenssituation erlebte ich zu dieser Zeit?
   Wie habe ich das Problem bewältigt?
   Ist es wirklich gelöst oder ist davon noch etwas offen?

3. *In welchen Situationen bzw. wann sehe ich schlechter?*
   Kann ich solche Situationen verbessern oder vermeiden?

4. *In welchen Situationen bzw. wann sehe ich besser?*
   Kann ich solche Situationen öfters herbeiführen?
   Kann ich solche Situationen unterstützen?

5. *Fallen mir Zusammenhänge auf?*

Bei schwerhörigen Menschen nehmen wir es oft als gegeben, dass sie nicht hören, was sie nicht hören wollen. Könnte es sein, dass wir manchmal auch etwas nicht sehen (können), was wir nicht sehen wollen? Oder etwas, das wir aus welchen Gründen auch immer gerade bewusst oder unbewusst verdrängen?

Noch ein anderes beachtenswertes Beispiel: Schauen Sie durch das Glas eines Fensters nach draußen. Lassen Sie den Eindruck auf sich wirken. Dann öffnen Sie das Fenster und schauen sozusagen „direkt" nach draußen. Ist es ein Unterschied im Erleben, ob Sie durch das geschlossene oder offene Fenster schauen? Viele Menschen empfinden bei diesem Beispiel das Glas des Fensters als Barriere, als Trennung zwischen sich und dem betrachteten Bild, der Landschaft oder was immer sie außerhalb des Fensters angeschaut haben. So kann die Brille oder Kontaktlinse für viele Menschen ebenfalls eine Trennung darstellen, einen Schutz des Inneren gegen das Außen bedeuten oder sogar Isolation. Mancher mag das als ein Symbol für die zunehmende Kontaktarmut und Vereinsamung vieler Menschen in unserer Gesellschaft betrachten – Menschen hinter Glas!

Unsere Augen arbeiten nicht nur als rein optische Kamera. Was wir sehend, schauend aufnehmen, bewirkt auch eine Veränderung in uns. Jeder Mensch nimmt den gleichen Reiz anders auf. Je nach unseren Gefühlen und Erfahrungen, unserem Bewusstsein, der Persönlichkeit und unserer ganzen Lebensgeschichte wird das aufgenommene Bild individuell gefärbt.

Der Unterschied zwischen „Sehen" und „Schauen"

Alle Sprachen verwenden zwei verschiedene Ausdrücke für die Arbeit der Augen: *Sehen* und *schauen* im Deutschen, im Englischen *to see* und *to look*, im Französischen *voir* und *regarder*, im Italienischen *vedere* und *guardare*, Niederländisch *zjen* und *kijken*, selbst das Russisch-, Arabisch- und Japanischwörterbuch gibt für *schauen* und *sehen* unterschiedliche Ausdrücke an.

Wir beachten die Differenzierung in unserer Sprache viel zu wenig, verwenden sie aber unbewusst immer. „Ich sehe einen Baum" sagt etwas ganz anderes aus als „Ich schaue auf einen Baum". Im Englischen wird es noch deutlicher: „She sees well" bedeutet ganz etwas anderes als „She looks well", nämlich „Sie sieht gut" oder „Sie schaut gut aus".

In seinem Buch „Bewusster sehen" beschreibt der Augenarzt Roberto Kaplan mit „Sehen" das Gesamthafte, das Sein, kreativ sein, spüren, Intuition. „Schauen" hingegen setzt er gleich mit Konzentration, Handeln und Tun, mit der Leistung, die wir erbringen, erbringen wollen oder müssen (vgl. Kaplan 2005).

Wenn das Licht in das Auge eindringt, wird es auf der Fovea, der Sehgrube in der Mitte der Makula als Teil der Netzhaut, gebündelt. Dieser Bereich ist zuständig für das konzentrierte, detaillierte Schauen. Ein Teil des Lichtes wird gestreut und trifft auf den Rand der Netzhaut (Retina) auf. Dies ist der Bereich für das gesamthafte Sehen. Mit einer Brille oder Kontaktlinse wird nun das gesamte Licht gebündelt und trifft zur Gänze auf die Fovea auf, für den Randbereich bleibt nichts mehr übrig. Das gibt eine Überbetonung für sehr scharfes und klares Schauen, was ja auch wichtig ist in unserer heutigen leistungsorientierten Gesellschaft. Das Sehen, der Bereich für die Kreativität und Intuition am Rande der Netzhaut, kann dabei jedoch leicht zu kurz kommen. Ideal wäre es, den punktuellen Scharfblick des Schauens mit dem ganzheitlichen, räumlichen Sehen zu kombinieren, auszugleichen und beidem den jeweils notwendigen Raum zu lassen.

Farben und ihre Wirkung auf den Atem

Wir können uns die Welt ohne Licht nicht vorstellen, nur in Dunkelheit zu leben. Dem Licht der Sonne verdanken wir unser Leben. Was wir sehen, sehen wir in Farben. Bunt und farbenfroh erfreuen wir uns des Lebens, nicht „grau in grau." Unser Auge kann mit den Stäbchenzellen rund 10 Millionen verschiedene Helligkeitsabstufungen erkennen und mit den Zäpfchenzellen rund 7 Millionen unterschiedliche Farbschattierungen!

Die Heilkraft der Farben hat in die Alternativmedizin Einzug gehalten. Aber auch in unserem täglichen Leben können wir die Wirkung der Farben auf unsere Psyche und unsere Stimmung direkt nachvollziehen. Ganz deutlich erleben wir sie auch immer wieder mit der farblichen Auswahl unserer Kleidung. So muss es heute z.b. unbedingt der rote Pullover sein und an einem anderen Tag gerade der nicht.

Die Erklärungen über die Bedeutung der Farben füllen Bücher. Die Kraft der Farben ist grundsätzlich immer neutral, keine Farbe ist gut oder schlecht, kann aber in der jeweiligen Situation für eine bestimmte Person harmonisch ausgleichend oder kontraproduktiv wirken. Hier seien zur Erklärung nur einige Schlagworte angeführt.

Rot: kraftvoll und energisch, anregend und belebend oder aggressiv.

Orange: die Farbe der Lebensfreude, aber auch für Schockerlebnisse.

Gelb: aufheiternd, anregend, die Farbe für klares oder zu viel und unruhiges Denken.

Grün: die Farbe der Natur als Symbol für Freiheit und Entspannung, Ordnung und Gesetzmässigkeit oder als Ausdruck des Bedürfnisses dafür.

Blau: beruhigt, kühlt, vermittelt Schutz und Geborgenheit, aber auch Distanz, Stille und Ruhe.

Violett: die Farbe der Spiritualität, aber auch für Transformation und Heilung nach Leiden oder Schmerz.

Weiss: die neutrale Farbe für Klarheit, Reinheit, Unschuld und Nüchternheit.

<u>Schwarz:</u> steht nicht nur für Trauer sondern auch für Rückzug, Schutz und Empfindsamkeit sowie für intensive Gefühle.

Unsere Sprache verfügt ebenfalls über einen weiten Wortschatz über das seelische Erleben der Farben: Verliebte schweben auf der rosa Wolke oder sehen die Welt durch die rosarote Brille. Die Welt kann farbenfroh und das Leben bunt sein, während ein anderer rot oder schwarz sieht. Wir können uns grün und blau ärgern, rot werden vor Scham oder Verlegenheit oder gelb vor Neid. Sogar die politischen Parteien ordnen sich Farben unter: Es gibt die Schwarzen und Roten, Grüne und sogar Blaue und Orange... Es gibt noch unzählige weitere Beispiele.

Übung: Wie bunt ist meine Welt?

Ich schaue um mich. Was sehe ich alles in rot, in wie vielen Farbschattierungen? Ich zähle, wie viele Rottöne es um mich herum gibt. Dann mache ich das gleiche mit orange, gelb, grün, blau, violett, weiss und schwarz. Es ist immer wieder verblüffend, wie viele Farben wir um uns herum entdecken, wenn wir nur genau schauen.

Übung: Wie erlebe ich Farben und wie reagiert mein Atem?

Ich setze mit aufrecht hin, schließe die Augen und lasse den Atem in seinem eigenen Rhythmus kommen und gehen. Ich beobachte meinen Atemrhythmus, wo ich in mir die Bewegung des Atems am deutlichsten spüre, welchen Raum mein Atem einnehmen kann, wie sich mein Atem anfühlt.

Dann stelle ich mir vor, alles um mich herum ist rot, rot und wieder rot. Das Zimmer ist rot, die Möbel sind rot, die Menschen sind rot, die Kleider sind rot, die Pflanzen sind rot, ja die ganze Welt ist rot. Ich lasse das Rot auf mich wirken und beobachte in mir: Was macht das mit meinem Atem, wenn ich rot sehe? In welcher Körperregion nehme ich die Atembewegung am deutlichsten wahr? Geht mein Atem schneller oder langsamer, freier oder gehemmter? Wie fühle ich mich dabei? Was fällt mir noch auf?

Wenn ich das alles beobachtet habe, mache ich die gleiche Übung mit orange, und dann weiter mit allen weiteren Farben gelb, grün, blau, violett, weiss, schwarz. Jedes Mal beobachte ich die Veränderungen meines Atems, meiner Empfindungen und Wahrnehmungen und vergleiche sie mit den vorhergehenden Farben. Ich kann die Reihenfolge der Farben beliebig wählen.

Eine andere Variante für diese Übung: Ich breite ein grosses Tuch oder Papier in der jeweiligen Farbe vor mir aus und richte meinen Blick darauf. Ich nehme die Farbe über die Augen auf, lasse sie ruhig auf mich wirken und stelle die gleichen Beobachtungen an wie vorher. Ich wiederhole dies wiederum mit einer Farbe nach der anderen.

Augen-Atemübungen

Das Augentraining geht auf den New Yorker Augenarzt Dr. William H. Bates (1860-1931) zurück. Er erlebte in seiner Praxis, dass sich Brechungsfehler (Kurz- und Weitsichtigkeit), die nach wissenschaftlichem Stand der Medizin als irreversibel galten, spontan zurückbildeten oder veränderten. Anhand seiner Beobachtungen entwickelte er verschiedene Übungen, um mit einem Training der Augenmuskeln die Kurzsichtigkeit zu reduzieren. Als er dies auch seine Studenten lehrte, wurde er 1891 von der Universität ausgeschlossen. Er ließ sich dadurch nicht von seiner Arbeit abbringen und gilt heute noch als der Grossvater des Augentrainings. Sein Standardwerk aus dem Jahr 1920 lautet „Rechtes Sehen ohne Brille" (vgl. Bates 1999). Margaret Corbett eröffnete in den 1930er Jahren nach der Bates-Methode eine Schule für Augentraining, die „School of Eye Education" in Los Angeles. Ihr Buch trägt den Titel „Besser sehen" (vgl. Corbett 1995). Trotz vieler Widerstände von Seiten der etablierten Medizin verbreitet sich das Augentraining immer mehr. Bekannt sind auch die Arbeiten von Dr. Janet Goodrich, die sie in den Büchern „Natürlich besser sehen" und „Spielend besser sehen" (vgl. Goodrich 1996) veröffentlichte. Weite Verbreitung fand auch das Buch von Harry Benjamin „Ohne Brille bis ins hohe Alter" (vgl. Benjamin 2004).

Die Verbindung der Augenübungen mit den Übungen des Erfahrbaren Atems nach Prof. Ilse Middendorf intensiviert die Wirkung.

Alle Atem- und Augenübungen werden ohne Brille oder Kontaktlinsen gemacht. Die Brille gleicht die Fehlsichtigkeit aus und hilft, wieder scharf zu sehen. Gleichzeitig verhindert sie aber auch, dass das Auge besser sehen könnte – denn wenn die Sehkraft verbessert wäre, müsste ja die Brille verändert werden. Also bleibt die Fehlsichtigkeit konstant oder verschlechtert sich über die Zeit weiter. Daher sollte auf alle Fälle während des Übens aber auch sonst bei Gelegenheiten, bei denen es leicht möglich ist, die Brille abgelegt, die Kontaktlinsen heraus genommen werden, um sich der eigenen natürlichen Sehkraft wieder bewusst zu werden und um Veränderungen und Verbesserungen wahrnehmen zu können.

Vorbereitende Übungen

Zu allererst setze ich mich still hin, lasse den Atem kommen und gehen, beobachte die Bewegung, die der Atem in meinem Körper macht. Ich spüre, wie ich mit den Füßen auf dem Boden stehe, wie ich mit meiner Sitzfläche auf dem Stuhl sitze. Ich nehme meine Aufrichtung wahr und komme dann mit meiner Aufmerksamkeit zu den Augen. Wie fühlen sich meine Augen an? Kann ich sie überhaupt wahrnehmen? Sind meine Augen müde, matt oder frisch, neugierig? Haben meine Augen Platz in den Augenhöhlen? Können sie sich bewegen? Fühlen Sie sich wohl? Was fällt mir sonst noch auf?

Es ist nicht unbedingt nötig, dass ich diese vorbereitenden Übungen jedes Mal mache, aber sie helfen, den gesamten Körper als Fundament zu unterstützen, um darauf mit den Übungen für Kopf und Augen aufbauen zu können. Die angeführten Beispiele sind nur einige von vielen möglichen.

Nach jeder Übung bleibe ich immer für eine gewisse Zeit ruhig stehen, lasse die Augen geschlossen, höre in mich hinein, spüre in mich hinein. Was hat diese Übung bewirkt? Wie geht mein Atem? Wie fühle ich mich dabei? Spüre ich Belebung, Wärme, Größe, Länge? Was fällt mir sonst noch auf? Wie hat sich die Übung auf meine Augen ausgewirkt?

Bewusstes Gehen

Ich gehe, setze einfach einen Fuß nach dem anderen auf den Boden, bin mit meiner Aufmerksamkeit in den Füßen und an den Fußgelenken. Wie fühlt sich das an, wenn ich den Fuß abrolle, das Fußgelenk, all die kleinen Gelenke zwischen den vielen Knöchelchen im Fuß? Ich gehe etwa eine Minute lang so im Raum herum. Wie fühlt sich dieses Gehen an? Wie erfahre ich meinen Atem? Dann lenke ich meine Aufmerksamkeit weiter hinauf zu meinem Kniegelenk und beobachte, wie sich das anfühlt. Wiederum etwa eine Minute lang. Ändert sich etwas an meinem Gang, an meinem Atem?

Ich gehe weiter mit meiner Aufmerksamkeit zu den Hüftgelenken und wiederhole dieses achtsame Gehen. So fahre ich fort mit der Aufmerksamkeit vom Hüftgelenk über das Becken zum Steissbein, Kreuzbein, dann zur Lendenwirbelsäule und gehe Wirbel für Wirbel mit meiner Aufmerksamkeit hoch über die ganze Brustwirbelsäule bis zu den Schultern. Ändert das wieder etwas an meiner Art zu gehen und was kann ich an meiner Wirbelsäule wahrnehmen? Wie ist mein Gang jetzt? Wie fühlt sich meine Aufrichtung an?

Ich gehe weiter mit meiner Aufmerksamkeit in die Schultergelenke. Wie bewegen sich die Schultergelenke beim Gehen? Wie schwingen die Arme, die Ellbogen und Handgelenke? Wie bewegen sich meine Arme, wenn ich mit meiner Aufmerksamkeit in den Schultern bin? Meine Aufmerksamkeit wandert dann weiter über die einzelnen Halswirbel bis zum obersten Wirbel, auf dem der Kopf aufsitzt. Wie fühlt sich nun mein Gehen an mit der Aufmerksamkeit im Kopfraum?

In einem letzten Rundgang mache ich mir die gesamte Aufmerksamkeit auf alle Gelenke in meinem Körper noch einmal bewusst, von den Zehen bis zum Kopf.

Ich setze mich hin und wende meine Aufmerksamkeit meinen Augen zu. Nehme ich auch an meinen Augen eine Veränderung wahr?

Federn

Ich stehe aufrecht und beginne, leicht mit den Fersen auf- und ab zu wippen und federn, verlagere dabei manchmal das Gewicht von einem Fuß auf den anderen. Ich lasse das Federn dann immer schwungvoller werden, bis ich sogar ins Hüpfen oder Springen komme. Zum Abschluss lasse ich es langsamer werden, die Bewegung klingt aus bis ich wieder still stehe.

Trocken waschen

Ich sitze und lege ein Bein über das andere. Mit der flachen Hand reibe ich einen Fuß ab, gerade so als würde ich den Fuß einseifen und abwaschen. Meine Aufmerksamkeit gilt dabei meiner Körperhaut unter der Kleidung, der Grenze zwischen innen und aussen. Ich wasche sozusagen trocken den ganzen Fuß, gehe dann höher über Knöchel und Unterschenkel, zum Knie, Oberschenkel und die dazugehörende Gesäßhälfte. Dann setze ich den Fuß sanft auf den Boden und erspüre den Unterschied. Fühlt sich das „gewaschene" Bein anders an als das noch nicht gewaschene? Wenn ja, was ist anders?

Dann mache ich das gleiche mit dem anderen Bein, mit Bauch, Brust, Seite und Rücken, soweit ich meinen Rücken eben erreiche. Weiter geht es: Eine Hand und den Arm abwaschen bis hinauf zur Achselhöhle und Schulter, den anderen Arm und den Hals. Zuletzt kommen mein Gesicht und der ganze Kopf an die Reihe.

Sämann

Ich stehe gerade, die Arme hängen locker an der Seite und ich drehe mich aus der Hüfte mit dem Becken nach links und rechts, gehe dabei immer ein bisschen ins Knie mit dem Bein, in dessen Richtung ich mich drehe. Die Ferse vom anderen Fuß löst sich dabei ein wenig vom Boden. Der Oberkörper bleibt aufrecht, das Becken dreht den ganzen Oberkörper mit. Die Arme schwingen locker hin und her und ich schwinge so nach links und rechts. Ein bis zwei Minuten lang. Dann lasse ich diese Drehung vom Becken her die Wirbelsäule hinauf wandern, Wirbel für Wirbel, bis zu den Schultern. Zum Abschluss lasse ich die Bewegung wieder langsam ausklingen. Was für einen Unterschied gibt es in der Bewegung, wenn ich die Drehung aus dem Becken mache oder aus den verschiedenen Stellen der Wirbelsäule oder aus den Schultern heraus?

Viele der weiter beschriebenen Übungen bestehen aus zwei Bewegungen: Aus der Ruhestellung heraus erfolgt ein Dehnen oder Druck und anschließend wieder Entspannen oder Loslassen bei der Rückkehr in die Ausgangsposition. Während der Übung beobachte ich mich selbst: Wie reagiert mein Atem, bei welcher Bewegung macht mein Körper automatisch aus sich heraus Einatem, wann Ausatem? Ich lasse mir immer genügend Zeit für die Atempause nach dem Ausatem, damit der Atem auch mit der Bewegung immer ruhig kommen und gehen kann und ich nie in Atemnot komme. Dies ist das besondere Prinzip des Erfahrbaren Atems der Methode nach Prof. Ilse Middendorf, dass ich den Atem nicht führe sondern zulasse und beobachte, was von selbst geschieht.

Die meisten der folgenden Übungen werden nach zwei Seiten gemacht, nach links und rechts oder an beiden Augen. Ich mache immer zuerst die eine Seite bzw. ein Auge, um dann für einige Atemzüge inne zu halten. Das ermöglicht mir, den Unterschied zwischen der behandelten und nicht behandelten Seite wahrzunehmen. Ich beschreibe diese Veränderung möglichst genau. Dann erst mache ich die Übung auf der anderen Seite, am anderen Auge.

So wie die meisten Menschen mit der linken Hand andere Fähigkeiten haben als mit der rechten, so sind auch die Augen oft unterschiedlich und können auf die Übungen unterschiedlich reagieren. Das gilt für alle Übungen: Jeder findet in eigener Verantwortung selbst sein eigenes, richtiges Maß. Alle Übungen sollten angenehm sein, die Dehnungen oder der Druck nie Schmerz hervorrufen. Wenn ich bemerke, dass etwas anstrengend wird, höre ich auf, mache eine Pause oder mache für die Augen die hervorragende, später beschriebene Entspannungsübung des Palmierens.

Es kann auch sein, dass ich einmal keine direkte Wirkung spüre. Das muss nicht bedeuten, dass die Wirkung nicht trotzdem da ist. Oder vielleicht ist diese Übung wirklich nicht für mich, oder gerade heute nicht das, was mir gut tut. Wie bei jedem Training lässt sich eine dauerhafte Wirkung erst über eine bestimmte Zeit mit regelmäßigem Arbeiten erreichen. Weder das Augentraining noch die Atemtherapie sind ein Leistungssport. Oft haben ganz feine, sanfte und ruhige Bewegungen eine intensive Wirkung. Auch hier ist weniger oft mehr. Besser mache ich wenige Übungen regelmäßig als hin und wieder viele auf einmal.

Ich habe noch nie nachteilige Wirkungen des Augentrainings erlebt oder davon erfahren. Bei Beschwerden sollte aber selbstverständlich immer der Arzt, der Optiker oder die Atemtherapeutin konsultiert werden.

Hals- und Nackenmuskeln lockern

Viele Augenprobleme werden durch verspannte Hals- und Nackenmuskeln zusätzlich belastet. Diese zu lockern ist ein wesentliches Anliegen vieler Augenübungen.

Hier einige Beispiele:

Hals aufdehnen

Ich sitze aufrecht, halte den Kopf gerade und lasse dann ein Ohr zur Schulter sinken, so dass sich auf der andern Seite der Hals aufdehnt. Ich bleibe für einige Atemzüge in dieser Haltung, bevor ich den Kopf wieder aufrichte. Dann mache ich die gleiche Bewegung nochmals, neige ein Ohr zur Schulter und richte den Kopf wieder auf. Wenn ich den Kopf zur Seite dehne, erzeugt das bei mir Einatem? Oder Ausatem? Und wenn ich den Kopf wieder aufrichte? Ich mache diese Übung einige Male auf eine Seite. Dann vergleiche ich: Wie fühlt sich die bereits bewegte Seite meines Kopfes und Halses an, wie die noch nicht bewegte Seite? Erst dann mache ich die Übung auf die andere Seite.

Kopf kreisen

Ich lasse wieder ein Ohr zu einer Schulter sinken, lasse dann den Kopf nach vorne herum kreisen bis das andere Ohr zur anderen Schulter zeigt und richte dann den Kopf wieder auf. Ich lasse meinen Kopf einige Male so rundherum kreisen. Der Kopf bewegt sich nie nach hinten, sondern die Linie Hinterkopf, Hals und Rücken bleibt immer gerade. Auch das mache ich ein paar Mal in der einen Richtung, dann eine kurze Pause, dann nach der anderen Richtung. Kann dieses Kreisen gemeinsam im Rhythmus mit dem Atem geschehen? Kommt immer an der gleichen Stelle des Kreises der Einatem, und in Folge davon auch der Ausatem und die Atempause immer an der gleichen Stelle?

Kopf zur Seite drehen

Ich halte den Kopf gerade, schaue nach vorne. Nun drehe ich den Kopf zur Seite, das Kinn dreht sich wie auf einem flachen Teller zur Seite, nur so weit es leicht geht. Die Bewegung geht ganz, ganz langsam, so langsam wie nur möglich. An der Seite halte ich für einige Atemzüge still, bevor ich den Kopf wieder genauso langsam zur Mitte zurückbewege. In der Mitte halte ich wieder für einige Atemzüge inne, um die beiden Seiten meines Kopfes zu vergleichen, dann folgt die andere Seite.

Dann mache ich die gleiche Bewegung: Kopf gerade, zur Seite und gleich wieder zurück zur Mitte. Nun beobachte ich: Wenn ich den Kopf zur Seite drehe, löst das bei mir Einatem aus? Oder Ausatem? Und wenn ich den Kopf wieder zurück in die Mitte drehe - Ausatem? Oder Einatem? Einige Male auf die eine Seite, dann wieder links und rechts vergleichen, dann die andere Seite.

Kopf nach hinten sinken lassen

Ich halte den Kopf gerade, lasse ihn ganz sanft nach hinten sinken. Dabei öffnet sich der Mund leicht, damit der Kiefer locker bleibt. Langsam den Kopf wieder aufrichten. Wie folgen mein Ein- und Ausatem dieser Bewegung?

Kopf nach vorne sinken lassen

Ich halte den Kopf gerade und lasse das Kinn langsam zur Brust sinken, sodass sich die Halswirbelsäule aufdehnt. Der Kopf sinkt etwa bis zum Brustbein, hier verweile ich für einige Atemzüge, bevor ich den Kopf wieder langsam aufrichte. Wie sitzt der Kopf nun auf meiner Wirbelsäule?

Schultern kreisen

Ich lasse die Arme hängen. Dann ziehe eine Schulter nach vorne, nach oben, hinten und lasse sie wieder in die Ausgangsposition zurück sinken. Ich beobachte, ob während dieses Schulterkreises der Einatem immer an der gleichen Stelle kommt. Kann ich diesen Kreis im gleichen Rhythmus wie Einatem-Ausatem-Atempause geschehen lassen? Ich kann auch die Richtung wechseln. Zum Abschluss mache ich den Kreis aber wieder von vorne, nach oben und hinten herum. Zuerst eine Schulter, dann vergleiche ich beide Seiten, dann die andere Schulter.

Lockerungsübungen für Kopf- und Gesichtsmuskeln

Das Gesicht abklopfen

Ich klopfe mit meinen Fingerspitzen sanft das ganze Gesicht: Rund um die Augen, Stirn und Schläfen, die Nase, um die Ohren, entlang dem Ober- und Unterkiefer und auch über den gesamten behaarten Kopf, bis hinunter zum Hals und Brustbein. Nachher lasse ich mit geschlossenen Augen die Belebung nachwirken.

Den Kiefer lockern

Ist der Kiefer verspannt, so hat das auch seine Auswirkung auf die Augenmuskeln. Ich hauche ein sanftes, lautloses "h". Mein Mund sollte sich dabei ruhig weit öffnen und wieder sanft schließen. Einatmen immer mit geschlossenem Mund.

Grimassen schneiden und lachen

Grimassen schneiden ist eine der unterhaltsamsten Übungen zur Lockerung der Gesichtsmuskeln. Bei jeder Grimasse werden die Muskeln angespannt und nachher umso mehr gelockert. Ich lasse mich hemmungslos auf diese Übung ein. Wenn ich es vor dem Spiegel oder gemeinsam mit anderen mache, dann gibt es erst recht etwas zu lachen – und das ist wiederum eine hervorragende Entspannung.

Allgemeine Augenentspannung

Palmieren

Die Bezeichnung Palmieren leitet sich ab von dem englischen Wort „palm" für Handfläche. Ich forme meine Hände zu einer gewölbten Schale. Dann setze ich den Handballen am Knochen unter dem Auge an und lege die Hände wie eine Muschel über meine Augen. Die Finger liegen auf der Stirn. Die Augen bleiben frei unter dieser Schale meiner Hände. Ich kann die Augen ungehindert öffnen oder schließen. Wenn ich die Augen unter meinen Händen öffne, sollte es vollkommen dunkel sein. Das braucht manchmal etwas Übung. Ich kann die Augen offen oder geschlossen halten, wie es mir angenehmer ist. Damit die Arme nicht müde werden beim Palmieren, stütze ich die Ellbogen auf meine Knie oder auf einen Tisch.

Wichtig ist das richtige Beenden des Palmierens: Ich schließe die Augen unter meinen Handflächen und löse die Hände ganz, ganz langsam von den Augen, so dass sich die Augen wieder langsam an das Licht und die Helligkeit gewöhnen können. Erst dann blinzle ich und öffne die Augen wieder.

Palmieren ist eine wunderbare Entspannung für die Augen. Ich kann es zwischendurch während der Arbeit machen, nur eine Minute lang, oder auch länger: fünf Minuten, zehn Minuten oder auch eine halbe Stunde. Auch während einer Reihenfolge von verschiedenen Augentrainingsübungen ist das Palmieren zwischendurch und abschließend immer zu empfehlen.

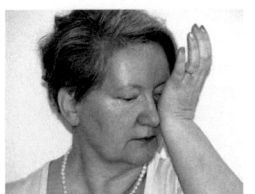 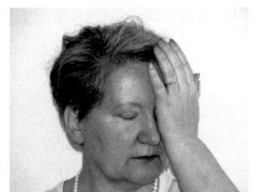 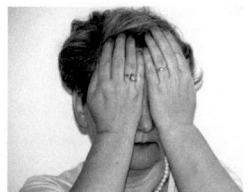

Training für die Augenmuskeln

Augenhöhle bewusst machen

Ich befühle mit Daumen und Zeigefinger den Rand des Knochens um meine Augenhöhle. Dann drücke ich Punkt für Punkt an diesen Knochen und lasse wieder los. Ich beginne innen bei der Nasenwurzel, oben herum geht es besser mit dem Daumen, unten herum mit dem Zeigefinger. Der Druck soll fest und doch sanft sein. Wenn eine Stelle schmerzt, reduziere ich den Druck so weit, bis es nicht mehr weh tut. Ich beobachte, wie mein Ein- und Ausatem dem Druck und Loslassen folgen. Ich umrunde einige Male mein Auge auf diese Art, anschließend spüre ich nach und vergleiche beide Augen. Dann behandle ich die andere Augenhöhle.

Die Augen wandern lassen

Ich beobachte die Formen der Gegenstände um mich herum: Möbel, Bilder, aber auch Pflanzen oder Menschen. Ich halte den Kopf ruhig und umwandere mit meinen Augen alle Konturen dieser Gegenstände. Ich wechsle auch immer wieder einmal die Richtung. Dabei erlebe ich, wie die Augenmuskeln meine Augen bewegen.

Pinseln

Ich stelle mir vor, ich hätte an meiner Nase eine Verlängerung mit einem Pinsel. Mit diesem imaginären Pinsel male ich nun die Konturen nach, so wie ich es vorher nur mit den Augen gemacht habe. Nun bewegt sich auch der Hals mit.

Eine Sonnenblume pinseln

Ich stelle mir eine Sonnenblume vor, nehme mir ein Bild mit einer Sonnenblume oder zeichne eine auf. Nun umpinsle ich jedes einzelne der zahlreichen Blütenblätter mit meinem Nasenpinsel, wie vorher unter "Pinseln" beschrieben. Rundherum um die ganze Blume und dann in die andere Richtung.

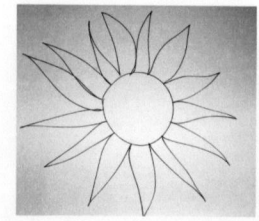

Beim nächsten Durchgang beginne ich am inneren Ende des Blütenblattes und beobachte mit dem nach Außen pinseln und wieder nach Innen zurückkehren, wie sich mein Ein- und Ausatem dieser Bewegung anpasst. Diese Übung funktioniert genauso gut mit jeder anderen Blume, die viele Blütenblätter hat.

Liegende Acht

Ich nehme einen Finger, lege ihn auf den Punkt zwischen den beiden Augen über der Nase und fahre dann entlang dem Knochen meiner beiden Augenhöhlen eine liegende Acht. Der Kreuzungspunkt ist über der Nase. Ich mache das einige Male, dann versuche ich, ob ich mit geschlossenen Augen innerlich dem Finger nachschauen kann. Ich mache auch das einige Male. Vielleicht mag ich auch einmal die Richtung ändern. Wie reagiert mein Atem? Kommen Ein- und Ausatem immer an der gleichen Stelle? Geht der Rhythmus von Ein-/Ausatem und Atempause für die ganze Acht oder für jede Hälfte über einem Auge? Dann löse ich den Finger langsam aus dieser Bewegung, lasse die Augen noch geschlossen. Die Augen führen diese Bewegung noch weiter. Ich lasse das langsam ausklingen. Erst dann öffne ich die Augen, langsam blinzelnd. Anschließendes Palmieren tut sehr gut.

Augen-Pingpong

Die vorher beschriebene Übung mit der liegenden Acht ist eine ideale Vorbereitung für diese Übung. Ich lasse die Augen in ihrer Ruheposition in meinen Augenhöhlen liegen. Anschließend schiebe ich beide Augäpfel zugleich nach links und lasse sie wieder locker in die Ausgangsposition zurück schwingen. Dann schiebe ich beide Augäpfel nach rechts und lasse sie wiederum locker in die Mitte zurück schwingen. Ich beobachte auch dabei wieder, ob sich das zur Seite schieben und wieder zur Mitte zurück kehren mit dem Rhythmus meines Ein- und Ausatems verbindet.

Anschließend schiebe ich beide Augäpfel zugleich senkrecht nach oben und lasse sie wieder zur Mitte herunter sinken. Dann ziehe ich meine Augäpfel senkrecht nach unten und lasse sie wieder noch oben zur Mitte zurück schwingen.

Dann schiebe ich die Augen ganz weit nach vorne und lasse sie wieder in die Mitte zurück schwingen. Und ziehe sie ganz nach hinten zurück, um sie wie-

derum in die Ausgangsposition zurück schwingen zu lassen. Jedes Mal beobachte ich, wie das Schieben oder Ziehen und anschließende Loslassen einen Ein- oder Ausatem mit sich zieht.

Und zum Abschluss kann ich noch richtig Augen-Pingpong spielen und die Augen schnell hin und her schieben links-rechts, nach oben-unten, vorzurück. Und nachher sollte ich auf alle Fälle noch ausgiebig palmieren, damit die Augen sich nach diesem Krafttraining wieder ausruhen können.

Den Augen Raum geben

Ich halte meine Hände mit der Handfläche nach oben locker vor meinen Augenhöhlen. Ich dehne die Finger und meine Handflächen auf und lasse sie wieder locker. Das wiederhole ich einige Male und beobachte, wie mein Ein- und Ausatem dem Dehnen und Loslassen folgt.
Ich halte dann die Hände locker etwa 10 cm vor meinen Augen, die Handflächen sind zu den Augen gerichtet. Innerlich suche ich den Kontakt zwischen Handflächen und meinen Augen. Ich dehne meine Hände auf wie vorher und lasse sie wieder locker, immer mit der Aufmerksamkeit auf der Verbindung zu meinen Augen. Ich wiederhole das einige Male und beobachte, welche Wirkung das auf meine Augen hat.

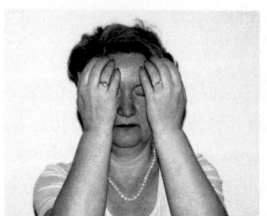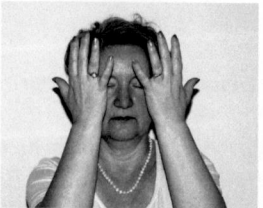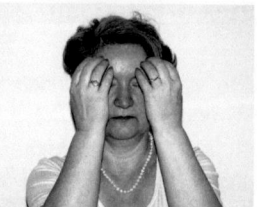

Nah und Fern

Den Blick in die Ferne schweifen lassen

Oft mache ich es automatisch: Eine Pause beim Lesen oder während langer Bildschirmarbeit. Ich dehne und räkle mich und lasse meinen Blick durch das möglichst geöffnete Fenster in die Ferne schweifen. Der Blick in die Nähe verlangt Konzentration und Anspannung, der Blick in die Ferne gibt Entspannung und Erholung für Auge und Linse. So ist auch ein Spaziergang in der Natur nicht nur gut zur Bewegung und zum Atmen in frischer Luft, sondern gibt auch den Augen weiten Raum, sich zu erholen.

Dem Faden zum Horizont folgen

Ich sitze bequem mit Blick auf ein Fenster. Ich strecke ein Bein locker am Boden vor mich hin. Mein Blick ist hinunter auf meine Brust gerichtet, so nah wie möglich. Ich lasse meinen Blick einem imaginären Faden folgen, der über meine Brust hinunter führt, über meinen Bauch, einen Oberschenkel, Knie und Unterschenkel, über meine Zehenspitze, und weiter über den Fußboden quer durchs ganze Zimmer bis an das andere Ende der Wand, die Wand hoch zum Fenster, beim Fenster hinaus in die Weite, durch die Landschaft bis zum Horizont. Dort verweile ich für einige Atemzüge und lasse meinen Blick dann genau so langsam wieder zu meiner Brust zurückkehren. Es ist, als würde mein Blick einen Faden ausrollen von der Brust zum Horizont und wieder zurück. Gelingt es meinem Blick, diesem Faden Millimeter für Millimeter, Zentimeter für Zentimeter zu folgen? Oder springt mein Blick stellenweise über größere Stücke weiter? Ist ein Unterschied zwischen dem hinaus gehen und zurück kommen meines Blickes?

Anschließend mache ich die gleiche Bewegung noch einmal. Doch nun schwingt der Blick in einem durch von der Brust bis zum Horizont und wieder zurück. Verbindet sich dieser Schwung meines Blickes von der Nähe der Brust zur Ferne des Horizonts mit meinem Ein- und Ausatem?

Posaunen

Ich halte einen Arm ausgestreckt vor mir, die Handfläche gestreckt nach oben zu mir gerichtet. Ich schaue auf meine Handfläche und bewege sie langsam näher, bis sie meine Nasenspitze erreicht. Dann bewege ich sie mit einer schnellen Bewegung plötzlich wieder zurück und wiederhole das einige Male.

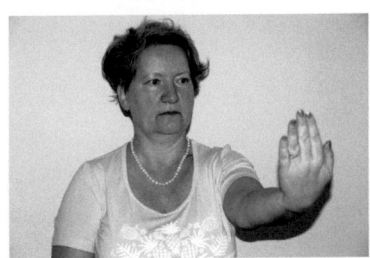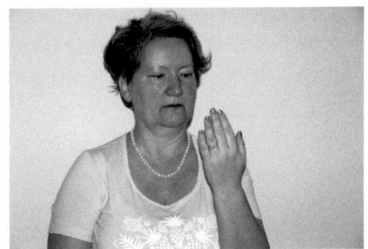

243

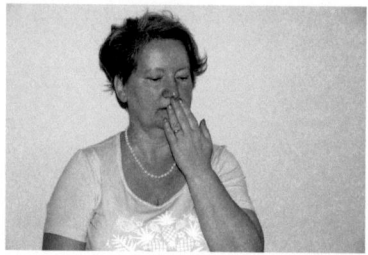 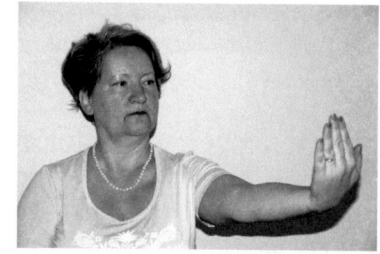

Ich beobachte, wie sich die Einstellung meiner Augen verändert.
Ist es anders, wenn ich die Übung mit der linken oder rechten Hand mache?

Dem Finger folgen

Ich halte einen Finger an meine Nase, bewege ihn langsam so weit weg wie
möglich und langsam wieder zu meiner Nase zurück. Mein Blick folgt der
Fingerspitze. Wie folgt mein Ein- und Ausatem dem Hinausgehen und Zurück-
kommen des Blickes?

Den Finger doppelt sehen

Ich halte meine beiden Zeigefinger vor meinem
Gesicht, etwa in der Verlängerung von meiner
Nase, den einen Zeigefinger etwa 15 cm von
der Nase entfernt, den zweiten Zeigefinger noch-
mals etwa 15 cm weiter weg. Ich richte den
Blick auf den ersten Finger – wie erscheint mir
der hintere Finger, wie viele Finger sehe ich
dahinter? Ich richte den Blick auf den hinteren
Finger – wie erscheint mir der vordere Finger,
wie viele Finger sehe ich nun vorne? Wahr-
scheinlich muss ich einige Male üben und auch
die für mich richtige Entfernung der Finger
herausfinden. Dann werde ich den Finger, den
ich nicht direkt anschaue, doppelt sehen.

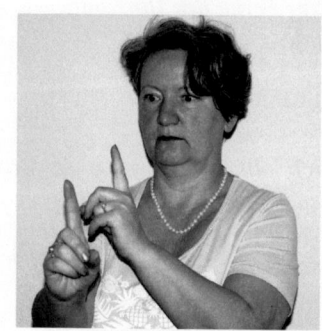

Aktiv - Rezeptiv

Sehen - Schauen

In dem Kapitel vorher ist der Unterschied von sehen und schauen beschrieben, wie ihn der Augenarzt Dr. Roberto Kaplan darstellt. Ich kann einen Gegenstand, einen Raum, ein Tier, eine Pflanze, einen Menschen bewusst anschauen, mit allen Einzelheiten genau wahrnehmen. Ich kann aber auch den selben Gegenstand, den selben Raum, das selbe Tier, die selbe Pflanze oder den selben Menschen als Ganzes räumlich sehen. Es ist wirklich interessant, sich den Unterschied an einigen Beispielen zu verdeutlichen. Ich beobachte dabei auch die Einstellung meiner Augen und die Reaktion meines Atems.

Mein Blickfeld erweitern

Etwa 20-30 cm vor meinem Gesicht halte ich beide Zeigefinger direkt aneinander, so dass sie sich berühren. Ich schaue auf diese beiden Finger und bewege sie dann langsam auseinander. Wie lange kann ich beide Finger im Blickfeld behalten? Bald werden die Augen von dem konzentrierten Schauen auf die beiden Finger umschalten auf das räumliche Sehen. Mein Blick geht nun wie durch die beiden Finger hindurch, richtet sich ziellos nach vorne, trotzdem kann ich noch lange meine sich voneinander entfernenden Finger links und rechts im Blickfeld haben. Ich halte die Bewegung meiner Finger an, bevor sie aus meinem Blickfeld verschwinden. Dann bewege ich die Finger wieder langsam zusammen zurück zur Mitte. Ich bemerke zum Schluss wieder die Umstellung in meinen Augen vom räumlichen Sehen auf das direkte Schauen.

Ich mache das einige Male. Ich kann die Finger nicht nur nach links und rechts sondern auch nach oben und unten oder schräg voneinander entfernen und wieder zusammen führen und so mein Blickfeld in die verschiedensten Richtungen erweitern.

Ich mache die gleiche Übung nochmals. Aber jetzt bewege ich die Finger nur etwa auf Körperbreite auseinander und wieder zusammen. Ich beobachte wieder den Wechsel der Einstellung meiner Augen und lasse nun dem Auseinandergehen und Zusammenkommen meinen Ein- und Ausatem folgen.

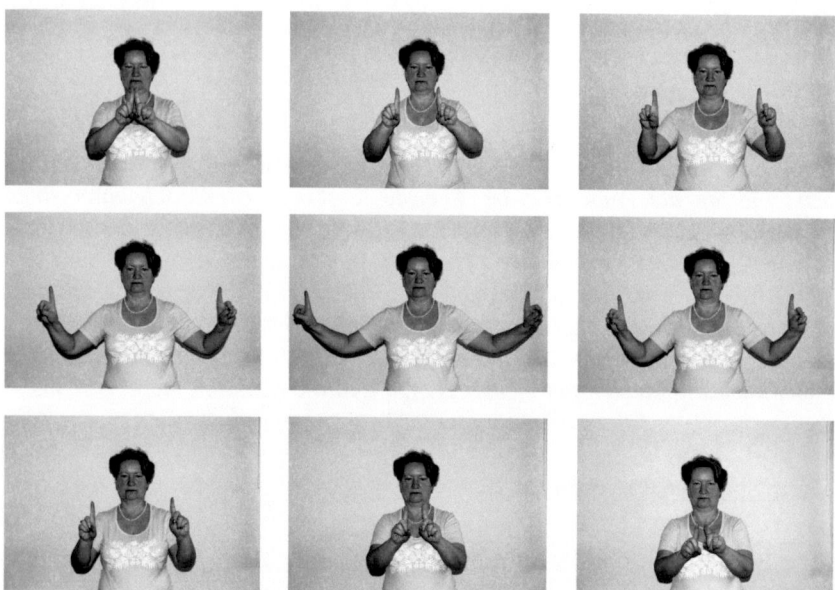

Sonne tanken

Ich setze mich in die Sonne und lasse das Sonnenlicht auf meine geschlos-senen Augen einwirken. Ich spüre die sanfte Wärme und Helligkeit. Sanft be-wege ich den Kopf in verschiedene Richtungen, damit das Sonnenlicht meine Augen aus allen Richtungen durchleuchten oder ausleuchten kann, immer mit geschlossenen Augen. Anschließend lege ich meine Hände zum Palmieren über die Augen. Wenn ich sehr empfindlich bin, bleibe ich bei dieser Übung im Schatten sitzen. Ich schaue nie direkt in die Sonne.

Kontakt und Sehen

Sich selber in die Augen schauen

Kann ich mir selber in die Augen schauen? Ich stelle oder setze mich dazu vor den Spiegel und schaue mir selber in die Augen. Weiss ich überhaupt wie ich ausschaue, wie ich aussehe? Welche Farben haben meine Augen? Sehen meine Nase, meine Lippen, mein Gesicht aus wie immer? Oder ist heute etwas anders? Ist es nicht interessant, mich selber zu beobachten, mich selber mit allen Einzelheiten und als Ganzes wahrzunehmen? Wie reagiert mein Atem dabei?

Die anderen wahrnehmen

Wie steht es um meine Wahrnehmungsfähigkeit bei anderen Menschen? Habe ich bemerkt, dass mein Kollege keinen Bart mehr hat oder meine Nachbarin eine neue Frisur? Fallen mir Veränderungen an meinen nächsten und lieben Mitmenschen auf? Wann habe ich meine Partnerin, meinen Partner zuletzt wirklich angeschaut und in ihrer/seiner ganzen Erscheinung wahrgenommen?

Haben Ihnen die Übungen die Augen geöffnet? Wir wollen doch alle einen klaren Blick haben und lieber vorausschauend leben als das Nachsehen haben.

Literatur

Angart , L.: Vergiss deine Brille. Nymphenburger, München 2004.
Bach, M.: Entspannte Augen sehen besser. Wie man mit einfachen Übungen die Sehkraft wesentlich verbessern kann.1. Aufl. Wado, Zürich 1997.
Bates, W.: Rechtes Sehen ohne Brille. 4. Aufl. Rohm, Bietigheim 1999
Benjamin, H.: Ohne Brille bis ins hohe Alter. Weltbild, Augsburg 2004.
Bundesamt für Statistik Schweiz: Schweizerische Gesundheitsbefragung 2002.
Corbett, M.: Besser sehen. 6. Aufl. Ariston, München 1995.
Gollub, M./Haak, K.: Augentraining. 2. Aufl. Falken, Niedernhausen/Ts. 1997.
Goodrich, J.: Natürlich besser sehen. 11. Aufl. Vak, Kirchzarten 2006.
Goodrich, J.: Spielend besser sehen für Kinder. Nymphenburger, München 1996.
Kaplan, R.: Bewusstes Sehen. Verwandle dein Leben durch deine Augen. Heyne, München 2005.
Scholl, L./Selby, J.: Das Augenübungsbuch. Besser sehen ohne Brille. Rowohlt, Reinbek 2005.
Schultz-Zehden, W./Zimmermann, I: Sehen. Ganzheitliches Augentraining. Graefe und Unzer, München 1989.
Seiler-Hugova, U.: Farben sehen, erleben, verstehen. AT Verlag, Baden 2007.
Vollmar, K.: Farben. Ihre natürliche Heilkraft. 6. Aufl. Graefe & Unzer, München 1997.

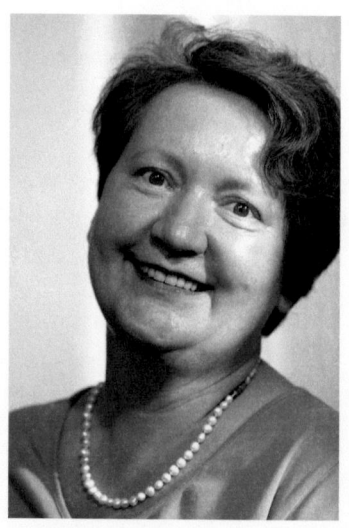

Autorin

Silvia Kockel
Atemtherapeutin Dipl. SBAM seit 2003
Seit 1980 Arbeit in verschiedenen therapeutischen Kontexten
(Astrologie, Ernährung, Lebensberatung und Aura Soma)
in Österreich und seit 1988 in der Schweiz
Seit 1998 freiberuflich in eigener Praxis LebensQuell
seit 2003 in CH-Feldmeilen
Seit 2003-04 Vizepräsidentin, seit 2005 Präsidentin des Schweizer
Berufsverbandes für Atemtherapie und Atempädagogik Middendorf SBAM

Gestalterischer Ausdruck in der prozessorientierten Körper - und Atemarbeit

Einführung

Es ist ein eigenes Wachsen, ein sich Entwickeln, bis sich aus dem Gelernten und Angeeigneten ein individueller Arbeitsstil herausschält. Es gleicht einem Zusammenfügen von verschiedenen Bausteinen, die miteinander verschmelzen und aus denen ein Gesamtwerk entsteht. Es ist etwas Einzigartiges, das in Verbindung mit der Tiefe Kraft in sich trägt.

Es war und ist ein langsames Reifen meiner individuellen Arbeit, ein stetes Reflektieren, Ausprobieren und Wachsen an den Erfahrungen. So ist meine psychotherapeutische Atemarbeit einem steten Wandel unterworfen und die Integration von gestalterischen Mitteln eine Bereicherung meiner Arbeit.

Der künstlerische Ausdruck war schon als Kind ein Teil von mir, der mich belebte und unterstützte und mir auch Identität und Sicherheit vermittelte. Mein Leitseil, an dem ich in kindlicher Anspruchslosigkeit entlang tastete, das sich mit den Jahren festigte und seine Eigenart erhielt. Ich bin für diese Begabung dankbar, die sich in mein Leben eingegraben hat und in jedem meiner Lebensabschnitte den entsprechenden Ausdruck findet.

Ich befasste mich damit, wie ich gestalterische Ausdrucksarbeit und Atempsychotherapie zusammenbringen könnte. Meine Frage beantwortet sich aus der Arbeit heraus von selbst. Die Quelle, aus der der Atem entsteht, ist derselbe Ort, von dem Kreativität, Lebendigkeit, Verbundenheit und Intuition entstammen - Schnittstelle vom Bewussten zum Unbewussten.

Immer wieder bin ich erstaunt und berührt, wie viel Potential in den einzelnen Menschen vorhanden ist, welches oft mit großer Kraftanstrengung zurückgehalten wird. Es sind einzelne, verloren geglaubte Puzzlesteine, die aufgefunden werden und sich ins Gesamtbild einfügen.

Psychophysische Stabilität ist Voraussetzung, um sich den tiefer liegenden Schichten unserer Persönlichkeit zuzuwenden. Es braucht Mut, sich nach Innen zu wenden und Neuland zu betreten. Durch Sensibilisierung unseres Körperempfindungsbewusstseins in der körpertherapeutischen Atemarbeit gewinnen wir an Stabilität und Körperpräsenz. Im Ausdrücken von Befindlichkeit, Bedürfnissen und Konflikten durch das Gestalterische erfährt der

Mensch sich in aktivem Handeln, was ihm erweiterte Lebensstrategien und Bewältigungsmöglichkeiten aufzeigt.

Kreatives Handeln setzt die Balance von seelischen, geistigen und körperlichen Seinsanteilen voraus oder - um auf C.G. Jung zurückzugreifen: Die Verbindung von Denken, Fühlen, Empfinden und Intuieren. Stehen diese Anteile zueinander in Harmonie, ist der Atemfluss im Zentrum des Geschehens. Bezogen auf die prozessorientierte Atemarbeit bedeutet dies: Dort wo Lebendigkeit spürbar wird, kann sich der ureigene Atem Raum nehmen, und somit ist das Tor für den Zugang zum Potential geöffnet.

Wie Körperempfindungen, Bewegungsimpulse, Emotionen, Denk- und Handlungsvorgänge in der Ausdrucksarbeit zusammenspielen, möchte ich anhand von drei Fallbeispielen veranschaulichen.

Erste Fallgeschichte: Erwachen in die Lebendigkeit

Eine attraktive, gepflegte Frau Mitte fünfzig kommt mit dem Anliegen, sie fühle sich nicht lebendig, zu mir in die Atemtherapie. Sie sei es gewohnt, sich wie ein Chamäleon der jeweiligen Situation anzupassen, ohne sich dabei zu spüren.

Nach ihrer zweiten Scheidung und dem Wegziehen ihrer beiden erwachsenen Töchter ist sie in eine kleine Zweizimmerwohnung umgezogen. Nun scheint für sie ein Neuanfang anzustehen. Die Frau erzählt, dass sie bis anhin gar nicht richtig gelebt habe, sie war es gewohnt, es „allen immer recht zu machen". Sie kann außergewöhnlich viel leisten und habe, wie sie sagt, alles im Griff. Sie spürte bis dahin weder Trauer noch Wut und auch sonst keine starken Emotionen. Alles, was sie macht, entspricht ihren hohen perfektionistischen Ansprüchen. Auch legt sie viel Wert auf ihre gepflegte Erscheinung und schöne Dinge sind ihr wichtig. Nach Außen erscheint sie als starke, selbstbewusste Frau.

Ihr Wunschziel sei es, sich zu spüren und lebendig zu sein. Sie habe aber große Angst vor der Trauer über ihr ungelebtes Leben. In ihrer Fantasie sieht sie sich in einem Zimmer und hat Angst, herauszutreten. Sie weiß aber auch, dass sie nicht im Zimmer bleiben möchte, denn sonst könne sie ebensogut sterben. Die Klientin versucht sich gegen die aufsteigende Trauer zu wehren, dabei ermuntere ich sie, bei ihrem Atemfluss zu bleiben und dadurch mit sich in Kontakt zu sein. Sie spürt ihre Haltlosigkeit und das in sich Zusammensinken, sobald sie ihre Kontrolle nicht mehr halten kann.

Hier taucht in ihr das Bild eines Sumoringers auf, der knochenlos bei einem Haufen kauert und von einem Eisengestell umgeben ist. Das ihr Bekannte ist das Eisengestell, aber ihre Sehnsucht führt sie zum knochenlosen Sumoringer. Immer wieder ist sie sehr traurig, wenn sie spürt, dass sie sich mit dem Eisengestell identifiziert hatte. Im Bild des massigen, kraftvollen Sumoringers erkennt sie, dass ihr die Knochen, die ihr Halt und Aufrichtung geben, fehlen.

Hier bietet sich strukturgebende Körperarbeit an, um die gefühlsmäßig fehlenden Knochen spürbar zu machen oder aber, um ihrem Fantasiereichtum an Bildern Raum zu geben. Die Klientin entscheidet sich für das Zweite.

Auf einem großen Papierbogen malt sie ihre Wut, Kälte, Kontrolle und Trauer (Abb. 1). Auf einem anderen Papier malt sie ein schwarzes Gestell und darunter klein ihre vermuteten Gefühle (Abb. 2). Sie kommt zum Schluss, dass sie alles über den Kopf gesteuert hat und zeichnet spontan auf ein großes leeres Blatt ganz unten rechts mit Bleistift eine feine, kleine Träne (Abb. 3), was tiefe Trauer in ihr auslöst. So sei sie wirklich, dies sei echt, sie spüre sich gar nicht und sie wisse nicht, wie sich Zufriedenheit, Freude, Lust und Ruhe anfühle. Sie nimmt sich wie in zwei Teile gespalten, ohne Boden wahr.

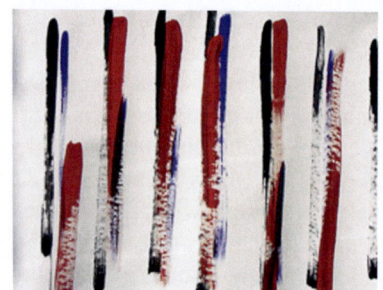

Abb. 1

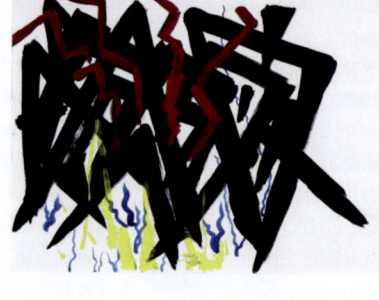

Abb. 2

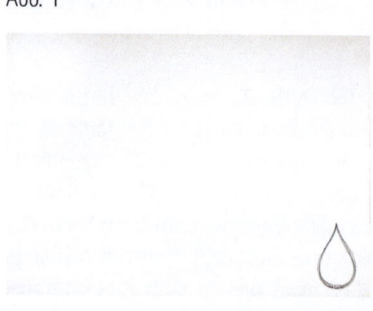

Abb. 3

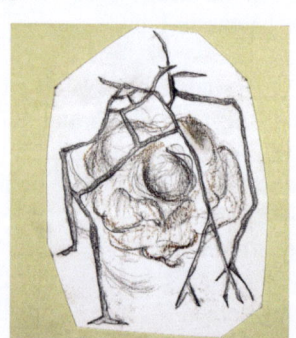

Abb. 4

Nun zeichnen wir auf ihren Wunsch gemeinsam den zusammengekauerten Sumoringer mit Eisengestell. Sie wolle diese Zeichnung mit nach Hause nehmen und daran weiterarbeiten (Abb. 4, s. S. 252).

Ich spürte Widerstand, mich in ihr Zeichnen einzumischen. Jedoch ist diese Frau gewohnt, alles alleine zu „managen", darum war es für sie eine ungewohnte Bitte nach Hilfestellung, in der ich ihr entgegenkommen konnte.

Die Klientin bringt ihre Zeichnungen, an denen sie zu Hause weitergearbeitet hat, in die nächste Therapiestunde mit. Sie hat ein männliches Kind gezeichnet, aus dessen Auge eine markante dicke Träne tropft (Abb. 5, s. S. 254). Den Tod hat sie als dunkles Kreuz gemalt (Abb. 6, s. S. 254) und daneben ist ein Kopf, der "Tränen herauskotzt" zu sehen (Abb. 7, s. S. 254). Viel Energie hat sie in diese Arbeiten gesteckt, was ihr Befriedigung brachte. Das Zeichnen gibt ihr Halt und Orientierungshilfe in dem Sinne, dass aus ihrem Gefühls- und Denkchaos etwas sicht- und fassbar wird.

In einer weiteren Sitzung möchte sie nicht malen, sondern sie wünscht sich von mir Körperarbeit. Um ihre Angst vor Kontrollverlust zu vermindern, weise ich sie an, mir immer genau zu sagen, wo und wie sie berührt werden möchte, worauf ich auf ihren Wunsch hin Kopf und Nacken behandle. Kurz darauf merkt sie, dass nicht die Worte - wie sie angenommen hat - im Hals stecken, sondern, dass der Bauch ihr Thema ist. Sie bittet mich, sie dort zu berühren. Viele Gefühle kommen aus dem Bauch, dabei spürt sie Ekel und vergessene Bilder tauchen auf. Ebenso werden alte Verletzungen für sie spürbar.

Von mir wünscht sie sich eine Zeichenaufgabe, an der sie zu Hause arbeiten möchte. Dies soll ihr den nötigen Halt vermitteln.

Im weiteren Verlauf bringt die Klientin jeweils ihre Zeichnungen, die sie für sich zu Hause malt, in die Therapiestunde mit. Diese haben sich gewandelt, sie sind weicher, weiblicher und strukturierter geworden. In Momenten der Leere und Orientierungslosigkeit malt sie Mandalas (Abb. 8 und 9, s. S. 254). Auch gewinnt sie Vertrauen in ihre Malkünste, was sich auf ihren Selbstwert positiv auswirkt. Zum ersten Mal kann sie Neid, Eifersucht und Wut spüren und viel Trauer über ihr Verpasstes.

Die Klientin hat an Ich-Kraft und Stabilität gewonnen, und sie kann es wagen Gefühle zuzulassen. Im fortschreitenden Prozessverlauf wechseln Malen, Zeichnen und Körperarbeit einander ab, je nach Bedürfnissen der Klientin.

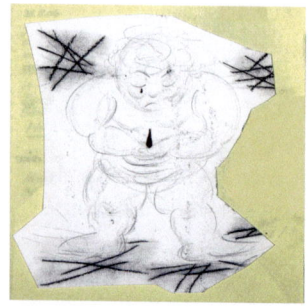

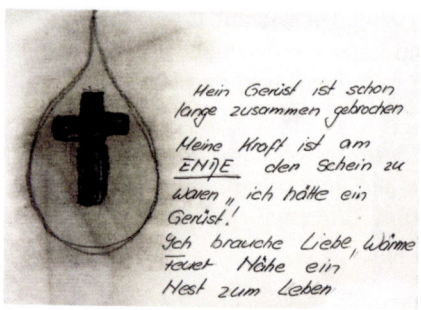

Abb. 5

Kommentar der Zeichnerin:
„Die Liebe (!) ist das Gerüst, das
das LEBEN aufrecht erhält..."

Abb. 6

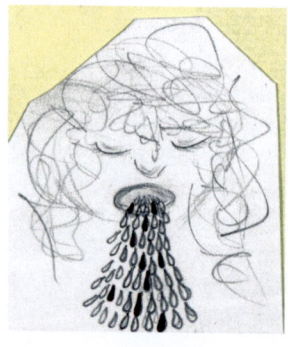

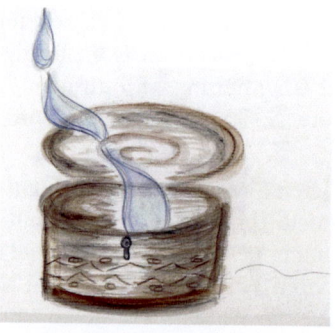

Abb. 8

Kommentar der Zeichnerin:
„Tränen aus der Wüste des Lebens. Du
durchschreitest die Flut der Tränen in
mir. Und der Weg der dadurch entsteht
enthält Kraft, Ruhe und Frieden."

Abb. 7

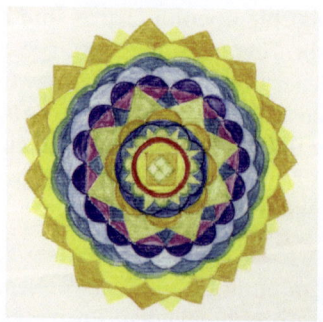

Abb. 9

In einer Sitzung fühle ich mich von der Klientin distanziert und spüre bei mir Druck, was ich ihr mitteile. Sie fühlt sich weit weg und glaubt, dass ich mich von ihr abgewendet habe. Im Gespräch erkennt sie, dass sich nicht die Leute von ihr abwenden, sondern dass sie sich gegenüber den Menschen verschließt. Sie spürt die Verschlossenheit vor allem in ihrem Brustraum und in ihrem Kieferbereich. Sie hat den Bezug zu ihren Gefühlen verloren. Sie möchte die Distanz zu mir halten und keine Berührung oder Atemarbeit. Auf meine Frage, ob wir ihre gemalte Träne im Atelier besuchen wollen, willigt sie ein. Beim Betrachten dieser Träne ist sie sofort wieder tief berührt und in Kontakt mit ihren Gefühlen. Die anfänglich von ihr gezeichnete Träne begleitet ihren ganzen Prozess. Sie ist zum Türöffner, zum Schlüssel geworden, wenn sie sich auf ihrem Weg verirrt hat und den Zugang zu ihrer Sehnsucht und Tiefe verloren hat. Wir besuchen sie dann im Atelier, in dem die fein gezeichnete Träne ihren Platz gefunden hat.

Im Verlauf ihres Prozesses macht sie elementare Erfahrungen wie: „Ich brauche nur zu atmen, um mich lebendig zu fühlen", oder: „Ich darf fühlen, ich darf Lust verspüren. Das Leben ist lustvoll!" oder: „Ich kann wählen, wem gegenüber ich mich verschließen möchte." Diese Erfahrungen bringen ihr neue Sichtweisen und neue Perspektiven.

Die Klientin findet Zugang zu den Qualitäten der feinen, zarten, liebesbedürftigen Frau, und sie spürt den Unterschied zwischen ihrem gewohnten, abgeschotteten Verhalten, das sie vor ihrer Verletzlichkeit schützt.

Dies drückt sie in zwei Bildern aus, die sie einerseits als zugemauerter Ruprecht (Abb. 10) darstellt und andererseits als luftige, farbenfrohe Organza (Transparentes, schillerndes Gewebe) (Abb. 11).

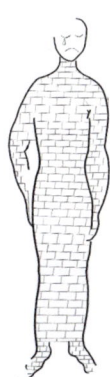

Abb. 10

Kommentar der Zeichnerin: „Rubrecht. Zugemauert. Ein Leben ohne Luft und Fenster. Ohne Hoffnung, im Dunkeln. Angepasst. Starr und farblos. Manifestiert in Schmerzen."

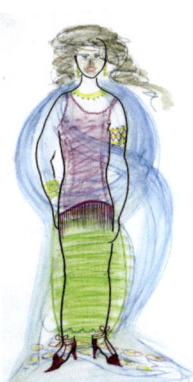

Abb. 11

Kommentar der Zeichnerin: „Organza. Fantasien eines ungelebten Lebens. Eingeschlossen in die Farbe des Wassers. Verbannt ins Unbewusste."

Nach einer Jahrespause, in der sie zwischen diesen verschiedenen Qualitäten hin und her pendelt, werden die Organza und der Ruprecht wieder aktuell. Nun arbeitet sie an ihrem lebensgroß gezeichneten Körperumriss, der das *Jetzt* symbolisiert. Sie ist nun bereit, die bis dahin getrennten Qualitäten in ein und derselben Person zu vereinen und in ein Bild der Gemeinsamkeiten zu verwandeln.

Die für sie immer wieder spürbare Sehnsucht nach der fließenden, weichen Weiblichkeit der Organza kann sie immer besser in ihrem Leben zum Ausdruck bringen. Ebenso schätzt sie die Qualitäten des schützenden Ruprechts. Trotz vielem Schmerz, den sie in der Körperarbeit ausdrücken kann, versöhnt sie sich mit ihrer Vergangenheit. Eine tiefgreifende Veränderung bahnt sich in ihrem Leben an.

In dieser Prozessarbeit erfährt die Klientin den Unterschied zwischen Kontrollieren und Geschehenlassen. Sie merkt, um geschehen zu lassen, muss sie ihre Kontrolle lockern, was Angst vor auftauchenden Gefühlen auslöst. Besonders die Leere und das Bodenlose sind für sie beängstigend. Um dies aushalten zu können, braucht sie Unterstützung und Halt. Nebst dem Zeichnen sendet sie mir alle zwei Tage eine SMS, in welcher sie kurz beschreibt, wie es ihr geht. Da sie es gewohnt ist, alles alleine durchzustehen, kann sie so erfahren, dass sie Hilfe in Anspruch nehmen darf.

Die gemeinsam begonnene Zeichnung des Sumoringers dient der Klientin als Stütze, gibt ihr vorübergehend Struktur und übernimmt die Funktion des Hilfs-Ich. Zudem kann sie durch das Zeichnen Distanz zu ihrer Innenwelt schaffen; sie zeichnet sozusagen ihre inneren Bilder aus sich heraus. Ebenso kann sie ihre Bilder manipulieren, d.h. sie kann die Kontrolle behalten und in ihrem Tempo schrittweise weitergehen. Durch das kontinuierliche Zeichnen kann sie die vorübergehende Leere besser überbrücken und aushalten. In den sich verändernden Zeichnungen sind ihre progressiven Schritte erkennbar, was ihr Mut gibt, den Weg weiterzugehen. Vom feinen Zeichnen mit Bleistift wechselt sie ins farbige Malen. Die Motive werden figürlicher, klarer im Ausdruck und, sie beginnt ihre Einzigartigkeit in die Bilder zu bringen, wobei sie ihre Werke mit der aus ihr entstehenden Lyrik untermalt.

Ich bin als begleitende Therapeutin beeindruckt und berührt, wie sich ihr Innenleben in ihrem Atem und ihren Bildern zum Ausdruck bringt. Anfänglich zeigte sich das Kontrollieren und Nicht-Mitfließen im Leben in der Zurücknahme ihres Atems. Ihr Atem als schwingender Flügelschlag zwischen Einstimmen und Ausdruck des berührt Werdens in der Tiefe, wo Fülle zum Nichts verschmilzt, diese Kostbarkeit zeigt sich nun als durchdringender Atemzug in ihrer gesamten Leiblichkeit.

Zweite Fallgeschichte: Die Erfahrung der Entscheidungsfreiheit

Eine Frau in mittleren Jahren kommt in die Behandlung, weil sie immer wieder das Gefühl der Schwere, des Versagens und des nichts wert Seins überkommt. Sie fühlt sich in diesen Phasen blockiert und isoliert, kann sich nicht mitteilen und ist von destruktiven Gedanken beherrscht. Sie fühlt sich wie „im Sumpf". Zwischen den depressiven Phasen spürt sie eine lebensbejahende Kraft, die ihr Mut macht, weiter an ihrer Lebendigkeit zu arbeiten.

Vorerst arbeiten wir am Körper auf der Liege. Ihr Atem reagiert feinfühlig auf die Ansprache meiner Hände und sie kann differenziert und präzise ihre Körperwahrnehmung schildern. Sobald sie jedoch zu ihren Emotionen gelangt, verliert sie den Kontakt zu ihrer Empfindung und spürt sich nicht mehr. Wir wechseln daraufhin in die szenische Körperarbeit, in der sie gefordert ist, die Verbindung von Körperempfindung und Fühlen aufrecht zu erhalten und dabei mit mir in Kontakt zu bleiben.

In einer Sitzung, in der es darum geht, ihre internalisierten Glaubenssätze bewusst zu machen, reagiert sie mit Zurücknahme ihres Atems, wobei sie sich sichtbar körperlich zusammen zieht. Sie folgt dem Bedürfnis, sich in einer Ecke des Raumes in eine Decke zu rollen und zu verstummen.

Sie regrediert und fragmentiert und hat den Bezug zum Jetzt verloren. Oder anders ausgedrückt: Ein Komplex ist konstelliert, was in der gebundenen Energie ihr altes Verhalten abspielen lässt. Ihre starken Impulse nach Raum und Freiheit kann sie nur durch Verstummen und Rückzug in die Gefühllosigkeit unterdrücken. Es ist ihre einzige Möglichkeit, auf die verinnerlichten Verbote zu reagieren, gegen die sie sich nicht wehren kann. Im Zurücknehmen des Atems kann sie ihre Autonomiebedürfnisse nicht mehr spüren. Die einzige Möglichkeit, Zugang zu Ihrer Kraft zu finden sind ihre Aggressionen, was in ihr wiederum Schuldgefühle und Angst auslöst und wodurch sie wieder in die Gefühllosigkeit und Resignation zurück kehrt. Hier ist es angebracht, sie zum Handeln zu motivieren und ich ermuntere sie zu malen.

Sie malt die immer wiederkehrende Kraft, die sie tief in ihrem Becken spürt, als loderndes Feuer. Der dunkle Deckel verhindert, dass diese Kraft im Leben umgesetzt werden kann (Abb. 12, s. S. 259). Diese Kraft zu unterdrücken, bedeutet für sie einen riesigen Energieaufwand.

Für mich ist ihre feurige und wuchtige Kraft spürbar. Es geht darum, einen dosierten Zugang zu ihr zu finden, damit sie die Angst davor verlieren kann.

In der nächsten Therapiestunde spürt sie großen Druck im Nacken, der ihr Schmerzen bereitet. In dessen Amplifizierung erfährt sie, dass dieser Druck ihr den Atem und somit die Lebendigkeit raubt und sie dies soweit geschehen lässt, bis sie nur noch knapp überleben kann, ohne sich auf irgendeine Art zu wehren. Identifiziert mit ihrer Hilflosigkeit ist sie vom Empfinden und Fühlen abgeschnitten. Sie nimmt sich in diesem Zustand wie in einem Vakuum wahr.

Die Klientin beginnt, das für sie nicht durch Worte und Handlung Auszudrückende zu malen. Lange malt sie mit schwarzer Farbe in monotonen Bewegungen auf einem großen Bogen Papier ihren empfundenen Druck (Abb.13, s. S. 259). Nach einiger Zeit verharrt sie schweigend vor dem Gemalten. Ihren Atem hat sie auf das Minimum zurückgenommen. Atmosphärisch ist Schwere im Raum zu spüren.

Als Therapeutin bin ich gefordert zu vertrauen und ihr die nötige Zeit zu lassen, damit die Klientin zu einer aktiven Handlung finden kann.

Aus einem tiefen inneren Impuls bricht aus ihr der Satz hervor: „Ich muss etwas ändern, sonst verrecke ich!" und sie beginnt nebenan auf einem leeren Papierbogen mit bunter Farbe schwungvoll ein neues Bild zu malen (Abb. 14, s. S. 259). Die zwei Bilder nebeneinander trennt sie optisch mit Klebeband voneinander. Nun kann sie von der lebensbejahenden Seite aus ihre gemalte Schwere betrachten, die an Bedrohlichkeit verliert und ihr neue Sichtweisen eröffnet. Sie löst sich aus der Identifikation mit der Schwere und macht für sich die Erfahrung, dass sie bewusst wählen kann, auf welche Seite sie sich stellen möchte. Sie gewinnt die wichtige Erkenntnis, dass sie handeln kann und Entscheidungsmöglichkeiten hat.

In der weiteren Prozessarbeit experimentiert die Klientin mit den beiden Anteilen von Schwere und Lebensfreude. Je nach Stimmung vermischt sie diese Anteile in einem Bild und verändert es, bis sie sich darin finden kann. Auch malt sie ein Bild einer Art Kuchenstücke, durch die sie ihre verschiedenen Persönlichkeitsanteile darstellt und für sich sichtbar macht, wie viel Raum diese in ihrem Alltagsleben einnehmen.

Im Nachhinein erkennt die Klientin in ihrer Handlungsunfähigkeit die Angst vor ihrer Kraft. Vorerst muss sie diese kontrollieren, damit sie sie nicht als Aggression destruktiv auslebt. Über das Malen freundet sie sich mit ihrem kontrollierenden Teil an und erkennt darin auch seine Nützlichkeit. Sie beginnt Kontrolle und Kraft dosiert miteinander zu vermischen. Im Betrachten ihrer Bilder kann sie distanziert reflektieren ohne ihre Präsenz im Hier und Jetzt zu verlieren.

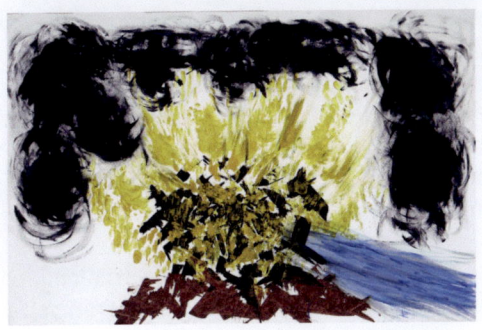

Abb. 12

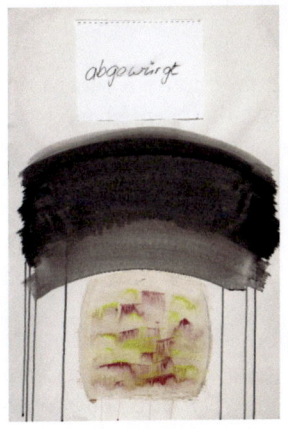

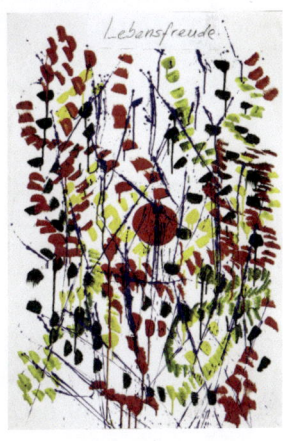

Abb. 13: „Abgewürgt"   Abb. 14: „Lebensfreude"

Dritte Fallgeschichte: Sich im Zurücknehmen erkennen

Diese Geschichte handelt von einer Frau, die bereits Therapieerfahrung in Körper- und Atemarbeit mitbringt. Im Laufe ihres Therapieprozesses äußert sie den Wunsch nach Ausdrucksarbeit, in der Hoffnung, ihre Hemmung gegenüber ihrer Kreativität zu verlieren. Sie spürt sich immer wieder blockiert, wenn es darum geht, sich verbal oder kreativ auszudrücken. Sie schildert: „Es verschlägt mir sozusagen den Atem und die Sprache."

Die Frau wuchs als zweitälteste von vier Kindern in einer Bauernfamilie auf. Sie war es von klein an gewohnt, durch hartes Arbeiten Anerkennung zu bekommen. Später, als sie nach ihrer Scheidung ihre beiden Töchter alleine versorgte, war es für sie ein stetes Ringen ums Überleben. Mit ihrer Durchsetzungskraft und Willensstärke hat sie viel erreicht. Ihre Anliegen und Bedürfnisse kann sie klar mitteilen. In ihrer aufrechten Haltung erscheint sie als stolze, selbstbewusste und temperamentvolle Frau.

Beim Arbeiten an ihrem Körper und Atem ist auffallend, dass sie den Atem hörbar einzieht. In der Körperarbeit gelangt die Frau sehr schnell zu ihren Gefühlen, in denen sie vor allem Trauer verspürt und Bilder aus ihrer Kindheit erscheinen. Ihrem Atem folgend, spürt sie eine neue Qualität von Weichheit und Zartheit. Bewegungsimprovisation und Gestaltarbeit erweitern die Körper- und Atemarbeit.

Unterstützt von Musik lernt sie, sich von ihren Impulsen führen zu lassen und diese in Bewegungsabläufen zum Ausdruck zu bringen. In der gestaltenden Arbeit fasst sie ihr Erlebtes, in Form von Gebilden mit verschiedensten Gegenständen zusammen. Für die Klientin wird es immer wichtiger, aus einem flüchtigen, vergänglichen Ausdruck zu einem beständigen, fassbaren und sichtbaren, sozusagen zu einem Beweis ihres Ausdrucks zu finden. Hierfür bietet sich das Malen und Zeichnen an.

Sie bringt das über Körper und Gefühle Erfahrene auf Papier zum Ausdruck. Meist ist sie enttäuscht und traurig über das Entstandene, weil es nicht ihren Erwartungen entspricht. Ihr reiches Innenleben ist an ihre hohen Ansprüche, die sie an sich stellt, geknüpft und das Unbeschwerte, Kindliche kann sich nicht zeigen. Nun entstehen Bilder, die sie mit den Händen malt (Abb. 15 und 16, s. S. 261). So kann sie sich besser ihrem sinnlichen Erleben hingeben.

Sie erkennt, dass ihr Machen und sich beweisen Müssen ihre Schutzmechanismen sind. Aus Angst vor Verletzungen und Angst, nicht zu genügen, lässt sie ihren weichen, zarten und schöpferischen Anteilen wenig Raum.

In einer nächsten Sitzung hat sie bereits ihre Malkleidung angezogen und sitzt in Wartestellung auf ihrem Stuhl. Auf meine Frage, wie sie sich wahrnehme, äußert sie: "Außer dass ich wie einen Balken auf Bauchhöhe spüre, fühle ich mich sehr wohlig."

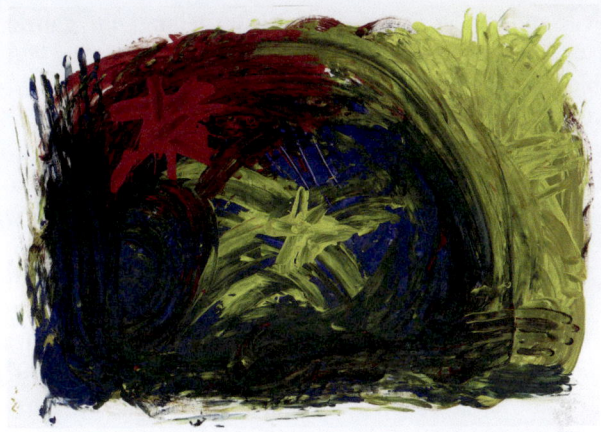

Abb. 15

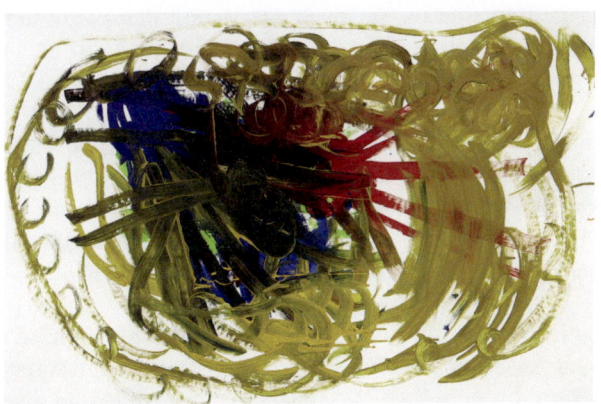

Abb. 16

Ihr Thema „leisten, machen und kontrollieren" ist mir bekannt, darum biete ich ihr zum Einstieg eine Übung an, in der sie mit geschlossenen Augen mit der einen Hand qualitativ verschiedene Gegenstände ertastet. Mit der anderen freien Hand zeichnet sie das Erspürte mit Kohlestift auf Papier in Form von dicken, feinen, kantigen oder fließenden Linien. Beim Öffnen der Augen ist sie sehr über das Entstandene überrascht und erfreut. Nun malt sie mit dem ausgewählten Wachsstift mit verdeckten Augen auf einem großen Papierblatt an der Wand weiter. Nach einer Weile gelangt ihr ganzer Körper in Bewegung, und es ist sichtbar, dass ihre Bewegungen die Verbindung zu ihren Gefühlen ausdrücken. Ihre Kontrolle lockert sich, und ich spürt ihren Wunsch, Grenzen zu durchbrechen, die ihr das Papier vermittelt. Ich motiviere sie, sich den gewünschten Raum zu nehmen. Zögernd werden ihre Bewegungen größer bis sie sich wagt über den Papierrand hinaus zu malen. Sie reißt das Papier unvermittelt von der Wand und malt auf dieser weiter, dabei fühlt sie sich frei und weit und in ihrem Atem fließend. Sie kann ihre internalisierten Verbote überwinden und drückt dies mit ihrem ganzen Körper und mit Gejubel aus. Es folgt ein tiefer Einatem. Das Erlebte zeigt ihre große Angst, die Kontrolle zu verlieren. Ebenso spürt sie die damit verbundene Anstrengung, dieses aufrecht zu erhalten. Für diese Klientin ist es wichtig, dass sie sich nicht ausschließlich über ihre Leistung identifiziert.

Aus ihrer Tiefe fragt sie sich: „Vielleicht bin ich weniger, als ich meine zu sein." Sie träumte daraufhin die folgenden zwei Träume.

Erster Traum: Sie joggt, Ihr Schwager fährt ihr mit dem Fahrrad voraus. Vor ihnen liegt eine Bergstrecke. Sie als Joggerin holt den Fahrradfahrer immer mehr ein und sie erreichen den Gipfel miteinander zur genau gleichen Sekunde.

Zweiter Traum: Sie nimmt an einem Marathonlauf teil. Ebenso ein ihr bekannter sportlicher Lehrer. Der Weg führt über Bäche, die sie überspringen und sie merkt, dass sie schneller ist als der Lehrer und vor ihm das Ziel erreicht. Es ist ihr anfänglich gar nicht recht, dass sie schneller war, aber alle haben sie am Ziel beglückwünscht. Sie freut sich darüber.

Durch das spielerische und lustvolle Aufnehmen ihrer Impulse und dessen Umsetzung im Ausdruck bekommen ihre kreativen Wesensanteile Raum zur Entfaltung. Sie spürt eine Qualität von Dichte und Fülle, und ihre kontrollierende Enge hat sich aufgelöst. In ihrem Atem spürt sie sich freier. Ihre Körperhaltung hat sich während des Schaffens verändert, ihr Kreuzbein rollt leicht zurück, dabei kann der Thorax zurück schwingen. Der Nacken folgt dieser Bewegung, und das Kinn senkt sich leicht gegen das Sternum. Durch dieses Weichwerden erwacht ein tiefer Atemzug.

Auch in ihren Träumen ist zu erkennen, dass sich ihr weiblicher Anteil entwickelt hat. Der bis anhin dominante Animus tritt zurück und lässt die Frau, ihre Weiblichkeit, sogar an sich vorbeiziehen. Dies zeigt sich in der Qualität der Zartheit und im Weichwerden ihrer Haltung.

Es ist ein exemplarisches Beispiel eines erlebnisorientierten Prozesses. Dabei ist ersichtlich, wie die Haltung, der Atem und das Erleben miteinander zusammenspielen.

Diese ganzheitliche Veränderung hat mich sehr beeindruckt und ihren Satz: „Vielleicht bin ich weniger, als ich meine zu sein" sehe ich in Verbindung mit ihrer Haltung, in der sie sich bis hin zur Demut neigt.

Methodik

Ich beziehe mich in der Ausdrucksarbeit der prozessorientierten Körper- und Atemtherapie auf Signale und Impulse, die der Dynamik zwischen dem Bewussten und dem Unbewussten entstammen.

Unsere Körperlichkeit ist die Basis unseres Daseins, sie ist Voraussetzung für unsere Identität und Individualität. Wir leben durch unseren Körper. Dies bedingt, dass wir uns im Körper gut spüren. Sich in der Körperpräsenz wahrnehmen fördern die Ich-Kraft und die Ich-Stabilität. Der Atem führt uns in diese Bewusstseinsebenen, was wir als Präsenz im Hier und Jetzt erleben.

In der Ausdrucksarbeit geht es darum, Signale und Impulse aus der körperlichen, geistigen und seelischen Ebene aufzunehmen und diese in den Ausdruck zu bringen bzw. auftauchenden Themen Raum zu geben, ohne diese abzuspalten oder verdrängen zu müssen.

Hier möchte ich einen Vergleich zur Veranschaulichung anbringen: Um Radiowellen zu empfangen, brauchen wir ein Radiogerät. Mit Hilfe des Radiogerätes wird es möglich, Radiowellen als hörbares Programm wahrzunehmen. Im Verglich mit dem Radiogerät sehe ich unseren Körper, der Impulse, Botschaften und Signale aufnimmt und diese ins Bewusstsein weiterleitet. C.G. Jung beschreibt diese als Bewusstseinsfunktionen von Denken, Fühlen, Empfinden und der Intuition, die uns zur Orientierung in der Welt und in den zwischenmenschlichen Beziehungen verhelfen (vgl. Jung 1994). An dieser Stelle möchte ich Stefan Bischof zitieren, der dies anschaulich schildert:

„Durch den Atem wird unser Bewusstsein dorthin gelenkt, wo es im therapeutischen Prozess etwas zu bearbeiten gibt. Bewegt vom Atem empfinden und fühlen wir, haben Impulse, Bilder und denken. In diesem Konzept sind alle Wahrnehmungsfunktionen gleichwertig. Dieser nach allen Seiten offene,

nicht hierarchische Ansatz führt zu einem Prozess, in dem der Atem alle Bewusstseinsebenen organisch miteinander verbindet und auf diese Weise Ich und Selbst verwandelnd durchdringt..." (vgl. Bischof 2007).

Wichtig erscheint mir, dass der individuelle Kanal des Klienten beachtet wird, wo seine tragende und leitende Energie den Weg in den Ausdruck sucht. Dabei ist das Körperempfinden, das Fühlen, die Intuition, das Handeln und Denken Bedingung, um den persönlichen Ausdruck in Verbindung mit der eigenen Tiefe zu erfahren.

Hier möchte ich mich auf die geschilderten Fallbeispiele beziehen: In der ersten Fallgeschichte eröffnen die auftauchenden Bilder den Zugang zum Fühlen. In der zweiten Geschichte liegt im empfundenen Druck die erlösende Kraft für ihr Weiterkommen und in der Dritten beinhaltet die Körperbewegung den weisenden Weg zu ihrer Tiefe.

Auf diesem Weg können ausgeblendete Teilpersönlichkeiten ins Bewusstsein zurückgeholt und mit dem Selbst verbunden und integriert werden. Für die Entfaltung des Individuums steht für Jung die Kreativität im Zentrum. Er sieht diese als treibende Kraft.

Der Atem spiegelt fortlaufend die Beziehung zu den verschiedenen Ebenen von Körper-, Atem- und Denkprozessen. Die Ausdrucksarbeit in der prozessorientierten Körper- und Atemtherapie ist ein Hin- und Herschwingen zwischen empfundener und gefühlter Leiblichkeit, die in der Handlung Ausdruck findet.

Im Fluss des Atems zu sein bedeutet Authentizität auf allen Ebenen, d.h. wenn wir die Lebensflamme auf ein Minimum reduzieren, ist auch der Atem dementsprechend zurückgenommen und umgekehrt. Darin sehe ich das große Potential dieser ineinander verwobenen, wachstumsfördernden Arbeit.

Individuation würde somit bedeuten, den Atem als selbst-verbundene Kraft im Ausdruck frei zu geben. Unabhängig von der Art der therapeutischen Arbeit bleibt der Fokus immer auf das Atemgeschehen gerichtet. Dort wo Atem fließt, ist Lebendigkeit, ist Potential.

Die prozessorientierte Ausdrucksarbeit wird dann sinnvoll, wenn Blockaden, innere und äussere Konflikte und Körpersymptome auf unbewusste Inhalte hinweisen oder, um die Jung'sche Terminologie zu gebrauchen, wo Komplexe konstelliert sind. Zitat: *„Die therapeutische Auflösung eines Komplexes, seine*

Bewusstmachung und emotionale Verarbeitung muss eine Neuverteilung der zuvor gebundenen psychischen Energien zur Folge haben..." (vgl. Jung 1994).

Die therapeutischen Interventionen gestalten sich von Mensch zu Mensch verschieden, so wie ihre Lebensgeschichten verschieden sind. Wichtig ist, den Raum für den individuellen Wahrnehmungskanal offen zu halten und das im Feld Vorhandene als richtungweisend aufzunehmen. In diesem Beitrag beziehe ich mich spezifisch auf den Ausdruck des Malens und Zeichnens.

Ich habe die Erfahrung gemacht, dass hauptsächlich bei Menschen mit Zwängen oder Neurosen Hilfestellungen bezogen auf die Wahl der Materialien und des Gestaltenden sehr hilfreich sind. Solche Menschen brauchen Struktur und Unterstützung, um sich zurechtzufinden. So kann z.B. die Wahl des Materials für sie bereits eine Überforderung darstellen.

Oft sind es Menschen mit einer stark wirksamen Über-Ich-Funktion, welche deshalb nicht gewohnt sind, sich in ihren Bedürfnissen zu spüren. In solchen Situationen biete ich ihnen begrenzte Auswahlmöglichkeiten an und je nach Thema rudimentär skizzierte Zeichnungen, an denen sie sich orientieren und sich langsam ihren eigenen Bedürfnissen annähern können. Oft erlebe ich, dass sie besser wissen, was sie nicht wollen oder was sie nicht sind, als sich in ihren Bedürfnissen zu spüren.

Besonders bei Hilfestellungen ist es wichtig, auftauchende Widerstände und Abwehrmechanismen zu respektieren, um die Gefahr einer Dekompensation zu vermeiden.

Möglichkeiten der prozessorientierten Ausdrucksarbeit

Besondere Bedeutung widme ich der Möglichkeit, innerpsychische Inhalte nach außen zu bringen und somit Distanz zum Thema zu gewinnen. Es ist möglich, sich aus der Identifikation des Problems zu lösen, was neue Sichtweisen und Lösungswege aufzeigt. Entscheidend ist, dass der Mensch unterscheiden kann zwischen der jetzigen Situation und den in der Vergangenheit wurzelnden Thematiken, die sein Leben prägen.

Diese Arbeit ist sinnvoll bei stark vom Intellekt gesteuerten Menschen, die durch den kreativen Ausdruck ins Erleben geführt werden. Ebenso bedeutet Ausdrucksarbeit in aktives Handeln zu gehen, was die Autonomie fördert und Ich-stärkend wirkt.

Malen und Zeichnen ist auch eine nonverbale Kommunikationsform, die der Prozessarbeit als hilfreiche Unterstützung dient. Das Malen als Medium kann verschiedene Funktionen übernehmen. Wie schon erwähnt, kann es als Hilfs-Ich eingesetzt werden, Struktur vermitteln und ebenso Potentiale freilegen. Zu berücksichtigen sind Widerstände und Hemmungen, die Akzeptanz erfordern.

hier bin ich
hineingeboren in das Leben

hier bin ich
geformt im Leib

hier bin ich
geworden in der Eigenart

hier bin ich
verbunden im Atem

A. S. (vgl. Sartorio 2007)

Schlusswort

Fortwährend beweisen Hirnforschung, Verhaltens- und Geisteswissenschaft die engen Zusammenhänge von Gehirn, Körper, Emotionen und Verhalten. Unzählige Informationen gelangen in unser Gehirn. Ins Bewusstsein jedoch gelangt ausschließlich das, worauf wir unsere Aufmerksamkeit richten. Es ist darum so wichtig zu erkennen, wohin ich meine Aufmerksamkeit richte, was ich aus meiner Weltsicht beleuchte. Ich erwähne dies, weil ich hier den Sinn der therapeutischen Aufgabe sehe. Bewusstheit des eigenen Denk- und Handlungvorgehens ermöglichen Reflexion und somit die Freiheit, gewollte Veränderungen umzusetzen.

Durch unseren lebensgeformten Leib und unser individuell verschaltetes Gehirn sind wir einmalige Persönlichkeiten. Den Atem können wir sozusagen als Schlüssel betrachten, der das Tor zum Leibhaus öffnet. Grundlage für Stabilität, fürs Dasein in dieser Welt.

Spannend sind die Erkenntnisse, die im Buch von Sharon Begley, „Neue Gedanken Neues Gehirn" beschrieben sind. Neurowissenschaftler tauschen sich mit dem Dalai Lama über Forschungsergebnisse aus, die veränderte Gehirnfunktionen und -strukturen durch die bewusst gelenkte Aufmerksamkeit in der Meditation des Mitgefühls aufzeigen (vgl. Begley 2007).

Ich bringe dies in Zusammenhang mit meiner Arbeit, weil ich den Atem als die Verbindung zum Selbst sehe. Die Meditation als Ausdruck des Seins, im Zulassen, im Geschehenlassen des Atems. Die Absicht in der prozessorientierten Arbeit ist dieses Hinfinden zum Atemselbst und zum erlebenden Potential. Dann erst ist es möglich vom ICH zum DU zum SEIN zu gelangen.

Wir als Leib sind bereits Ausdruck, den wir durch unseren Atem in Verbindung zum Leben setzen. In Kontakt mit der eigenen Tiefe zu sein bedeutet, im Innern berührt und bewegt zu sein, was ein Schwingen ins Außen bewirkt. Somit kann ein jeder seinen Beitrag, in Verantwortung auf dieser Erde wahrnehmen.

Im Fluss des Lebens

ein Augenblick der Stille

das Herz wird zart berührt

erwacht die weise Erkenntnis

Leben geschieht im Augenblick

A. S. (vgl. Sartorio 2007)

Literatur

Assagioli, R.: Psychosynthese. 2. Aufl. Api, Adliswil/ZH 1988.

Bachmann, H.I.: Malen als Lebensspur. Konzepte der Humanwissenschaften. 7. Aufl. Klett, Stuttgart 2002.

Begley, S.: Neue Gedanken Neues Gehirn. Die Wissenschaft der Neuroplastizität Beweis, wie unser Bewusstsein das Gehirn verändert. Goldmann, München 2007.

Bischof, S.: Traum Trauma Wissenschaft. Bericht von der Tagung Atem-Bewusstsein-Feld des Instituts für Atempsychotherapie in Freiburg November 2006. BoD, Norderstedt 2007.

Brooks, Ch.V.W.: Erleben durch die Sinne. 9. Aufl. Junfermann, Paderborn 1997.

Daniel, R.: Therapeutische Konzepte der Analytischen Psychologie C.G. Jung, Bd. 6. Archetypische Signaturen im unbewussten Malprozess. Bd. 6. Bonz, Waiblingen-Hohenacker 1998.

Fischer, K./Kemmann-Huber, E.: Der bewusste zugelassene Atem. Theorie und Praxis der Atemlehre. Urban & Fischer, München 1999.

Görlitz, G.: Körper und Gefühl in der Psychotherapie - Aufbauübungen. Leben lernen 121. 2. Aufl. Klett-Cotta, Stuttgart 2003.

Heinl, H./Heinl, P.: Körperschmerz – Seelenschmerz. Die Psychosomatik der Bewegungssysteme. Ein Leitfaden. 2. Aufl. Kösel, München 2005.

Huber, A.: Alltagsblüten. 1. Aufl. Dietrich, Münsterschwarzbach 2002.

Jung, C.G.: Lexikon Jungscher Grundbegriffe. Mit Originaltexten von C. G. Jung. 3. Aufl. Walter, Solothurn 1994.

Jung, C.G.: Die Beziehung zwischen dem Ich und dem Unbewussten. 4. Aufl. dtv, München 1994.

Klein, P.: Tanztherapie – Ein Weg zum Ganzheitlichen Sein. Pfeiffer, München 1993.

Knill, P.J.: Ausdruckstherapie. Hogrefe, Bremen 1979.

Maurer, Y.: Atemtherapie in der therapeutischen Praxis. Medizinisch literarische Verlagsgesellschaft, Uelzen 2001.

Mindell, A.: Die Weisheit der Gefühle. Metafähigkeiten – die spirituelle Kunst in der Therapie. Via Nova, Petersburg 1998.

Mindell, A.: Der Leib und die Träume. Prozessorientierte Psychologie in der Praxis. 5. Aufl. Junfermann, Paderborn 1995.

Neubeck, K.: Atem-Ich. Stroemfeld. Basel 1992.

Neumann, E.: Kunst und schöpferisches Unbewusstes. 2. Aufl. Daimon, Zürich 1980.

Rosenberg, J.L./Rand, M.L./Asay, D.: Körper, Selbst & Seele. Ein Weg zur Integration. Junfermann, Paderborn 1996.

Sartorio, A.: Eigene Gedichtsammlung. Rüti 2007. (Unveröffentlicht).

Schreiber, S.: Die neue Medizin der Emotionen. Stress, Angst, Depression: Gesund werden ohne Medikamente. 11. Aufl. Kunstmann, München 2004.

Storch, M./Krause, F.: Selbstmanagement-ressourcenorientiert. Grundlagen und Trainingsmaterial für die Arbeit mit dem Zürcher Ressourcen Modell (ZRM), 3. Aufl. Huber, Bern 2005.

Storch, M./Cantieri, B./Hüther, G./Tschacher, W.: Embodiment. Die Wechselwirkung von Körper und Psyche verstehen und nutzen. Huber, Bern 2006.

Timmermann, T.: Empfinden-Hören-Sehen. Reichert, Wiesbaden 2004.

Zimmer, D.: Atmosphären. Poesie als Psychotherapie. 1. Aufl. Pueblo Editions, Zürich 2005.

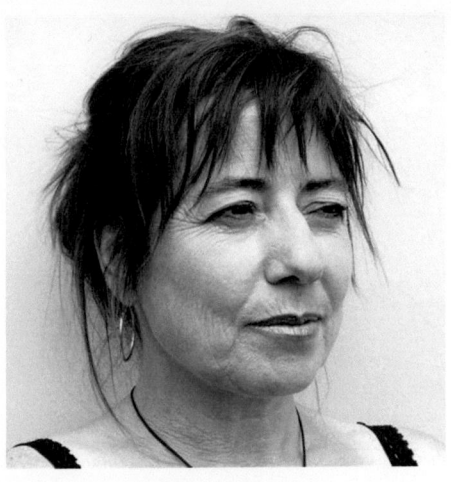

Autorin

Sartorio Anita
Atemtherapeutin IKP, psychologische Beratung
Seit 2000 in eigener Praxis in Rüti, ZH, tätig